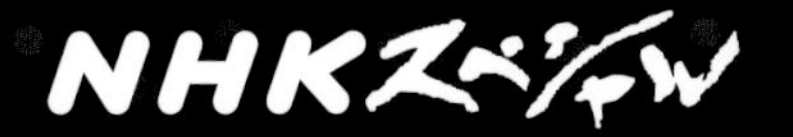

どうすれば この命を全うできるのか。
体の中には巨大な情報ネットワークが存在する。
臓器同士のダイナミックな情報交換。
命を支える臓器たちの会話に、今こそ耳を傾けよう。

人体
神秘の巨大ネットワーク
4

第6集
“生命誕生”見えた！母と子 ミクロの会話

第7集
“健康長寿”究極の挑戦

東京書籍

はじめに

2017年9月に放送を開始した、NHKスペシャル『人体～神秘の巨大ネットワーク～』。総合視聴率は、シリーズ8本の平均が12.6％を記録し、大きな反響を頂きました。そして、番組と連動して東京上野の国立科学博物館で開催された特別展「人体」も、入館者数が49万5千人を超え、大人気のイベントに。さらに、番組で取材した情報をぎゅっと詰め込んだ本書シリーズは、私たちの予想を超えて大変多くの皆様にご愛読頂き、いよいよ最終巻の発刊を迎えます。

NHKスペシャル「人体」の企画を最初に提案したのは4年も前になります。企画書では、「シリーズを通して、“輝きを増した命の尊さ”を浮かび上がらせたい」という目標を掲げました。みずみずしい顕微鏡のミクロの映像を見るたびに、神々しい体内のグラフィックスを見るたびに、そして、私たちの想像を遙かに凌駕した、精緻で巧みな人体の情報ネットワークの姿に触れるたびに……、その思いを新たにしていきました。体の中の細胞たちは、私たちがこの世に生を受け、喜怒哀楽に満たされながら日々を過ごし、命が尽きるその瞬間まで、この体を生かそうと必死に働き続けてくれています。

今回のテーマは、そんな意気込みを最後に託した「生命誕生」と「健康長寿」。これまで、1巻～3巻ではそれぞれの臓器に注目して、体の中に潜む情報ネットワークの世界を紐解いてきました。最終巻は、少し趣向を異にしています。

「生命誕生」では、メッセージ物質が大活躍する思いもよらないストーリーが繰り広げられます。受精卵がどうやって母親の胎内で、赤ちゃんに成長していくのか？　実は、多くの謎に包まれています。iPS細胞などを利用した研究で、体内の状況を再現することが可能になり、体が形作られていく“神秘”としか言いようのない仕組みが、徐々に分かり始めています。さらに、そうしたメカニズムの解明が、再生医療の分野で常識をくつがえす成果をもたらし始めているのです。全く新しい生命誕生の物語を知れば、きっと出産のシーンにも、これまでとは違う感慨を覚えることでしょう。

そして「健康長寿」。2020年以降の日本にとって、いかにして“健康寿命を平均寿命に近づけていくか”が、最も大きな課題になることは間違いありません。がんや心臓病との戦いは、そのひとつです。メッセージ物質に着目した予防や治療は、これまで突破できなかった対策の壁を乗り越えていくことができるのか？　これから5年〜10年でその真価が問われるタイミングはやってくることでしょう。今回ご紹介する現場は、いずれも人類が到達しつつある医学の最前線。神の領域とも言える挑戦をご覧下さい。

それにしても「人体」とは不思議なものです。驚くような発見にあふれ、それでもなお多くの謎を残す「人体」。私たち自身の体の中には、到底全容の解明には至ることのできないようなフロンティアが広がっています。日々、その難解なメカニズムと格闘する多くの研究者の皆様に、番組を担当するディレクターやリサーチャーは、貴重なお時間を頂き、ご教示頂いて参りました。そのおひとりをご紹介しましょう。旭川医科大学解剖学講座の甲賀大輔博士。巻末に掲載した「人体ART」の電子顕微鏡写真をご提供頂き、番組の制作にもご協力頂きました。甲賀さんは、最先端の電子顕微鏡で体内のミクロの映像を撮影する分野で、世界で右に出る者はいないと言われるほどのエキスパートです。10年ほどをかけて蓄積した貴重な写真を、今回ご提供頂きました。「顕微鏡での撮影は、実に地道な作業です。でも、試料を顕微鏡に載せて撮る瞬間、“一体どんな映像が撮れるだろうか？”とワクワクして仕方がないのです」と甲賀さんは言います。「人体の放映後、若い学生が“この世界を追求してみたい”と研究室の門を叩いてくれました。初めてのことです」と喜んだ様子で話をしてくださいました。

ドキドキするようなロマンあふれる世界。困難な病と正面から向き合う真摯な現場。そして、研究者や医師の皆様の志。そのひとつひとつに、制作者である私たち自身が心を動かされて、長いシリーズの制作は進んで参りました。ご尽力を賜りましたこと、この場をお借りして御礼申し上げます。

NHK大型企画開発センター
チーフ・プロデューサー　浅井健博

第6集

“生命誕生”見えた！ 母と子 ミクロの会話 006

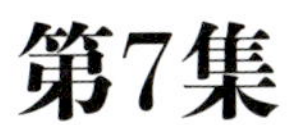

第7集

“健康長寿” 究極の挑戦 084

第６集

“生命誕生”見えた！母と子ミクロの会話

私たちは、どうやってこの世に誕生してきたのだろうか――。
たった１つの小さな「受精卵」から、複雑で精巧な人体が、いかにして形づくられていくのか？　世界中の科学者たちが追い続けてきた、人類最大の謎の１つだ。それがいま、急速に解き明かされつつある。iPS 細胞や ES 細胞を使った研究が、生命誕生の神秘を解く扉をさらに大きく開いたのだ。
その主役は、細胞同士が情報をやりとりするときに使う「メッセージ物質」。このメッセージ物質が働くことで、体中の組織や臓器が次々に生み出されることが明らかになってきた。さらに、胎内の赤ちゃんは、メッセージ物質を介した母親との“会話”を通して、成長していくことも分かってきた。これまで知ることができなかった、生命誕生の壮大なドラマに迫る。

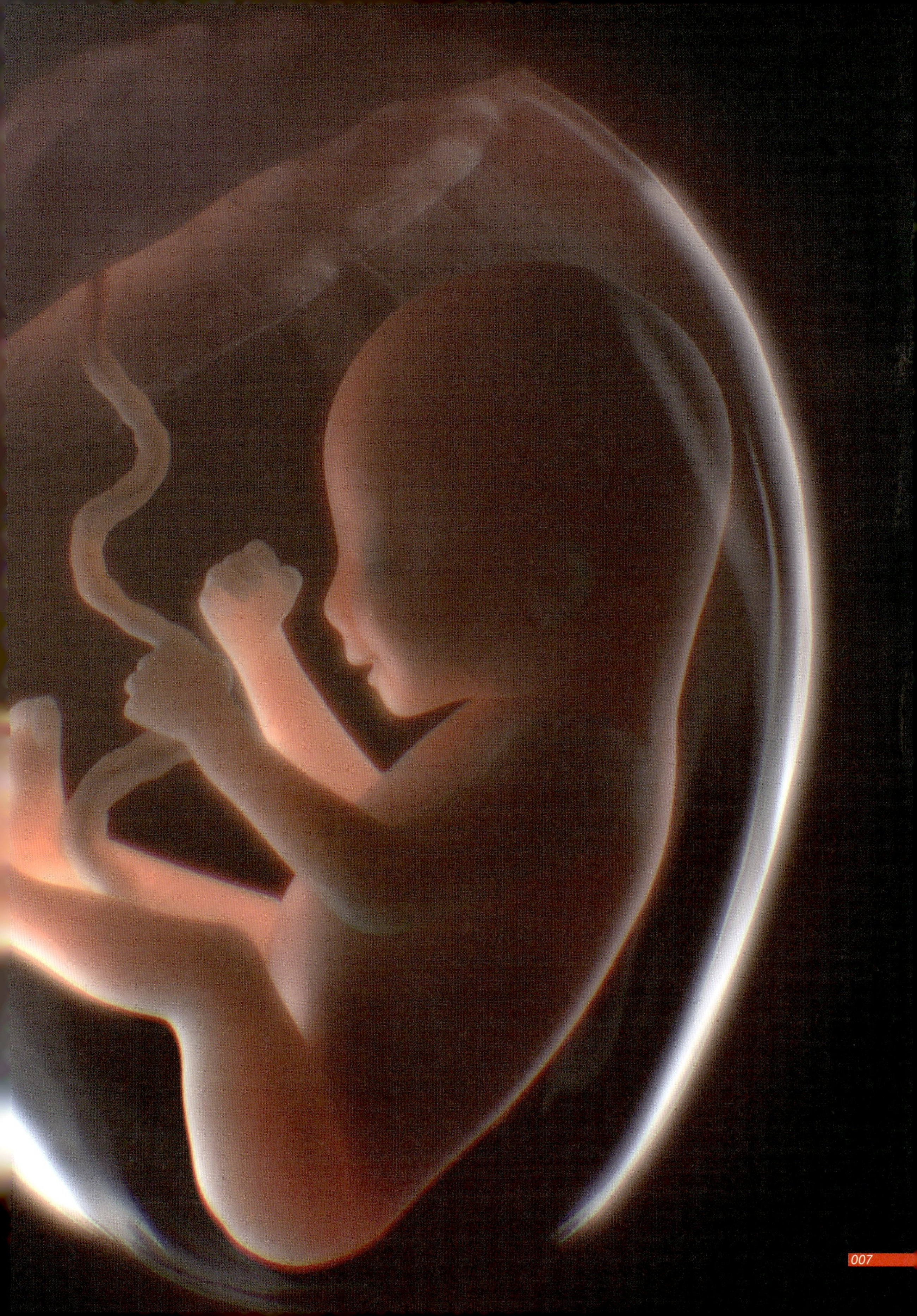

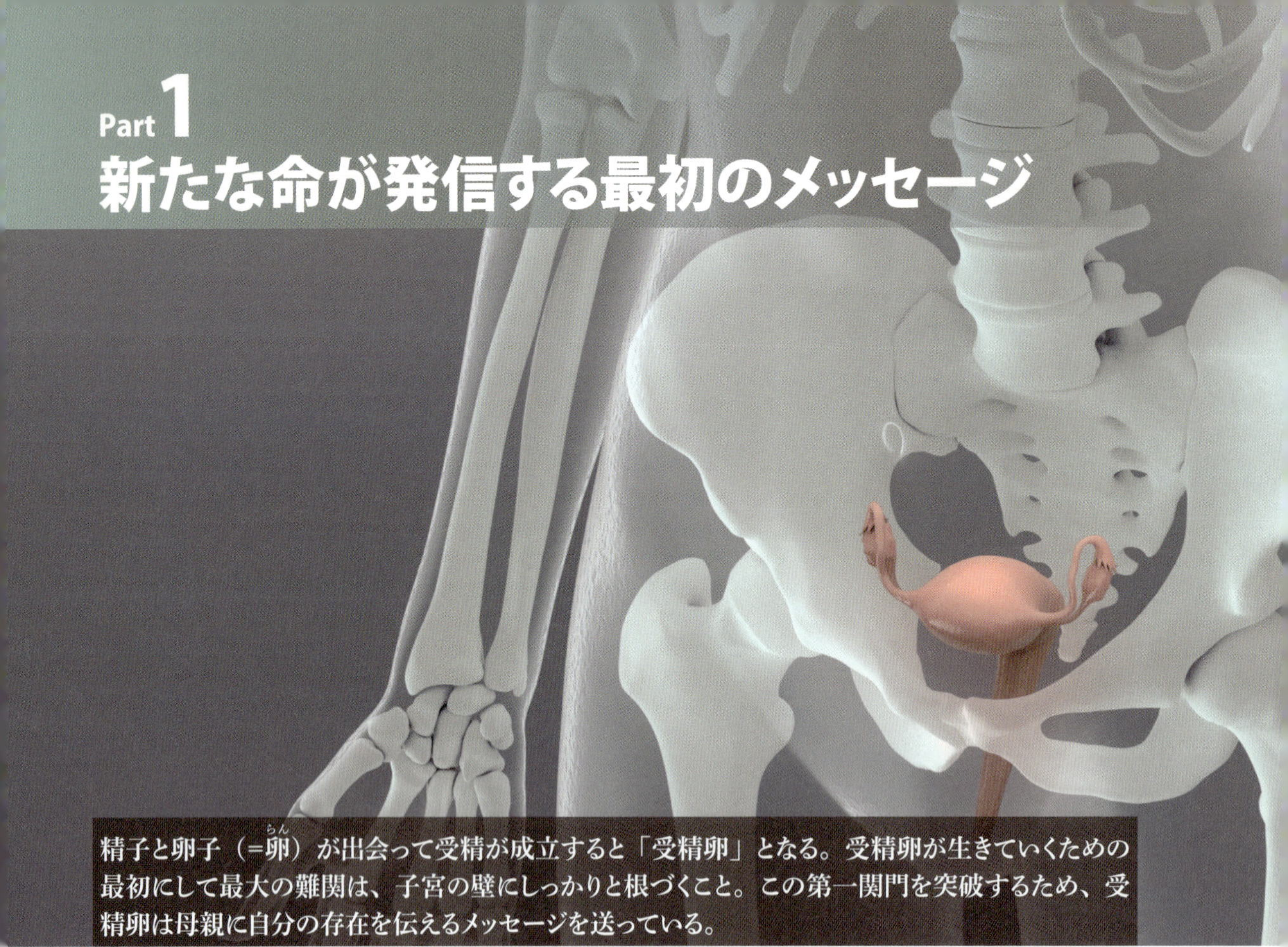

Part 1 新たな命が発信する最初のメッセージ

精子と卵子（＝卵（らん））が出会って受精が成立すると「受精卵」となる。受精卵が生きていくための最初にして最大の難関は、子宮の壁にしっかりと根づくこと。この第一関門を突破するため、受精卵は母親に自分の存在を伝えるメッセージを送っている。

新たな命が始まる瞬間を追う

人間の始まりは、精子と卵子が受精した「受精卵」というたった１つの細胞。この受精卵が母親の子宮の中で分裂を繰り返しながら、さまざまな細胞に分かれ、あらゆる組織や臓器を生み出し、人体がつくり上げられていく。

精子が女性の子宮を通過して卵管と呼ばれる管の中にたどり着き、そこで卵子と出会うのが受精だ。１回に放たれる精子は１億から２億個にも達するが、卵子に侵入するのは基本的にただ１つ。そのたった１つの精子の細胞膜が卵子の細胞膜と融合すると、精子の中身が卵子の中に取り込まれ、受精卵へと変化を始める。

近年、不妊治療の現場では、受精の瞬間を映像で記録することが増えている。ドラマチックな瞬間の一部始終を超高精細で捉えた貴重な映像を入手することに成功した。まず、精子が卵子の中に入ってしばらくすると、内部に丸いものが２つ現れる（次頁①の画像）。卵子の中にもともとあった母親の遺伝子を包む核と、精子の中から膨らんで出てきた父親の遺伝子を包む核だ。これらは、普通の細胞の核と区別するた

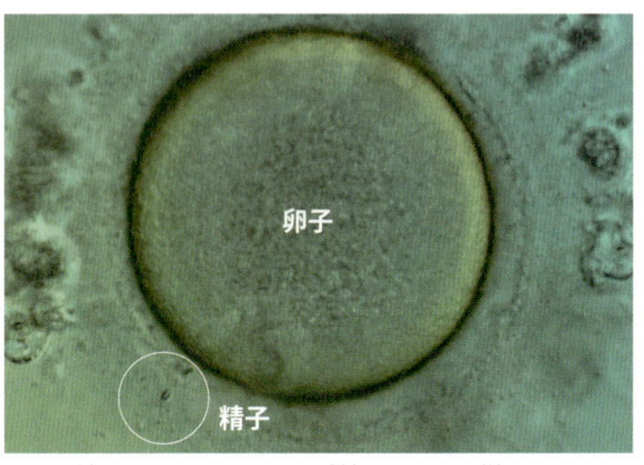

卵子と精子をシャーレの上で受精させている様子。
画像：ミオ・ファティリティ・クリニック

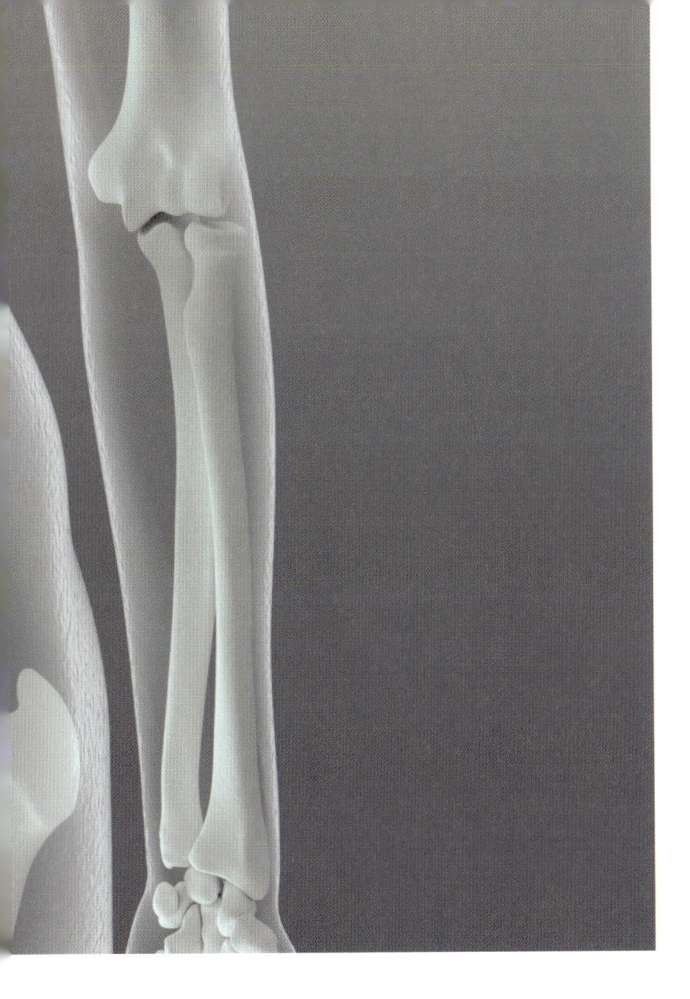

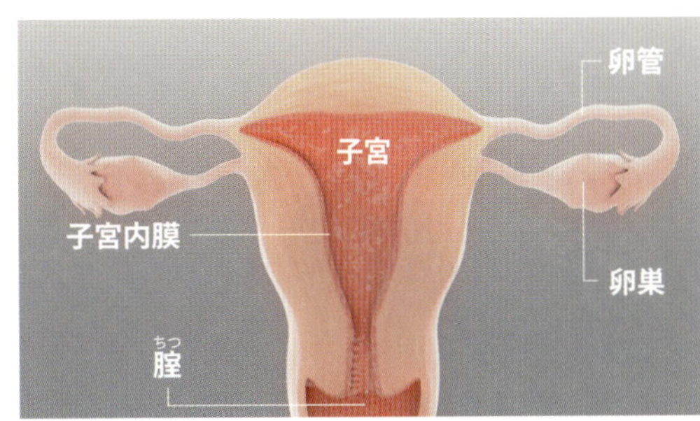

子宮は筋肉の壁でできた袋状の器官で、上部は卵管、下部は腟とつながっている。子宮の内側は、子宮内膜という粘膜で覆われている（CG）。

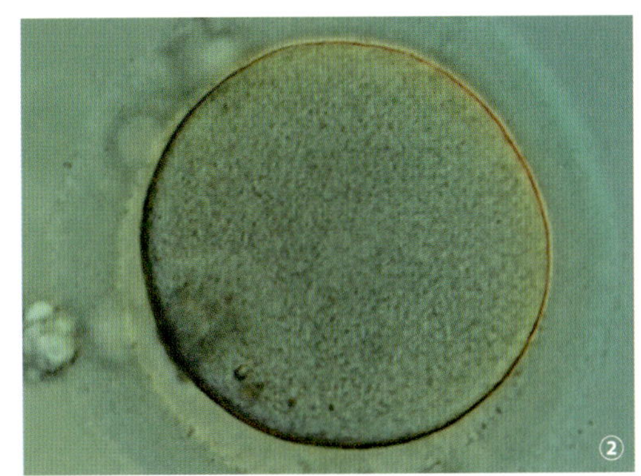

くっついたまま動いていた２つの核が急に見えなくなった。この瞬間こそ、新しい命の始まりと考えられている。
画像：ミオ・ファティリティ・クリニック

め、「前核（ぜんかく）」とも呼ばれる。２つの核は寄り添うように並びながら徐々に卵子の中央へと移動し、その後、急にその姿が見えなくなる（②の画像）。卵子の核と精子の核が融合して１つになり、受精卵が生まれた瞬間だ。

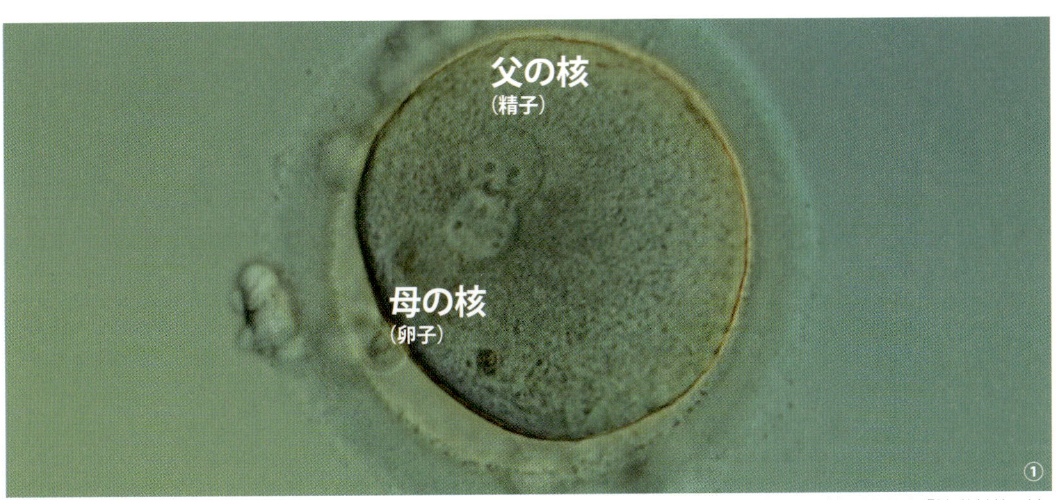

卵子の中に精子が入ると、２つの丸いものが現れた。母親（卵子）と父親（精子）それぞれの遺伝子が収められた「核（前核）」だ。
画像：ミオ・ファティリティ・クリニック

新たな命が始まる瞬間を捉えた世界初の映像

画像：近畿大学 山縣一夫博士

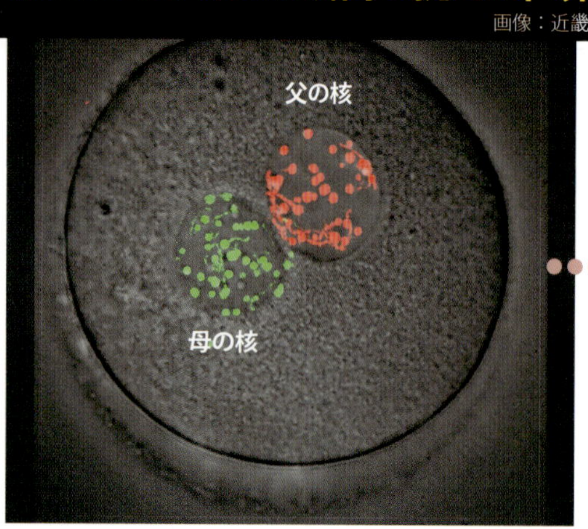

受精の様子を特殊な方法で捉えた映像。

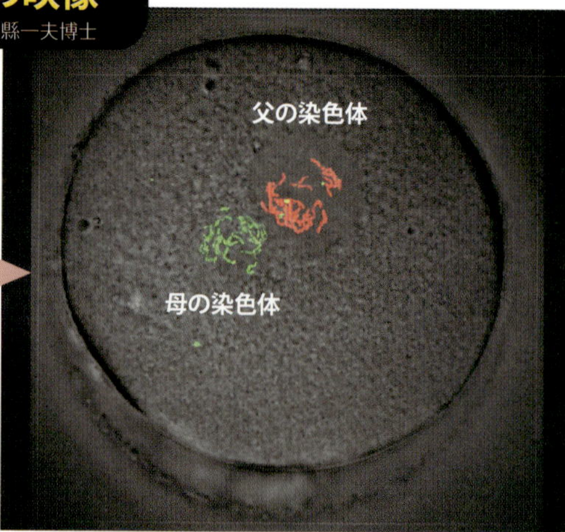

緑色は母親の染色体。赤色は父親の染色体。それぞれの核に含まれる染色体の１本１本まで鮮明に確認することができる。

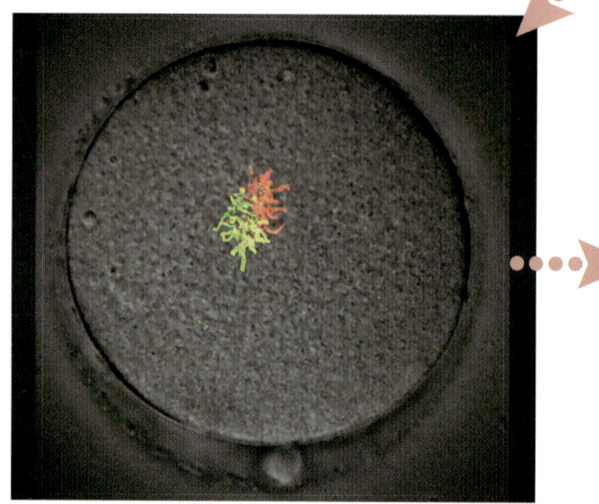

それぞれの染色体が寄り集まって、母親と父親の遺伝子が出会い、新たな命が生まれる瞬間だ。

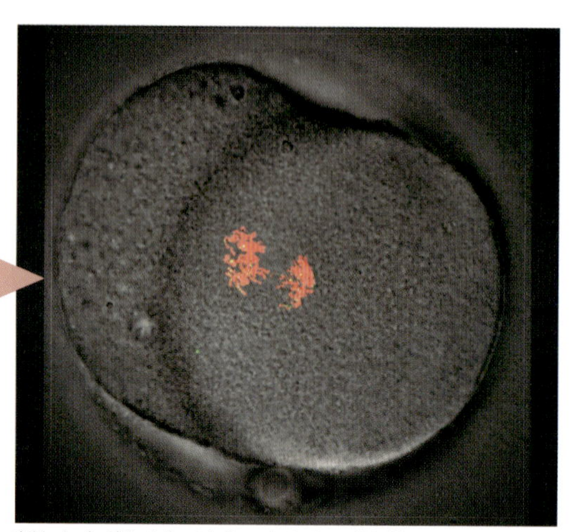

新たな命が生まれてから、およそ２時間後――。

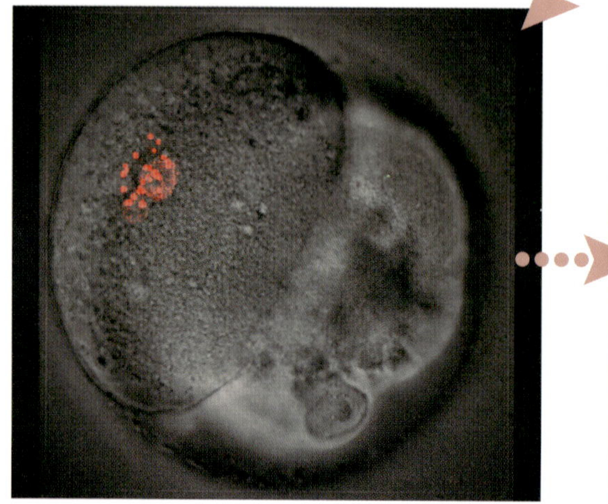

受精卵が分裂を始める。

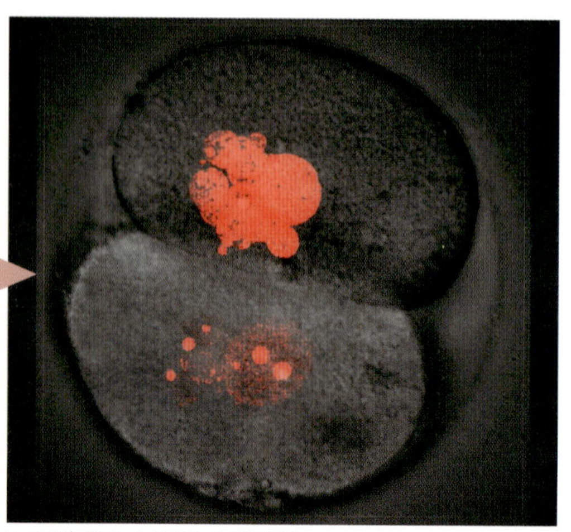

２つの細胞へと分裂した受精卵。

近畿大学生物理工学部遺伝子工学科准教授の山縣一夫博士らの研究グループでは、特別な方法で受精の瞬間を捉えることに成功した。世界初公開となったその映像では、2つの核が消える瞬間に、母親の染色体と父親の染色体が寄り集まって1つになる様子が鮮明に確認できる。（P10 参照）。染色体は、核の中に収められた「DNA による遺伝情報を含む構造」のこと。父親と母親の遺伝情報が出会って一体となったこのときこそ、新たな命が生まれた瞬間といえる。

2016 年 12 月――。番組では、生命誕生の軌跡を始まりから追いかけていくために、埼玉県在住のあるご夫婦の取材を始めた。2013 年に結婚し、子どもが欲しいと願いながら、なかなか妊娠に至らなかったＭ子さんとＡ男さんだ。Ｍ子さんは過去に子宮筋腫の手術を受けた経験もあり、既に婦人科で検査を受けていた。診断結果は、「年齢のわりに卵子の数が極端に少ないので、子どもを産むのであれば３年のうちを考えたほうがよい」というものだった。残されたチャンスが少ない中、ご夫婦は「体外受精」に望みを託すという決断をした。「友達からの年賀状で、子どもが生まれましたと書いてあったりすると、『あっ、いいな』とか『かわいいな』とか思ったりしていましたね」。Ｍ子さんは診断された当時を、そう振り返る。

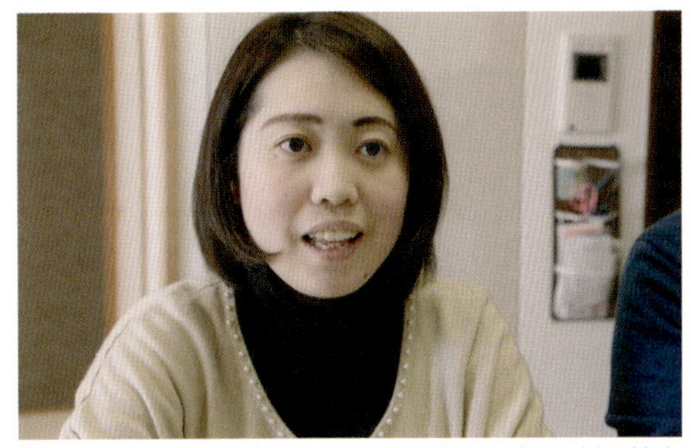

新しい命の始まりから誕生までの軌跡をたどる取材に協力してくださったＭ子さん。

不妊治療は段階的に進められる。まず行われるのが、排卵日を予測するタイミング法で、それから排卵誘発法、人工授精、体外受精、顕微授精へと順番に進むことが一般的には多い。

「人工授精」は、精子を人工的に子宮内に注入し、卵管に多数の精子が到達しやすい状態にすることで、受精の可能性を高める方法。「体外受精」は、女性の体内から排卵する前の卵子を取り出し、シャーレの上で卵子と精子を出会わせる方法だ。多くの精子をシャーレに入れることで、いずれか１つの精子が自然に卵子に入り込むのを待つ。これで受精が成立しなければ、「顕微授精」に進むこともある。顕微授精では顕微鏡で確認しながら、細いガラス針を使って精子１つを卵子の中に送り込む。

いずれの方法でも、精子が卵子の中に入り込んで互いの核が融合すれば受精卵となる。

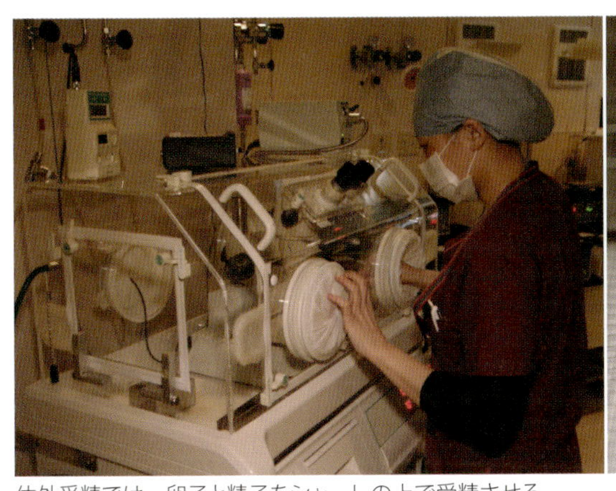

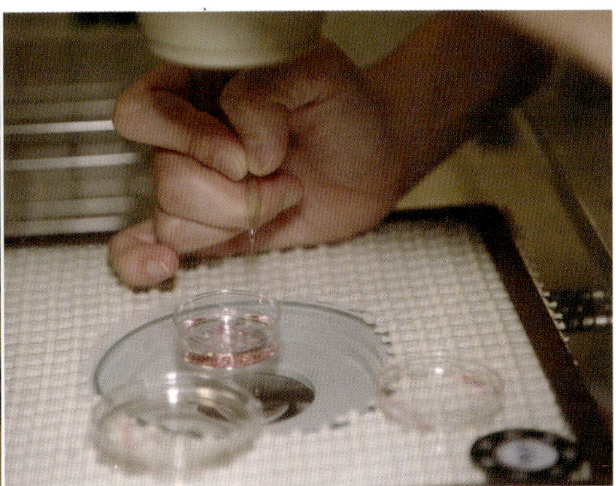

体外受精では、卵子と精子をシャーレの上で受精させる。

分裂を繰り返す受精卵

画像：ミオ・ファティリティ・クリニック

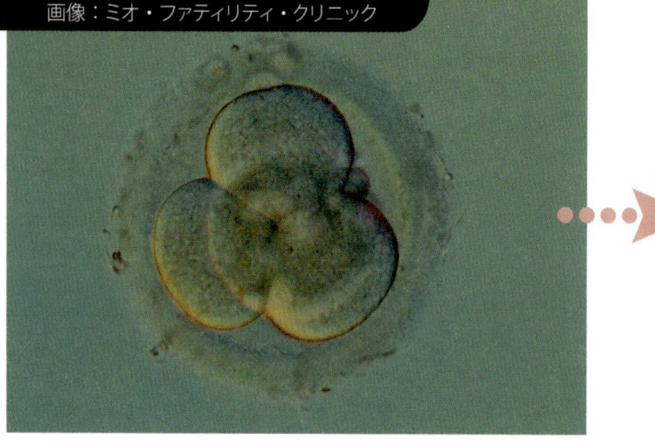

分裂によって細胞の数を増やしていく受精卵。受精卵の初期の細胞分裂を「卵割」という。

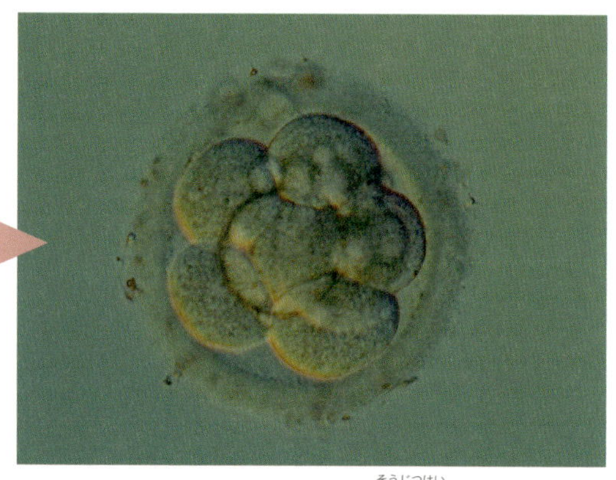

細胞が 8 ～ 16 個になった状態を「桑実胚」と呼ぶ。外観が桑の実に似ていることから名づけられた。

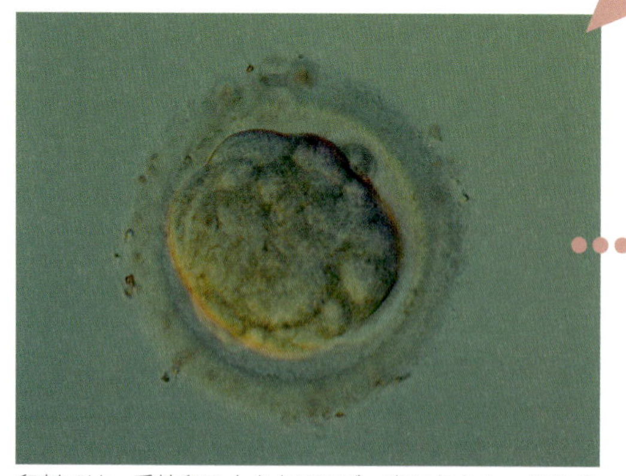

卵割では、受精卵の大きさはほぼ一定に保たれ、細胞の数だけが増える。

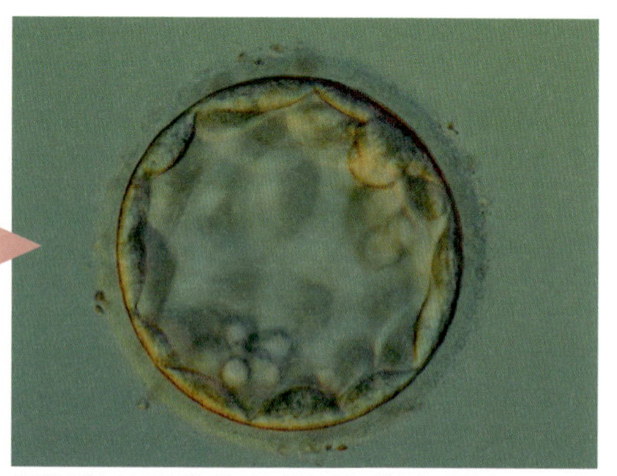

5 日ほどかけて細胞が 100 個ほどに増えた受精卵。この状態の受精卵は「胚盤胞」と呼ばれる。

まず迎える、着床という妊娠の最難関門

母親と父親の遺伝情報が出会ってしばらくすると、受精卵は分裂を開始する。受精後の数日間は「卵割」という、1 つが 2 つ、2 つが 4 つ、4 つが 8 つ……というふうに分かれていく現象が続く。この間、受精卵の大きさはほぼ変わらず、細胞はだんだん小さくなって数を増やす。5 日ほどかけて 100 個ほどの細胞に増えていった。

自然の受精の場合、この段階は卵管の中を子宮に向かって移動しながら行われる。このときの受精卵は「胚盤胞」と呼ばれる。M 子さんのような体外受精の場合、受精卵は胚盤胞の状態までシャーレの中で培養された後に子宮の中に戻される。

実は、誕生に向けた最初にして最大の難関が、ここから始まる。受精卵が生き続けるためには、子宮の壁（内膜）にしっかりと根を張って着床する必要がある。体外受精でも自然の受精でも、着床がうまくいかなければ妊娠には至らない。

この関門を乗り越えるために、母親の子宮の中では、ある “ 出来事 ” が起こる。

これまで「人体」シリーズでは、体中の臓器や細胞が互いに直接情報をやりとりすることで、私たちの体が成り立っていることを紹介してきた。番組では、そのメッセージのやりとりを担っている物質を「メッセージ物質」と呼んでいるが、母親の体にもメッセージ物質が働いて大きな変化を促すことが分かってきた。受精卵が着床するためのカギは、メッセージ物質だったのだ。

8日目の受精卵

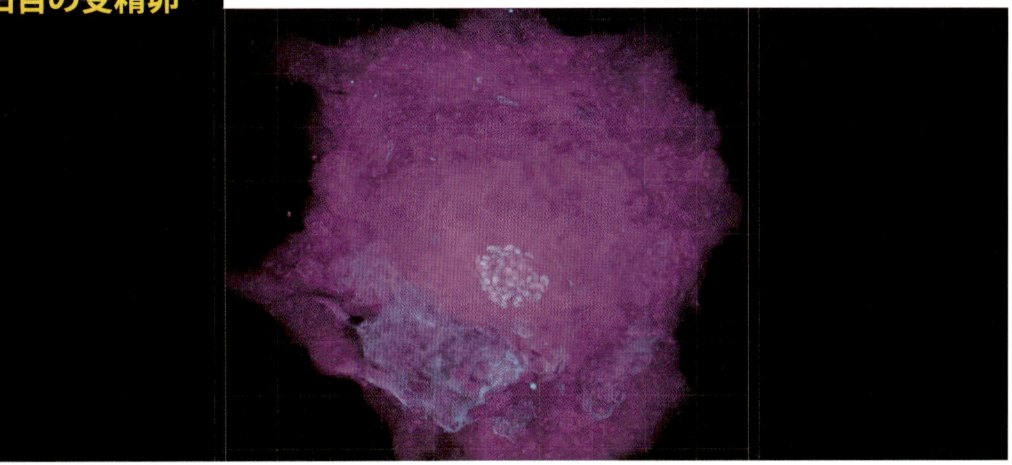

この段階の細胞の数は約270個。まだ、大きな変化は見られない。　画像：ロックフェラー大学　アリ・ブリバンロー博士

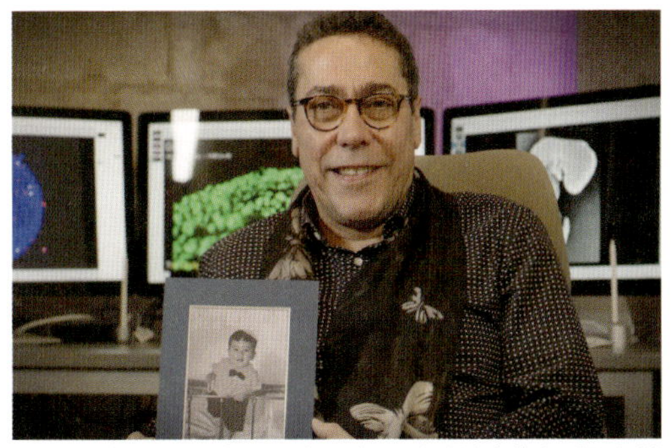

受精卵がメッセージ物質（hCG）を出す決定的な瞬間を世界で初めて捉えた、アメリカ・ロックフェラー大学教授のアリ・ブリバンロー博士。

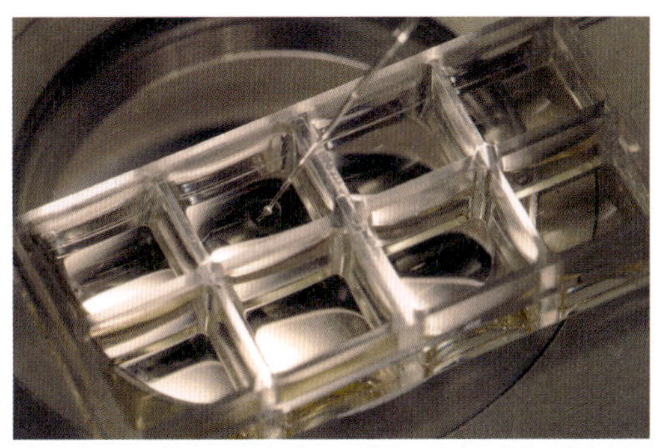

ブリバンロー博士の研究グループは、子宮に似た環境を再現したシャーレで、着床後の受精卵を観察した。

子から母への最初のメッセージ

受精卵がそのメッセージ物質を出す瞬間を、世界で初めて映像化したのが、アメリカ・ロックフェラー大学教授のアリ・ブリバンロー博士の研究グループだ。

「赤ちゃんからお母さんへの『初めてのメッセージ』は、母親が妊娠に気づくずっと前から発信され始めています。これまでブラックボックスだったその様子を、映像で捉えることができました」とブリバンロー博士。

子宮の中の受精卵の姿を観察することは不可能だ。また、体外で長期間培養する技術はなく、これまで着床の時期の受精卵を見ることはできなかった。研究グループは、シャーレの上に子宮の中と似た環境をつくり出して培養できる期間を延ばし、着床後の受精卵の様子を観察することに成功したのだ。

受精後8日目の受精卵の姿は、まだ大きな変化がないように見えた。ところが、2日後、思いがけない現象が起き始める。受精卵のあちらこちらから、ある物質が放出され始め、日を追うごとに、どんどん増えていった。「hCG（ヒト絨毛性ゴナドトロピン）」と呼ばれるこの物質こそ、着床のカギを握るメッセージ物質だ。

受精卵が子宮の壁に到着しても、母親の体がそれに気づけなければ、次の生理（月経）が来たときに子宮の壁ごと剥がれ落ち、血液とともに体外に排出されてしまう。これを防ぎ、着床を成立させるのがhCGの役割だ。つまり、

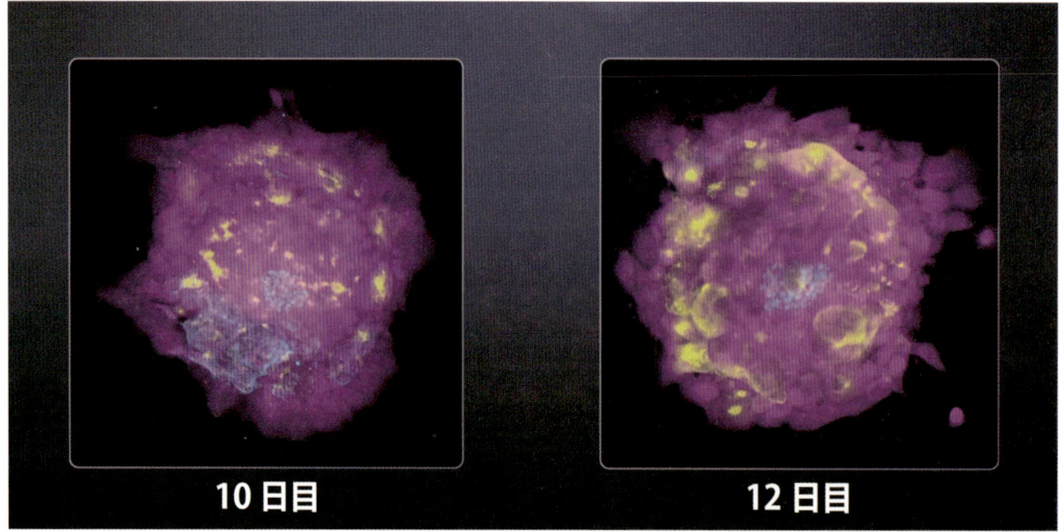

10日目（左）と12日目（右）の受精卵。黄色く見える部分からhCGというメッセージ物質が出ている。

画像：ロックフェラー大学　アリ・ブリバンロー博士

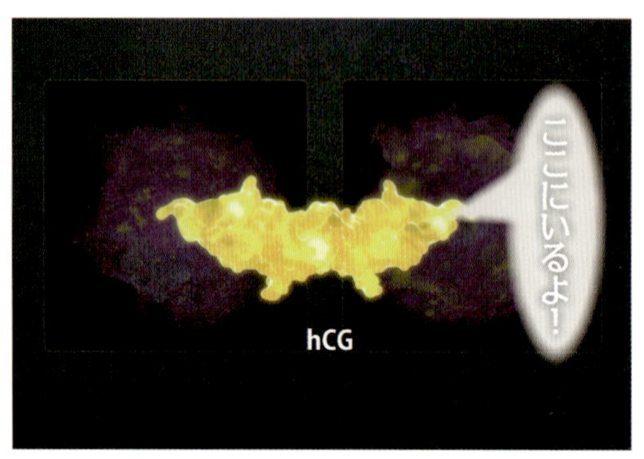

受精卵から放出されたhCGは、血流に乗って、母親の全身を巡る（CG）。

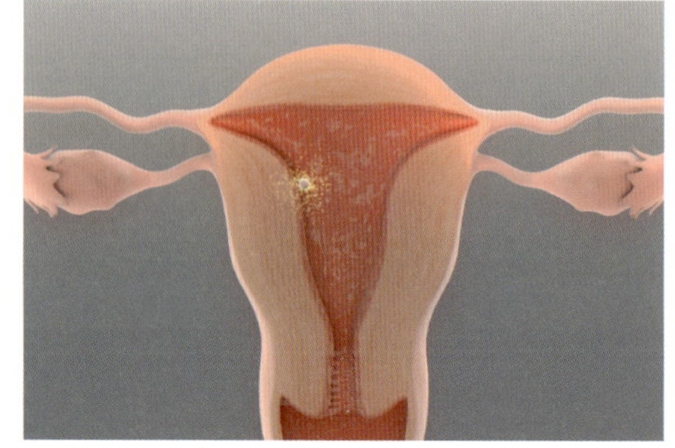

分裂を繰り返しながら子宮へ到達した受精卵は、hCGを放出する（CG）。

hCGは受精卵が母親に「ここにいるよ！」と伝えるためのメッセージなのだ。

受精後10日目の受精卵から放出されていたhCGは、母親の血液の流れに乗って全身を巡り、卵巣などに働きかける。すると、母親の体は生理を起こさないように変化し、代わりに子宮の壁をどんどん厚くしていく。受精卵をしっかりと包み込み、着床しやすくするためだ。

ブリバンロー博士は「受精卵がメッセージを発することで初めて、母親の体は妊娠の準備を整えることができるのです」と話し、hCGの重要性を強調する。

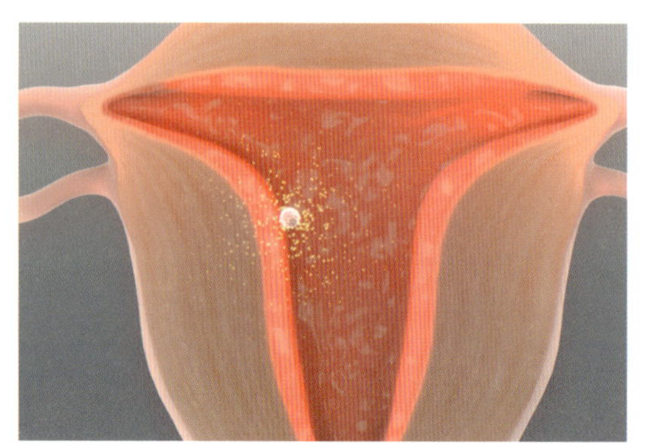

hCGが血液の流れに乗って広がり、卵巣などに働きかけると、母親の体は生理を起こさなくなり、子宮の壁（内膜）を厚くする（CG）。

妊娠検査にも利用されるhCG

hCGは母親の血流に乗って全身を巡るため、母親の血中hCG量は、受精卵が着床したかどうか、つまり妊娠したかどうかを調べる検査にも用いられている。さらに、血液中のhCGは尿にも出ていくため、尿で調べることも可能だ。市販の妊娠検査薬もhCGに反応するようにつくられている。

体外受精を受けたM子さん、胚盤胞まで育った受精卵を子宮に戻してから3週間が過ぎた。果たして、無事、子宮に着床しているかどうか。検査のときが迫ってきた。1回の体外受精で妊娠できる確率は、年齢などの条件によって異なるが、M子さんの場合はおよそ3分の1といわれていた。

病院での血液検査の結果、M子さんの血液中には大量のhCGが含まれていることが分かった。赤ちゃんからの「ここにいるよ!」という、あのメッセージが大量に存在していたのだ。超音波検査で子宮の中を調べてみると、厚くやわらかに変化した子宮の壁に赤ちゃんがしっかりと根づき、育ち始めている様子が確認された。「無事でよかったです。安心しました」。M子さんは素敵な笑顔を見せた。

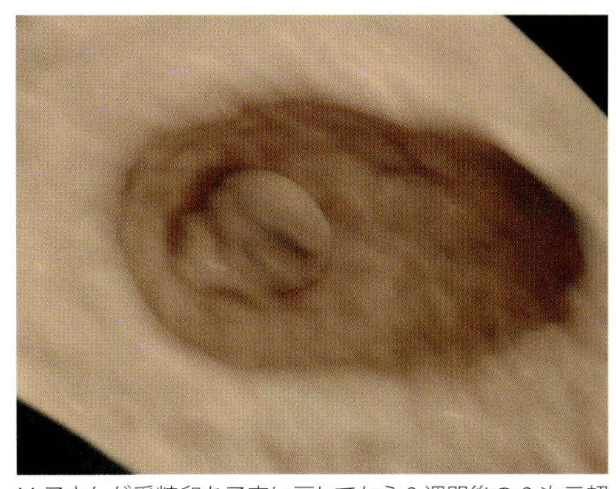

M子さんが受精卵を子宮に戻してから3週間後の3次元超音波画像。子宮の壁に受精卵がしっかりと根づいている。
画像：埼玉医科大学総合医療センター　馬場一憲博士

お腹の赤ちゃんの年の数え方

赤ちゃんの年の数え方には、2通りの方法がある。1つは受精日を1日目とする「受精齢」と呼ばれるもの。もう1つは最後の生理が始まった日（最終月経の初日）を妊娠0週0日とする「月経齢」で、産婦人科などで用いられているもの。月経齢では、4週（28日）を1か月とし、最終月経の初日から数えて「妊娠何か月」と表現することもあるが、下の図のように妊娠4週または妊娠2か月からカウントする。そして40週0日（280日）を標準的な妊娠期間とし、出産予定日を導き出している。

月経齢

最終月経

妊娠日数　0123456 0123456 0123456 0123456 0123456 01 …… 0

妊娠週数　妊娠4週　妊娠5週 … 妊娠40週

妊娠月数　妊娠2か月

受精　着床開始　着床完了　出産予定日

受精齢　受精1日目

※受精日と着床開始日・完了日は、自然妊娠した場合のおおよその目安。

受精卵が出す最初のメッセージ物質 hCG の働き 1（CG）

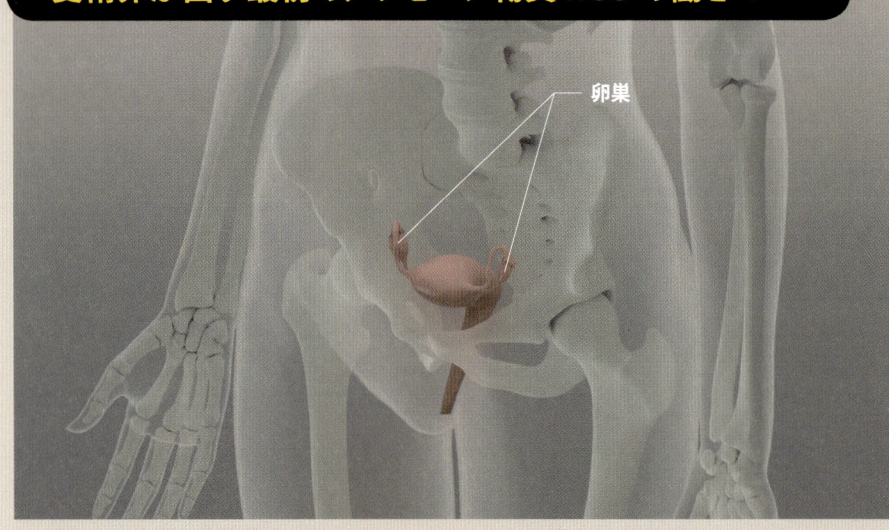

1.
およそ1か月に1回、卵巣から卵子が排出される（排卵）。

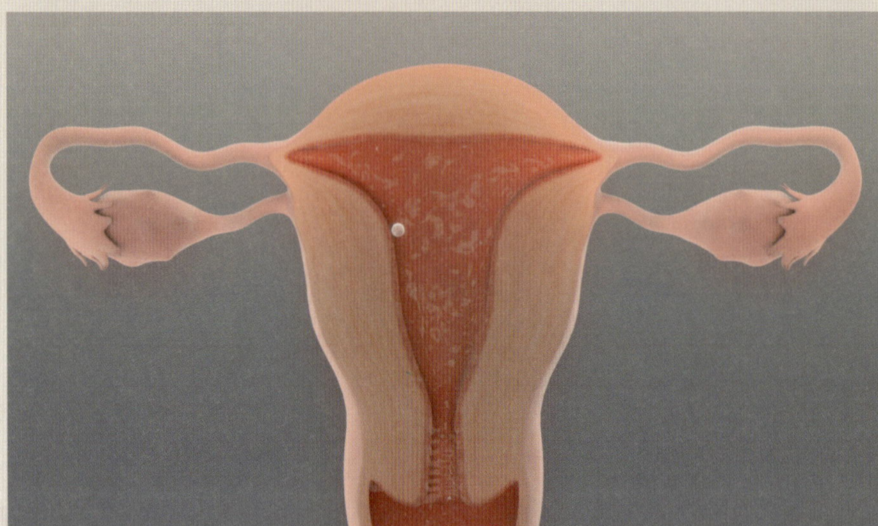

2.
受精が成立しなかった卵子が子宮の壁（内膜）にたどり着くと――。

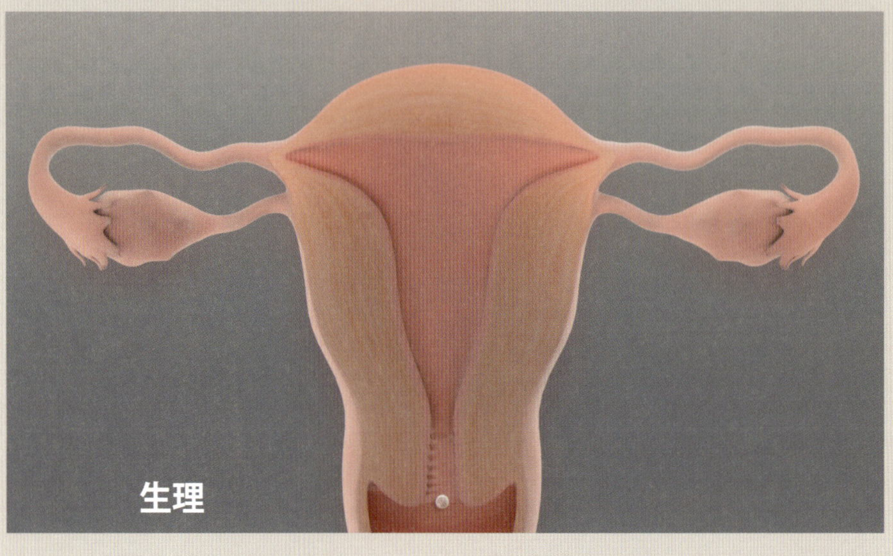

3.
生理が起きて、受精しなかった卵子は体の外に排出される。

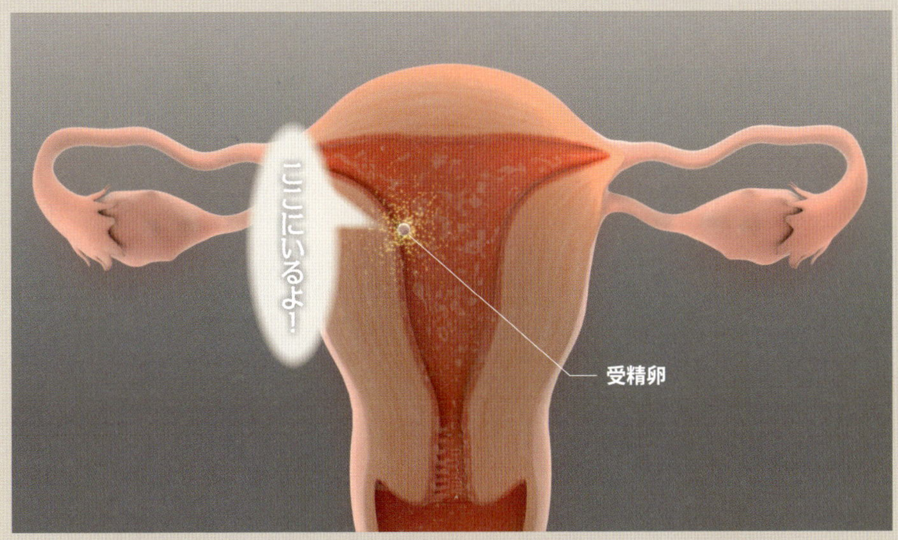

4.

一方、受精卵が子宮の壁にたどり着くと、母親に向けて、「ここにいるよ!」というメッセージを伝える物質「hCG」を出し始める。

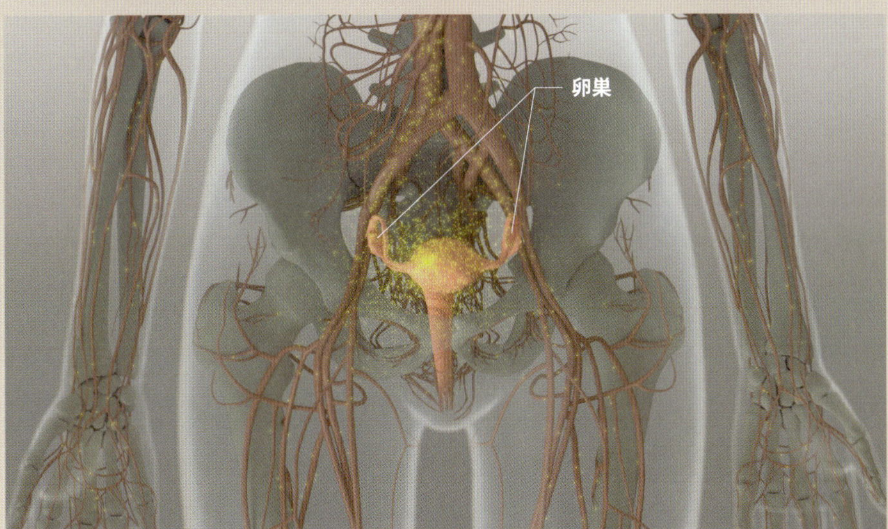

5.

hCGは、血液の流れに乗って母親の体内に広がり、卵巣などに働きかける。

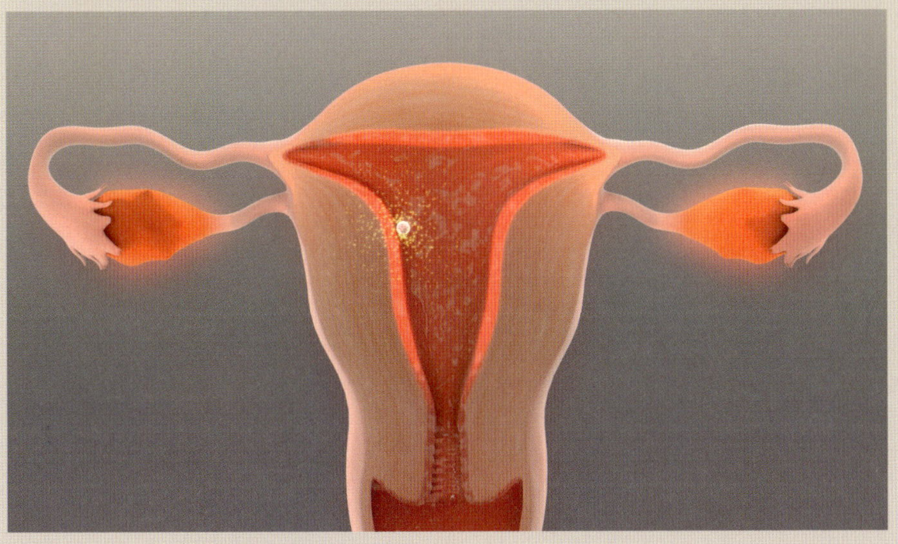

6.

すると、母親の体は生理を起こさなくなる。

受精卵が出す最初のメッセージ物質 hCG の働き 2 (CG)

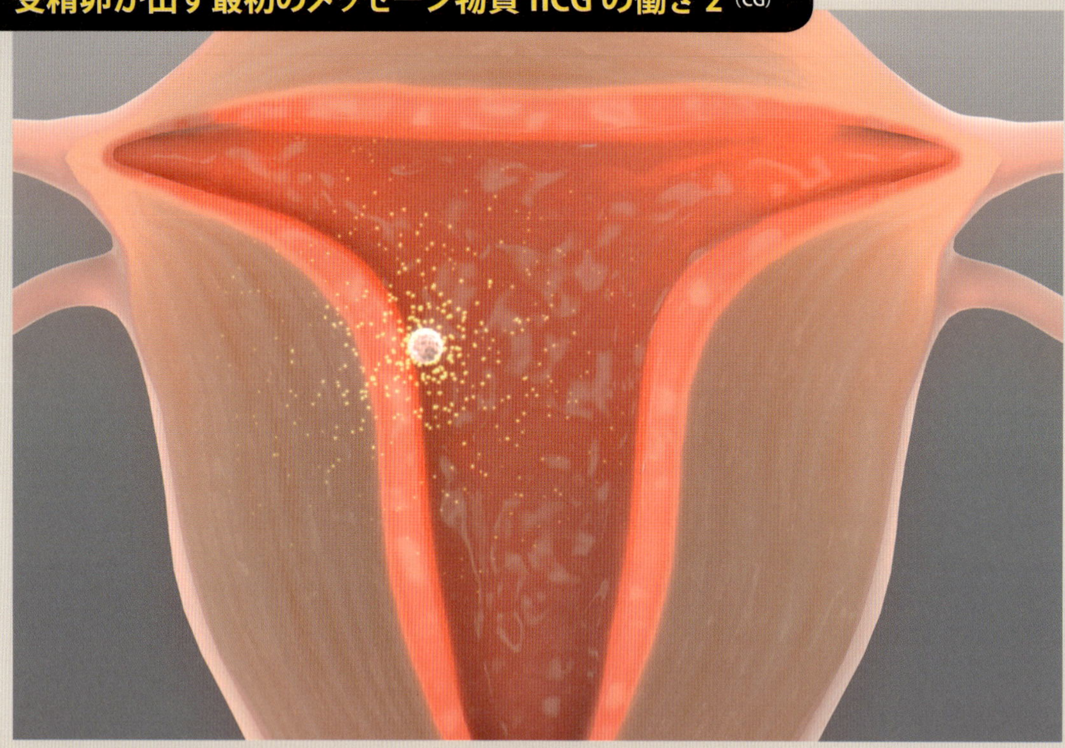

7. 代わりに、受精卵が着床しやすいように、子宮の壁をどんどん厚くしていく。

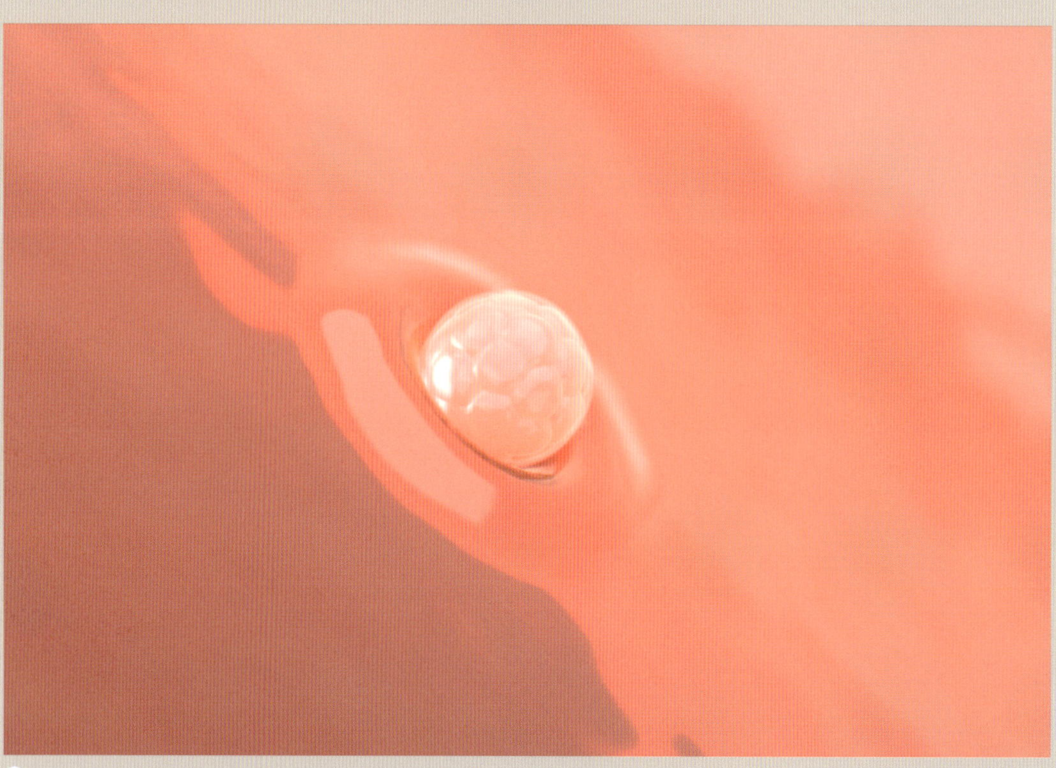

8. 厚くなった子宮の壁に取りついた受精卵は――。

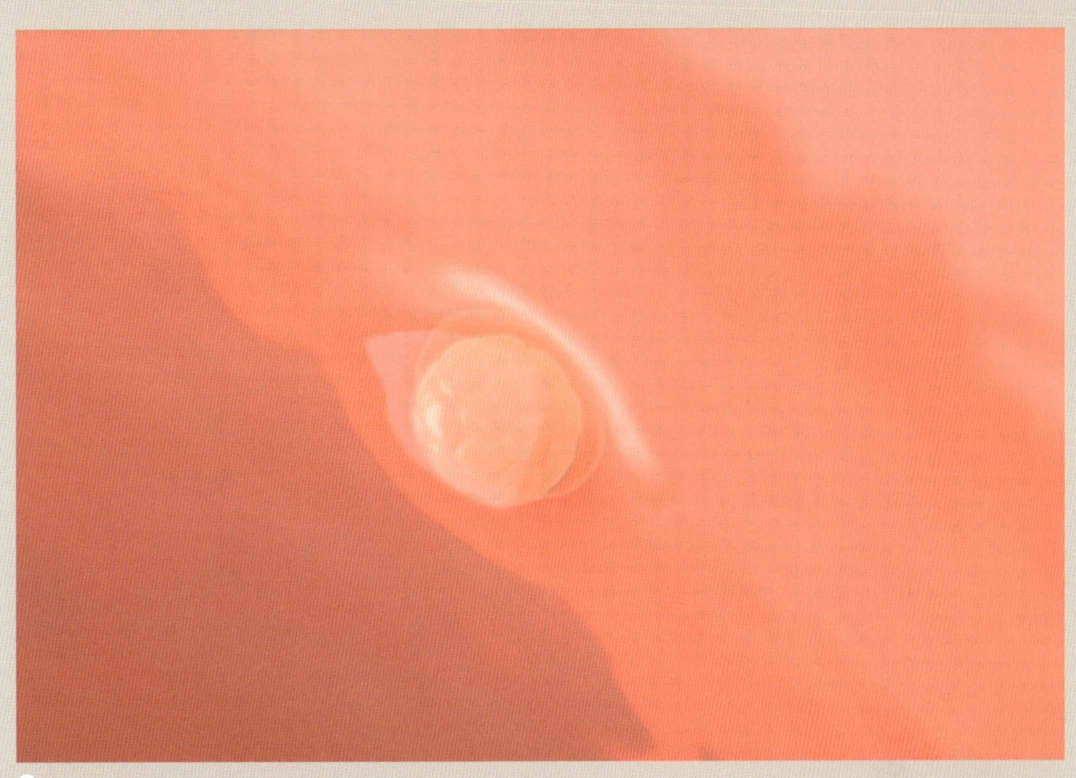

9. 子宮の壁にしっかりと包み込まれる。

10. こうして、受精卵は子宮の壁に根づき、着床が完了する。

母親と父親の核が融合する直前の受精卵（体外受精）

2つの丸いものが母親と父親それぞれの核（前核）。核の中には、遺伝情報を伝える役割を果たす染色体が入っている。左下の画像は精子が卵子に入り込む直前を捉えたもの。精子の頭部にぎゅっと詰め込まれていたものが膨らんで出てくる。　画像：ミオ・ファティリティ・クリニック

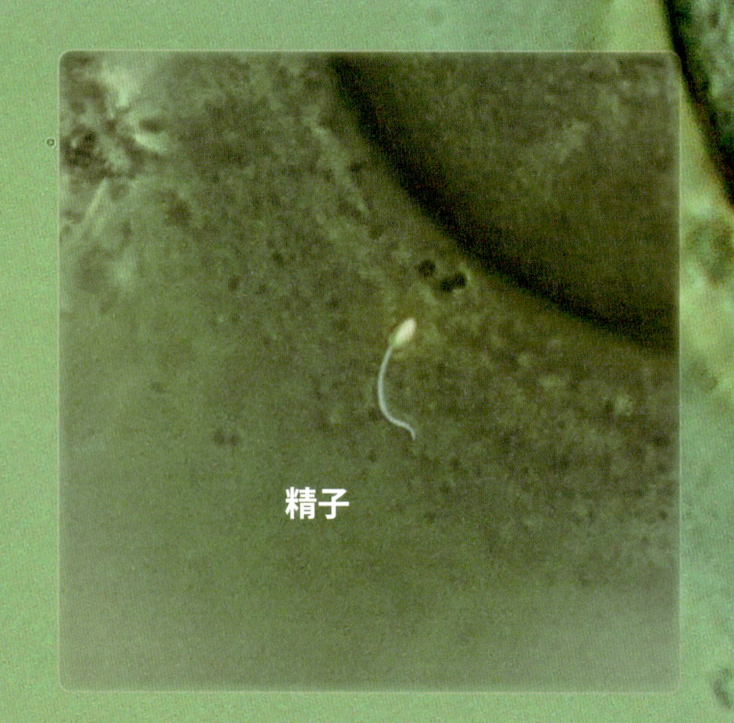

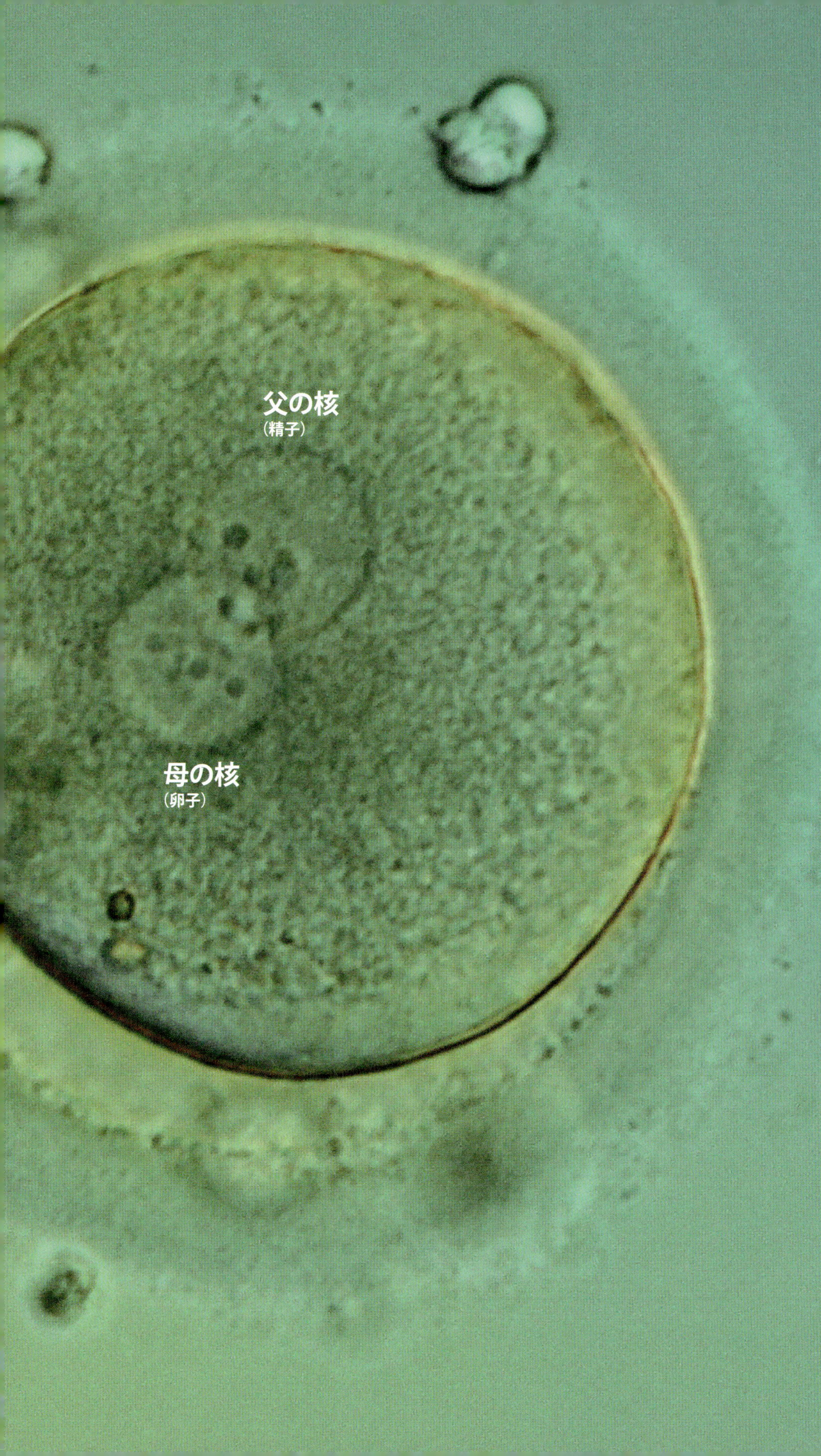
父の核
（精子）
母の核
（卵子）

胚盤胞と呼ばれる状態の受精卵（体外受精）

受精５日目あたりで、受精卵の細胞の数は100個ほどに増え、着床の準備が整った胚盤胞と呼ばれる状態になる。

画像：ミオ・ファティリティ・クリニック

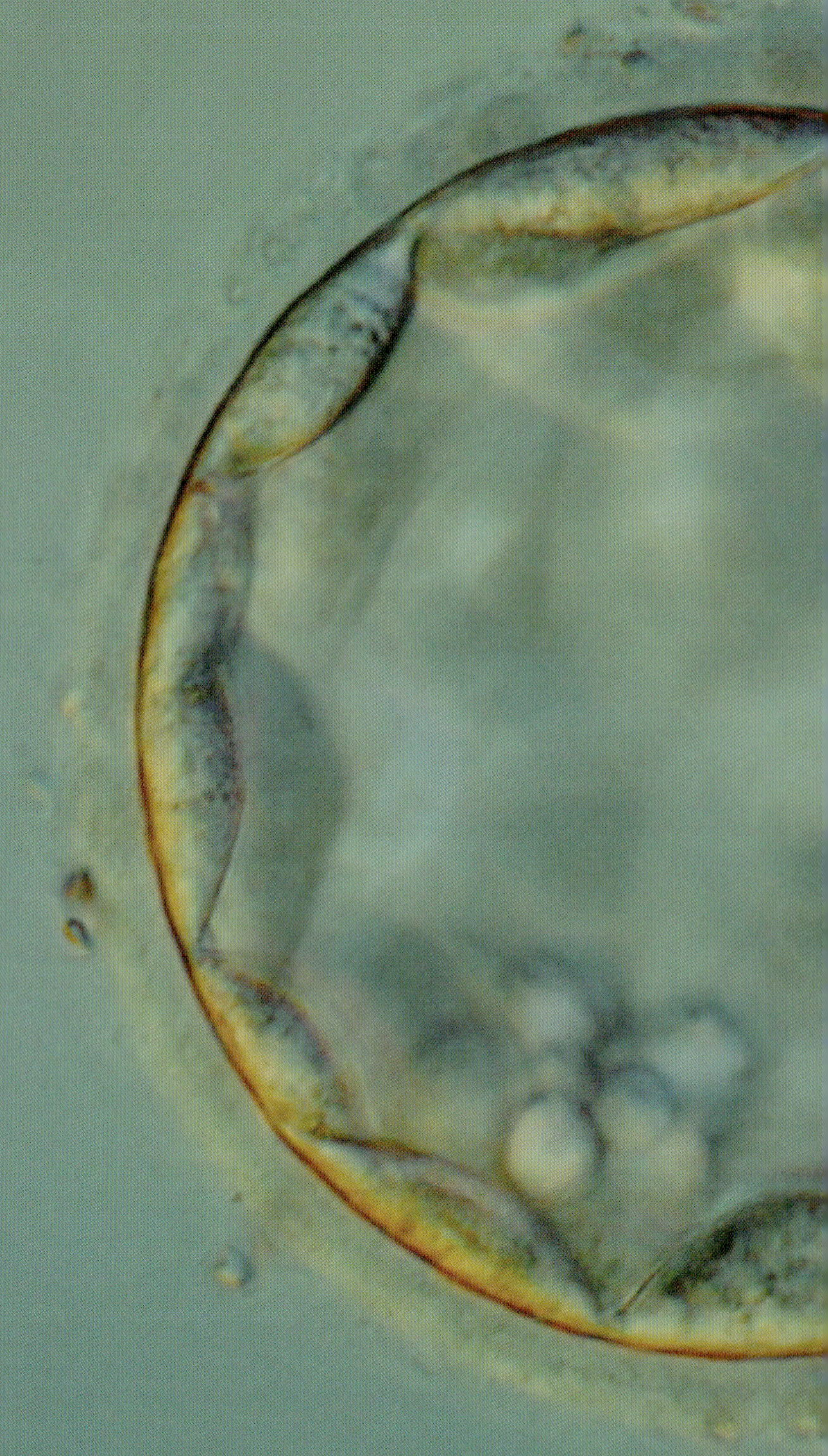

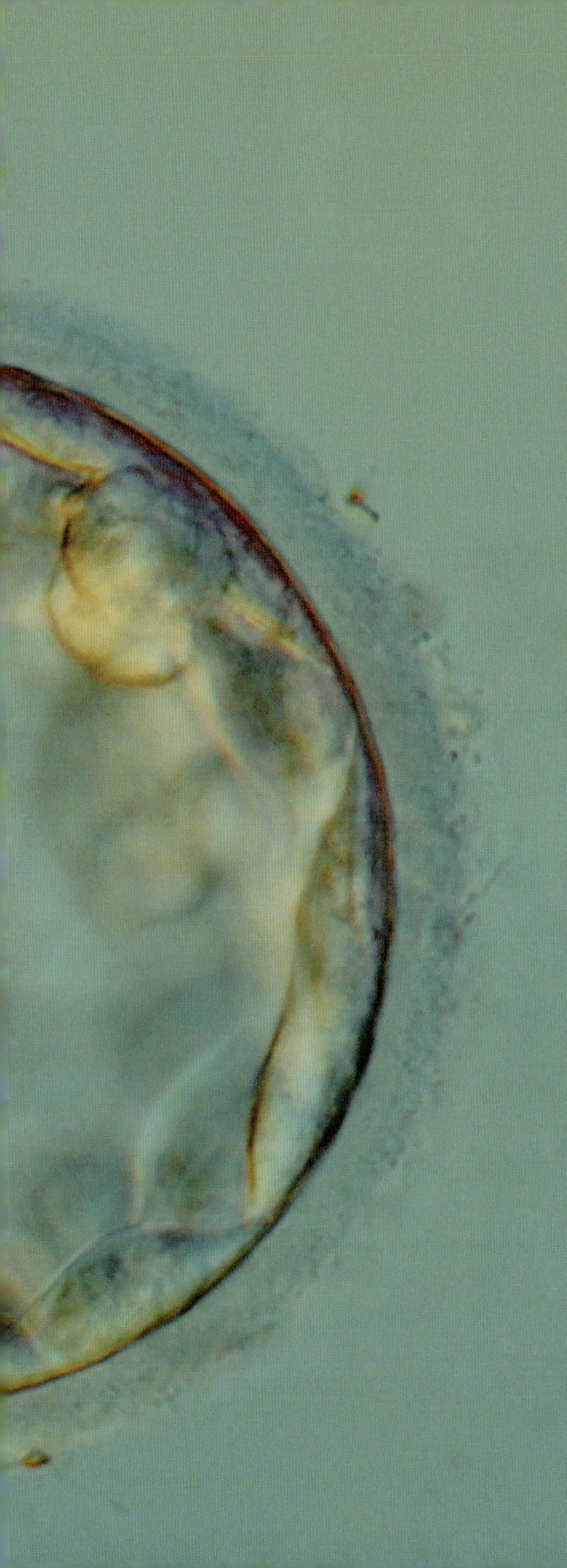

Part 2

人体をつくる驚異の仕組み

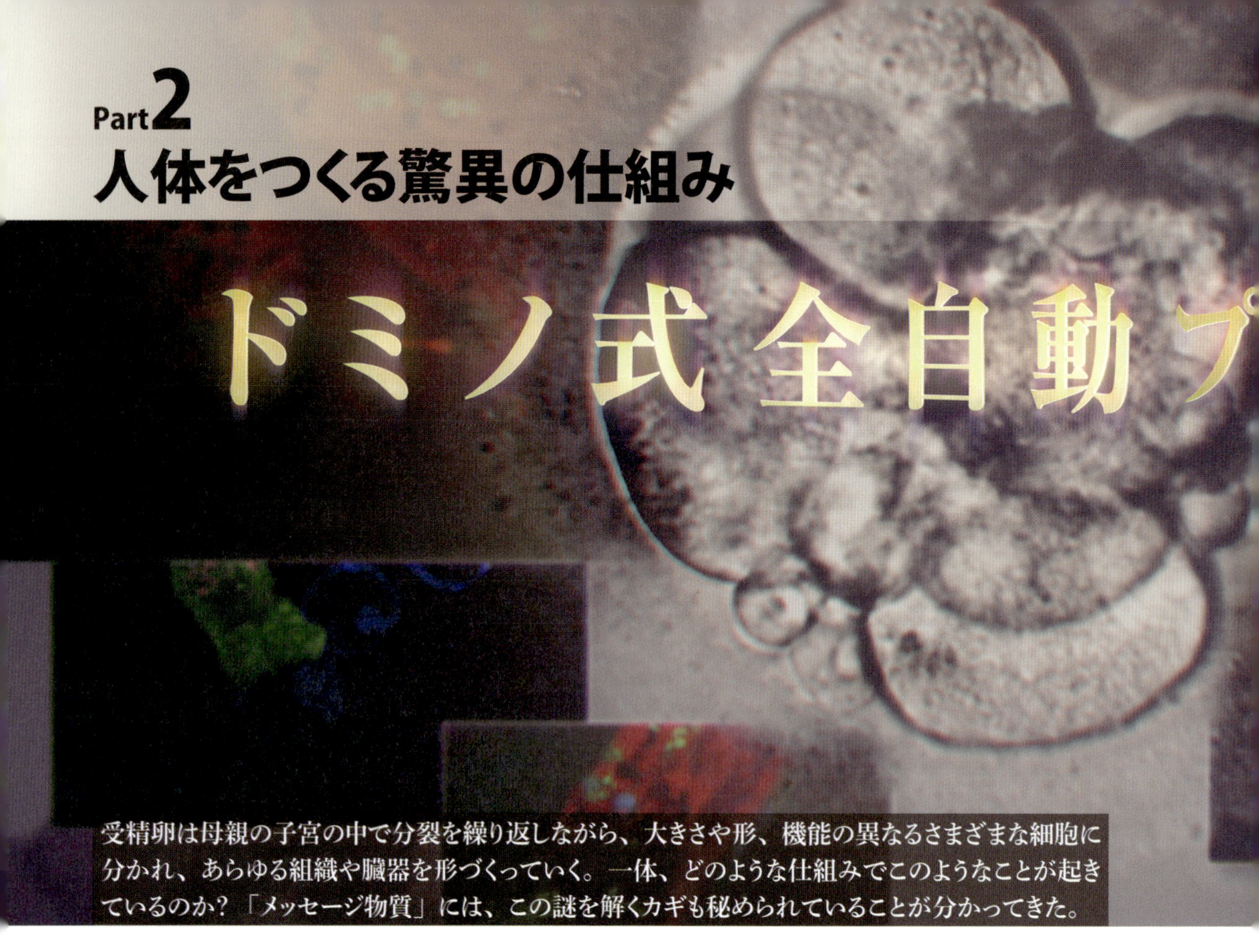

受精卵は母親の子宮の中で分裂を繰り返しながら、大きさや形、機能の異なるさまざまな細胞に分かれ、あらゆる組織や臓器を形づくっていく。一体、どのような仕組みでこのようなことが起きているのか？「メッセージ物質」には、この謎を解くカギも秘められていることが分かってきた。

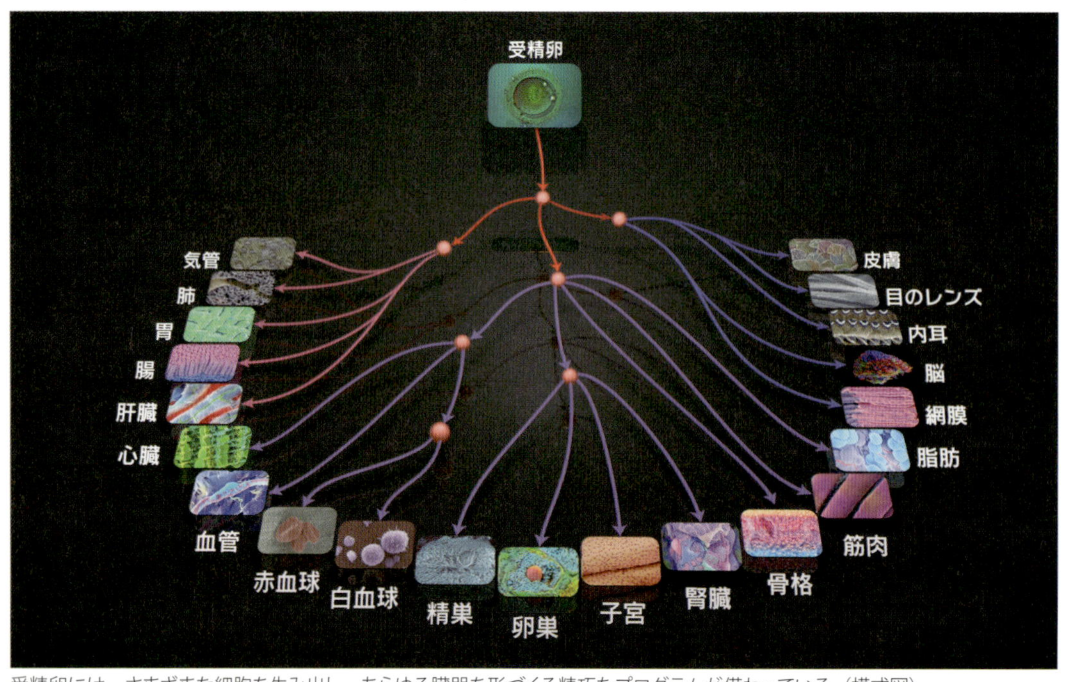

受精卵には、さまざまな細胞を生み出し、あらゆる臓器を形づくる精巧なプログラムが備わっている（模式図）。

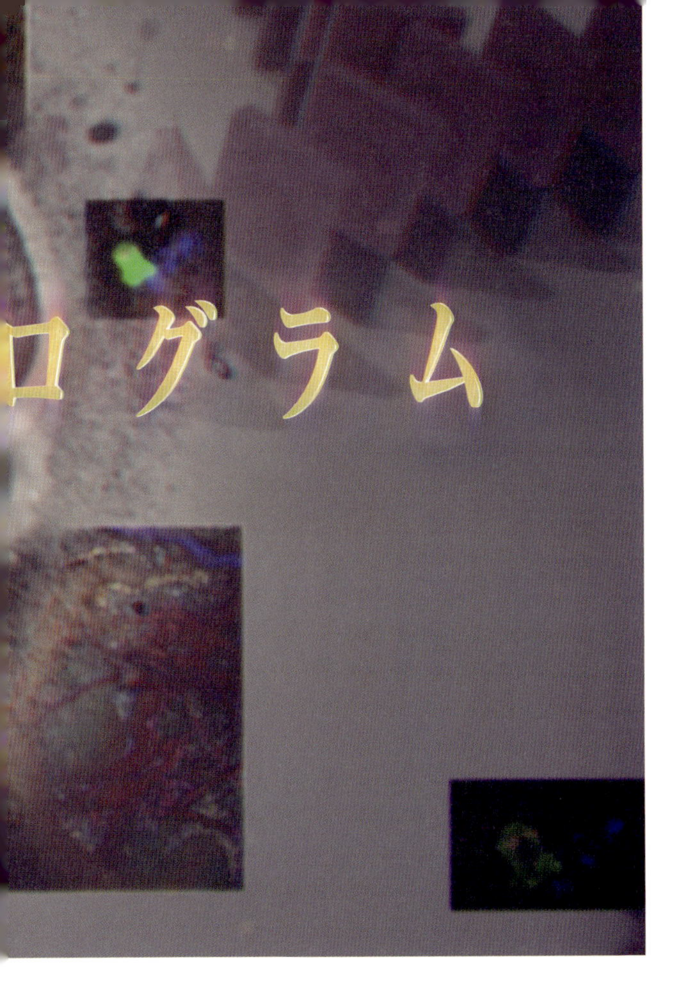

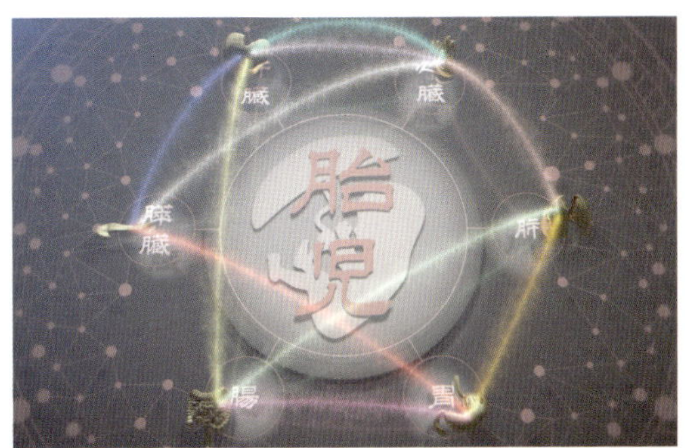

数多くの細胞たちが互いにメッセージ物質を出し合い、複雑に絡み合いながら、さまざまな臓器がつくられていくことが分かってきた。

“ドミノ式全自動プログラム”

体の中にはさまざまな組織や臓器があり、大きさ、形、働きの異なる多様な細胞が組み合わさることでできている。例えば、「胃」という臓器1つをとっても、胃酸を出す細胞、胃壁を保護する粘液を出す細胞、胃を動かす筋肉の細胞、血管の細胞などが組み合わさってつくられている。人の体を構成する細胞の種類は名前がついているものだけで200種以上あるとされ、生命活動はこのような多種多様な細胞が互いに協力し合うことで成り立っているといえる。

ただし、どのような細胞も、時間を巻き戻してもとをたどれば、ただ1つの細胞である受精卵に行き着く。どうやって受精卵が、これほど多様で個性豊かな細胞に分かれていくことができたのか──。それは、生命を形づくる最も神秘的な過程ともいえる。

最新の研究から、その神秘の謎を解くカギもまた「メッセージ物質」にあることが分かってきた。受精卵の中で働き始めるメッセージ物質が、異なる細胞を生み出す「スイッチ」の役割を担っていたのだ。初めは単に分裂して数を増やすだけの受精卵だが、メッセージ物質を受け取ることで細胞にスイッチが入ると、それまでとは異なる細胞への変化が始まる。その様子は、まるでドミノ倒し。次から次へと、異なる組織や臓器がつくり出されていくようになる。

つまり、受精卵は“ドミノ式全自動プログラム”とでもいうような、驚くほど精密な人体設計メカニズムを秘める存在だといえそうだ。

万能細胞が開いた神秘の扉

臓器が形づくられていく仕組みの研究を進める原動力となったのは、京都大学iPS細胞研究所所長の山中伸弥（やまなかしんや）博士が開発した「iPS細胞（induced Pluripotent Stem cell）」と、その手本となった「ES細胞（Embryonic Stem cell）」だ。

iPS細胞とES細胞は、ともに受精卵の状態に近い性質を持っており、ほぼ無限に増殖する能力と、さまざまな組織や臓器の細胞に変化する能力（多能性）を備えている。そのため、一般には“万能細胞”といわれるが、生命科学の世界では「多能性幹細胞（たのうせいかんさいぼう）」と呼ばれている。

iPS 細胞や ES 細胞といえば、けがや病気で失われた組織や臓器の再生を目指す再生医療の報道などで目にすることが多いが、実は、さまざまな基礎研究や医療研究で使われている。なかでも、私たちの体の組織や臓器が形づくられる仕組みを解明する発生学の分野では非常に役に立つ。母親の胎内で起きる受精卵の変化を直接見て研究することはできないが、iPS 細胞や ES 細胞を使えば、受精卵と同じような変化をシャーレの上である程度再現でき、さまざまな種類の細胞へと分かれていく様子をつぶさに観察することができるからだ。これまで、動物を使った研究は一部で行われていたが、ヒトの細胞を使って観察できるようになったことも大きな前進だ。そのため ES 細胞と iPS 細胞はヒトの発生学に革命をもたらしたともいわれている。現在、世界の多くの科学者が、iPS 細胞や ES 細胞を用いて研究を進めている。

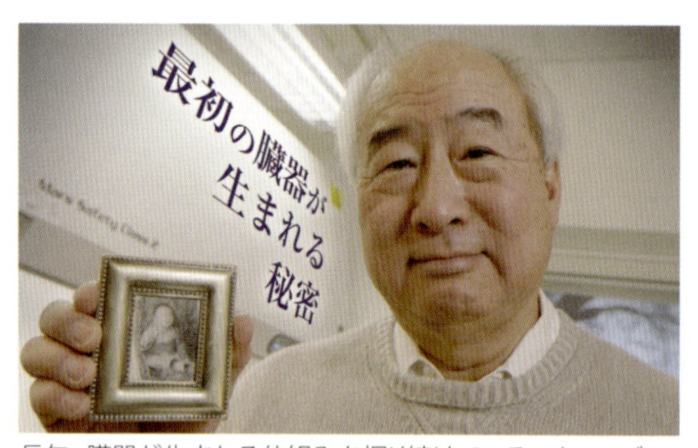

長年、臓器が生まれる仕組みを探り続けているスウェーデン・カロリンスカ研究所教授のケニス・チェン博士。

最初に生まれる臓器は、心臓

では、受精卵の“ドミノ式全自動プログラム”において、一番初めにつくり出され働き始める臓器は何なのか——。それを教えてくれる科学者たちがスウェーデンにいた。再生医療の分野で世界をリードする、カロリンスカ研究所教授のケニス・チェン博士を中心とする研究グループだ。チェン博士の研究室では「受精卵から生まれ働き始める最初の臓器の一部」をシャーレの上で毎日のようにつくり出しているという。その実験の様子を見せてくれた。

使うのはヒトの ES 細胞。まだどの臓器にもなっていない ES 細胞たちに、シャーレの上で「ある物質」を与える。これが、細胞たちへのメッセージとなる。母親の子宮内で分裂していく受精卵の中でも大量に放出されているメッセージ物質、「WNT（ウィント）」だ。

ES 細胞にメッセージを与えてから 1 週間後、顕微鏡で見ると一部の細胞たちが動き始めていた。さらにその 2 日後には、シート状に広がった細胞たちが肉眼でも分かるほど大きく波打っている。拍動するように動く細胞たち——。そう、最初に生まれるのは、心臓だった。WNT は ES 細胞に「心臓になって！」というメッセージを届けていたのだ。

「まだ、どの臓器にもなっていなかった細胞が、たった 1 つのメッセージを与えられただけで、拍

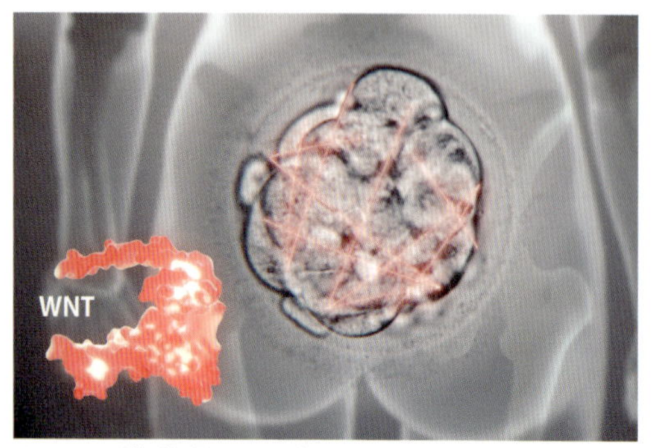

メッセージ物質「WNT」が最初の臓器・心臓をつくり出すカギだった。

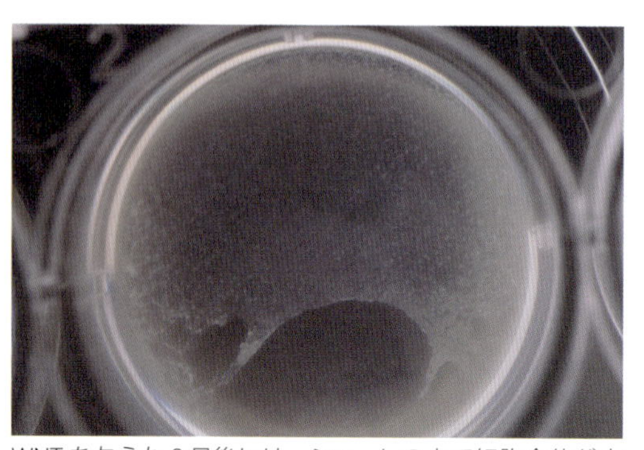
WNT を与えた 9 日後には、シャーレの上で細胞全体が大きく波打つ様子が、肉眼でも分かるようになる。拍動する心臓の細胞だ。

画像：カロリンスカ研究所

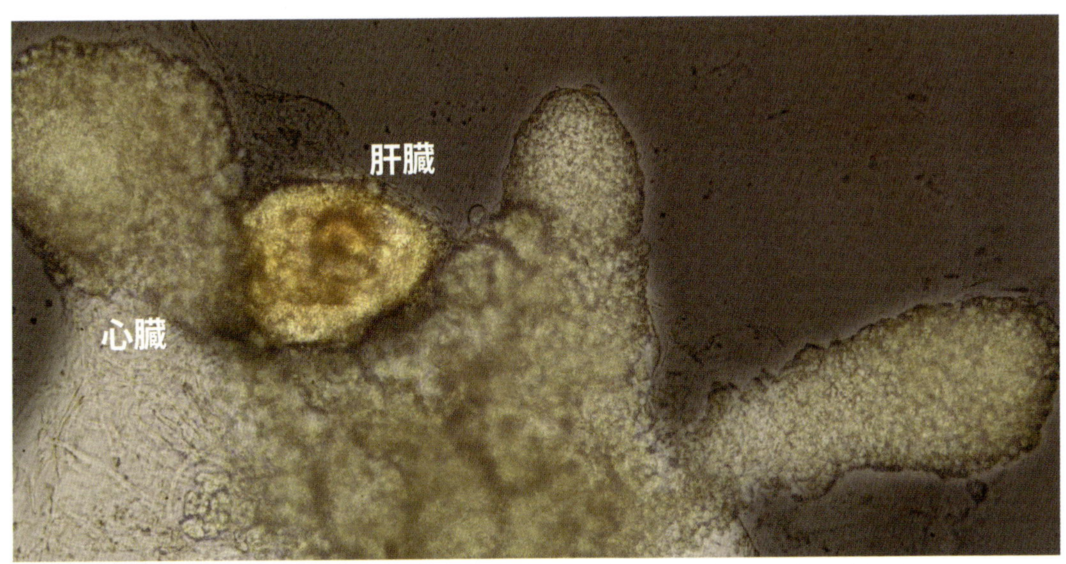

拍動する心臓の細胞のすぐ横に現れた肝臓の細胞。心臓の細胞からのメッセージによって生まれたと考えられる。
画像：武部貴則医師

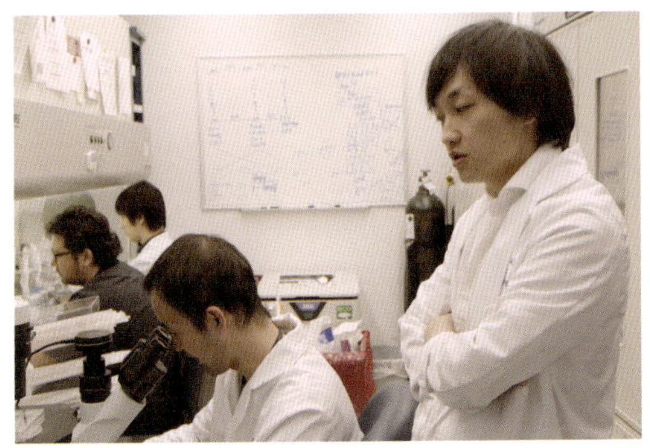
アメリカ・シンシナティ小児病院オルガノイドセンター副センター長の武部貴則医師（右）。2013 年に、iPS 細胞から血管構造を持つ機能的なヒトの肝臓の組織を世界で初めてつくり出すことに成功した。

動する心臓の細胞に変わってしまいます。とても興味深いことです。実際の受精卵の中でも、メッセージ物質が細胞を導くことで臓器をつくり出すことが分かってきました」とチェン博士は話す。

心臓の次は、肝臓

最初に生まれ働き始める臓器、それは心臓だった。では次は、どんな臓器が生まれるのか──。

番組の取材中に、その謎の答えを示す現象がカメラに捉えられた。それを見せてくれたのは、アメリカ・シンシナティ小児病院オルガノイドセンター副センター長の武部貴則（たけべたかのり）医師。iPS 細胞からさまざまな臓器の細胞をつくり出す研究で、世界の注目を集める科学者だ。

それは、ヒトの iPS 細胞からつくった心臓の細胞を観察していたときのことだった。武部医師は、拍動する心臓の細胞のすぐ横に拍動しない別の細胞があることに気づいた。「この拍動しない細胞たちは、肝臓に変化していく途中の初期的な構造かもしれません」と武部医師。詳しく調べてみると、予想どおりだった。iPS 細胞から心臓の細胞に変化した細胞の一部が、隣り合う別の細胞を刺激し、肝臓の細胞をつくり出した可能性があると分かった。

さまざまなメッセージが連鎖して作用する

このように世界中で進められている最新研究を統合することで、臓器ができていく様子が次のようなストーリーで浮かび上がってくる。

まず、母親の胎内で分裂し、ある程度まで数を増やした受精卵の中では、一部の細胞たちがメッセージ物質の WNT を盛んに出し始める。このメッセージを受け取った細胞たちは、次第に変化し始め、心臓の細胞へと変貌していく。こうして、心臓が生まれる。

超音波検査で捉えた赤ちゃんの成長プロセス

画像：埼玉医科大学総合医療センター 馬場一憲博士

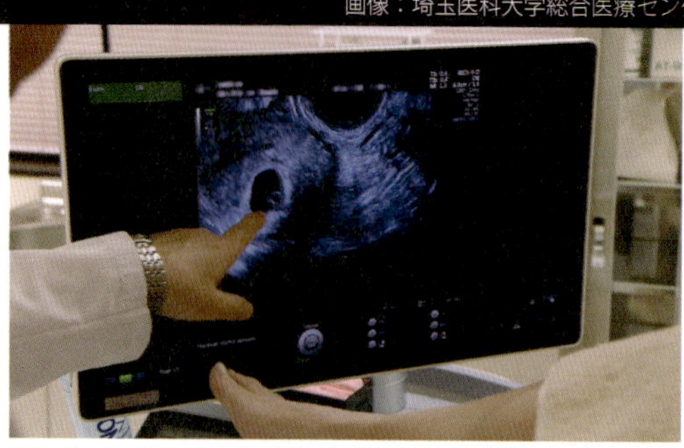
モニターに表示された超音波画像はＭ子さんの画像。受精5週目の赤ちゃんを捉えたもの。

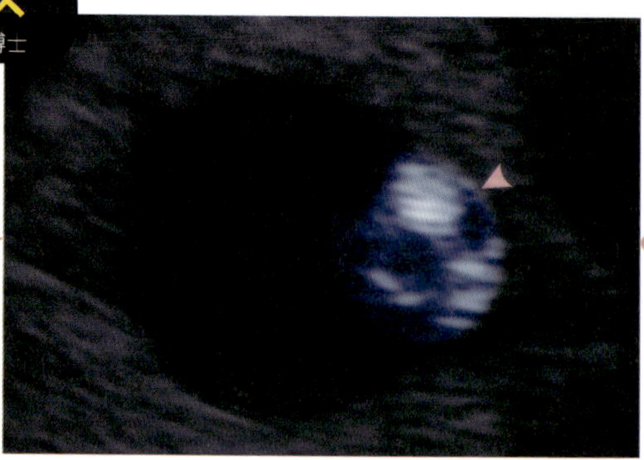
受精5週目の時点で早くも赤ちゃんの心臓は動き始めていた。

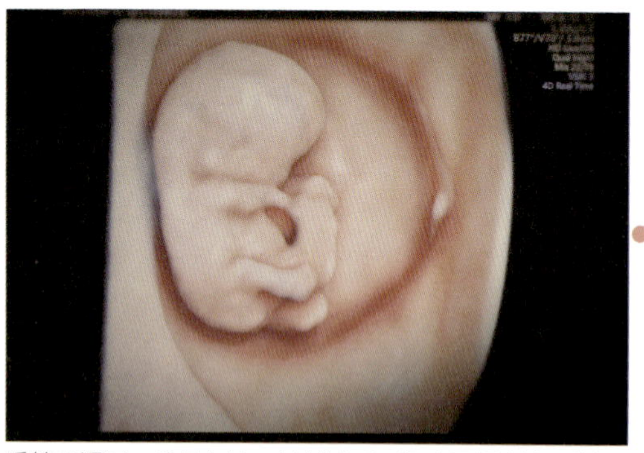
受精8週目。手足もはっきり分かる（3次元超音波画像）。

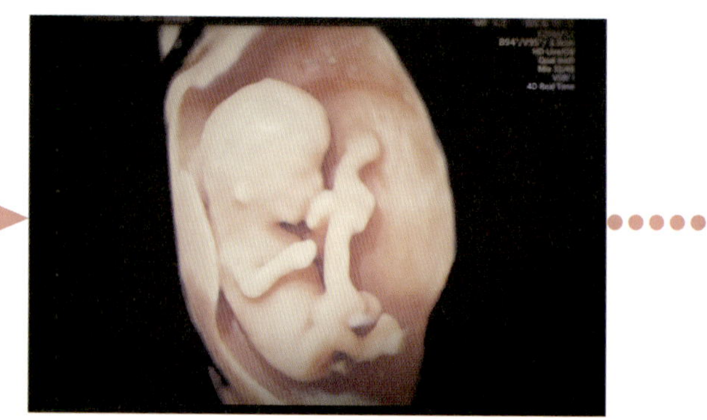
受精9週目（3次元超音波画像）。

さらに心臓の細胞は、メッセージ物質「FGF（線維芽細胞増殖因子）」を出し始める。このFGFが伝えるメッセージは「肝臓になって！」というものだ。FGFは細胞の増殖や、別の細胞への変化を促す働きを持つ。FGFを受け取った周囲の細胞は、肝臓の細胞へと変化を始める。このようにして細胞たちが互いにメッセージ物質を出し合うことで、肺、すい臓、胃など、さまざまな臓器が次々につくられていくと考えられる。

ただし、これはかなり単純化した説明だ。実際には、メッセージ物質が１つ働くだけで心臓や肝臓が完成するわけではない。数多くのメッセージ物質が関わり、複雑なコミュニケーションが行われていることも分かってきている。また、メッセージ物質の濃度が違ったり、タイミングがわずかにズレたりしただけでも、臓器をうまくつくれなくなることが多い。細胞同士のメッセージのやりとりは非常に繊細かつ精密なのだ。武部医師も、「人の体の中では、単一の臓器だけがつくられるということはありえません。いろいろな臓器が互いにメッセージ物質を出し合い、近くにある臓器や遠くにある臓器が会話をしながら臓器をつくり上げていると思います」と述べる。

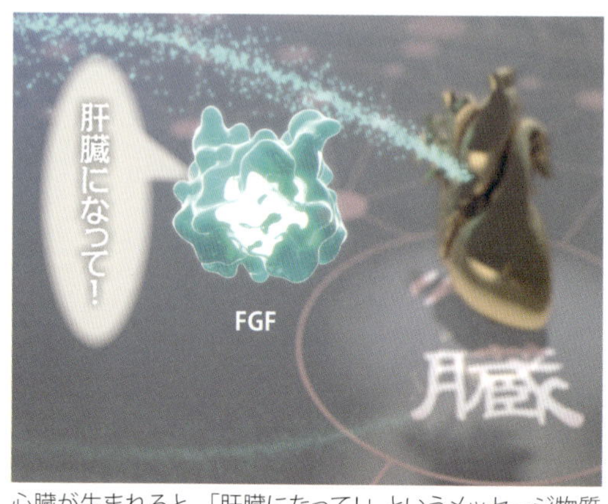

心臓が生まれると、「肝臓になって!」というメッセージ物質「FGF」を出し始める。

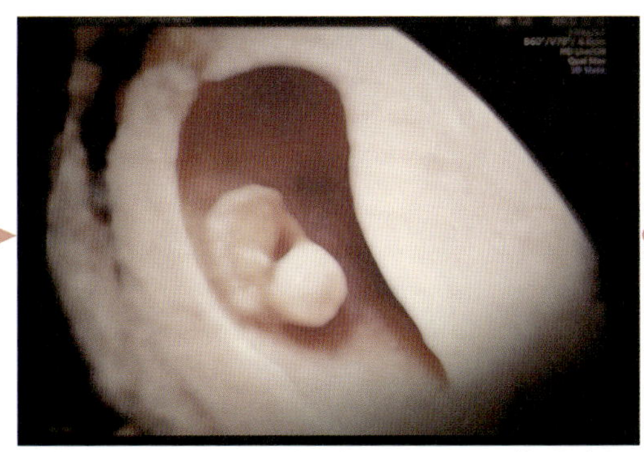

受精６週目。赤ちゃんの体の中ではメッセージ物質が次々と放出されているはずだ（3次元超音波画像）。

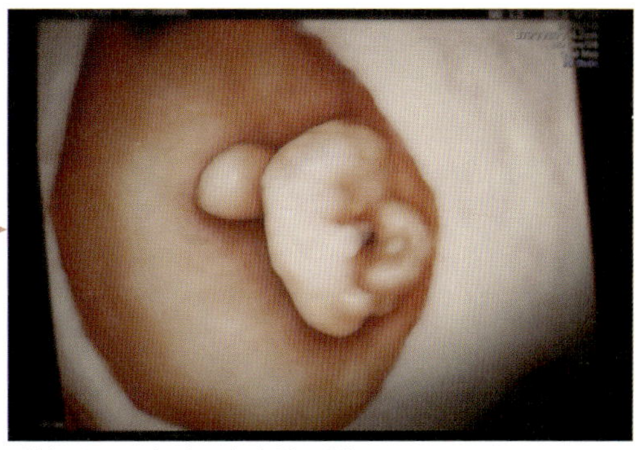

受精７週目（3次元超音波画像）。

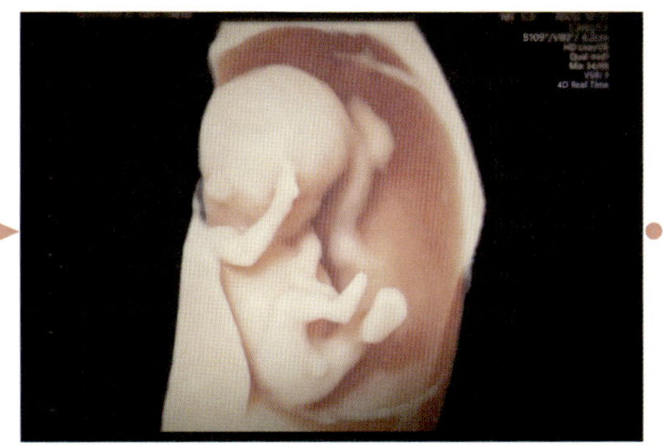

受精10週目（3次元超音波画像）。

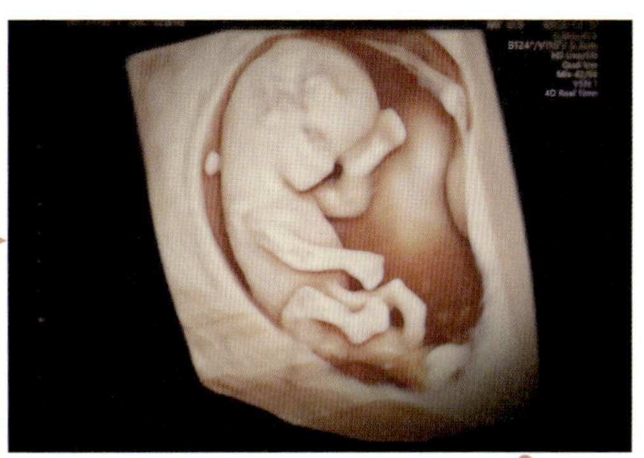

受精11週目（3次元超音波画像）。

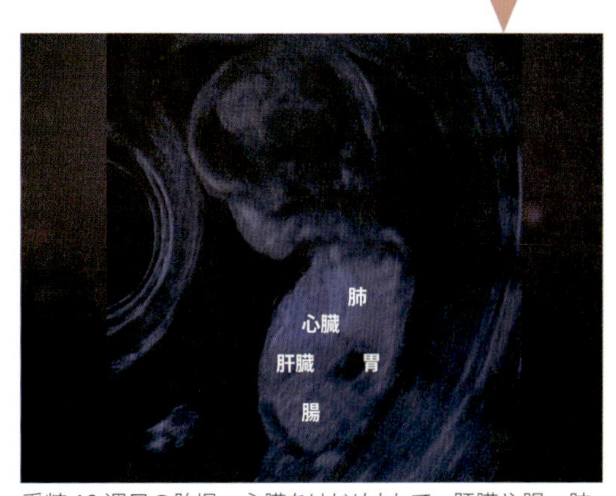

受精12週目の胎児。心臓をはじめとして、肝臓や腸、肺、のみ込んだ羊水で黒く見える胃などが確認できた。

ぐんぐん成長する赤ちゃん

Part 1で、赤ちゃんからの「ここにいるよ!」というメッセージを受け取ったＭ子さん。彼女のお腹の中では、赤ちゃんがさらなる成長を遂げていく。

超音波検査によって赤ちゃんが子宮の中で育ち始めた様子を確認したあの日、赤ちゃんは、わずか３ミリメートルほどの大きさだった。しかし、既にこのとき、心臓が動き始めていた。この後、赤ちゃんの中ではメッセージ物質が次々に放出され、ドミノ倒しのようにしてさまざまな臓器や手足がつくられていくはずだ。

約２か月後。超音波検査で映し出されたＭ子さんの胎内には、赤ちゃんの心臓のすぐ下に肝臓があり、さらに腸、肺、胃などの臓器もはっきりと確認できた。ほとんどの臓器が形づくられ、人体の基本ができあがっていた。主治医から、お腹の赤ちゃんが順調に成長していることを告げられ、安心して頷くＭ子さん。傍らに寄り添うＡ男さんも優しく微笑む。

さまざまなメッセージ物質が次々と働くことで、複雑で精巧な人体を形づくっていく、驚異の“ドミノ式全自動プログラム”。もちろん、まだ分からないことも多いが、メッセージ物質に注目することで残された謎も解き明かされていくと期待されている。

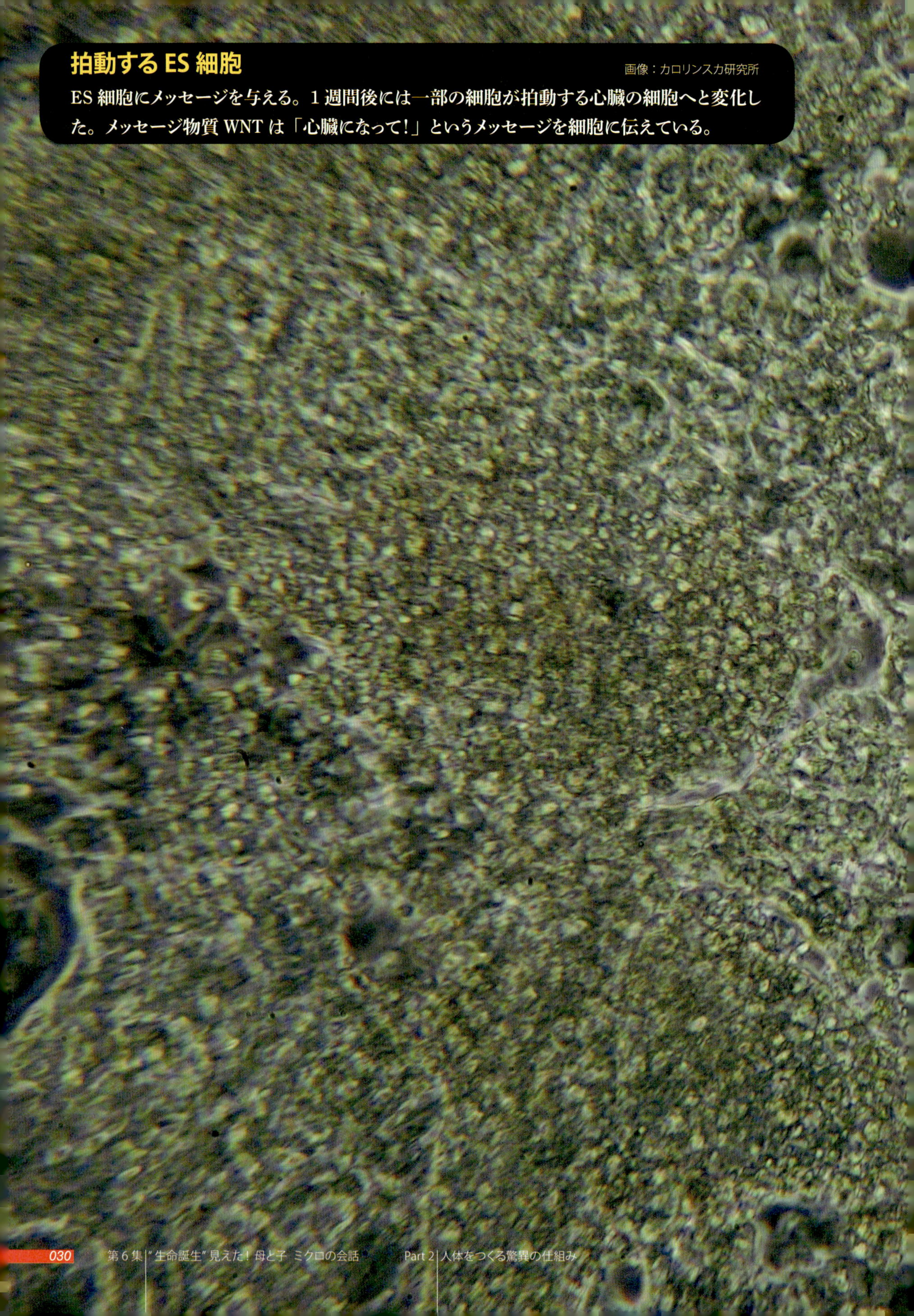

拍動するES細胞

画像：カロリンスカ研究所

ES細胞にメッセージを与える。1週間後には一部の細胞が拍動する心臓の細胞へと変化した。メッセージ物質WNTは「心臓になって!」というメッセージを細胞に伝えている。

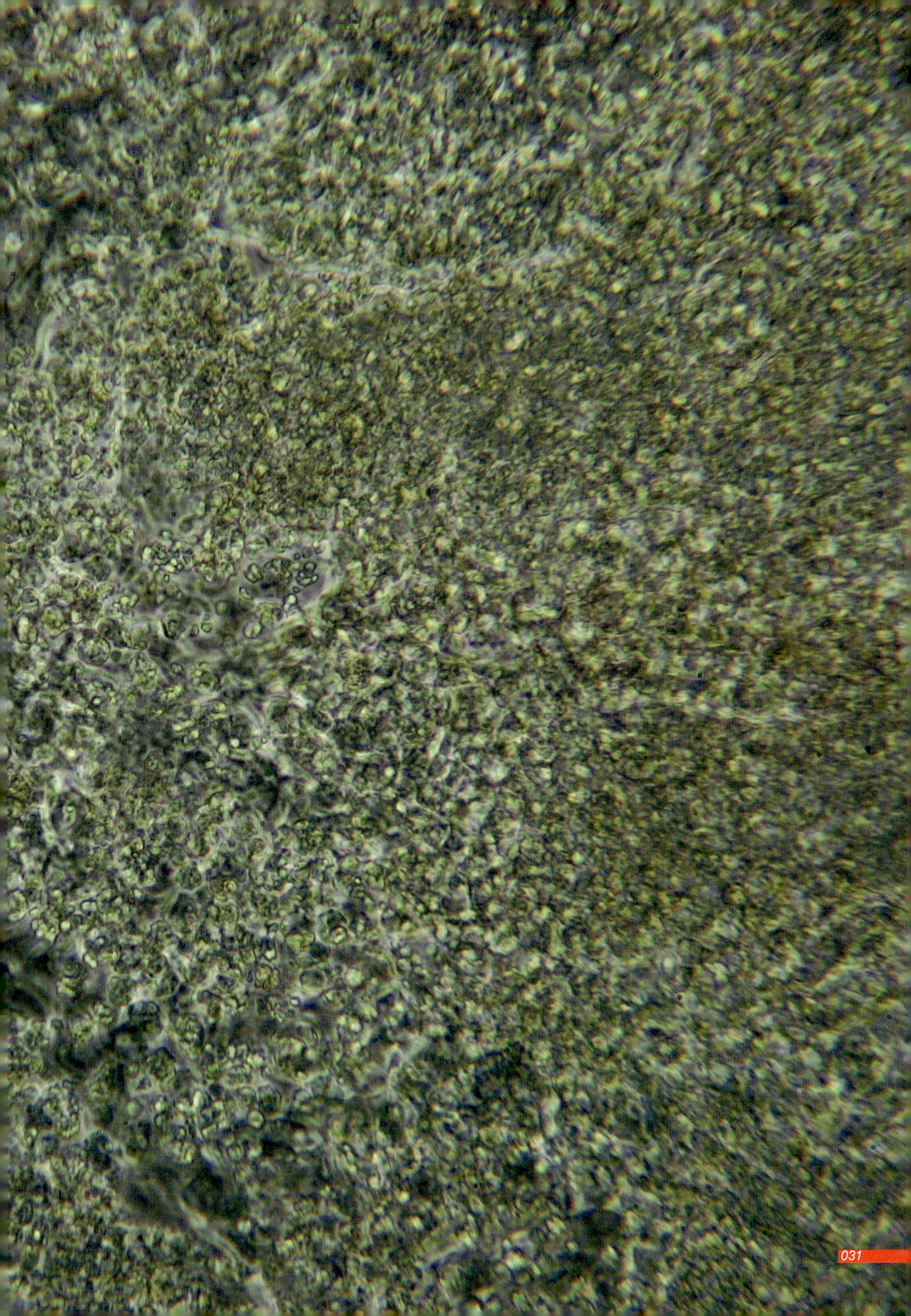

万能細胞が切り拓く新しい世界

医療に革命をもたらすと期待されているのが、体中のさまざまな細胞に変化する能力と、ほぼ無限に増殖する能力を持つことから、万能細胞（多能性幹細胞）と呼ばれるES細胞やiPS細胞。これらの細胞を、再生医療や新薬の開発などに応用しようという研究が、世界中で活発に進められている。

受精卵から作製するES細胞

私たちの体は、精子と卵子が受精してできた受精卵が細胞分裂を繰り返すことで、200種類以上の細胞を生み出し、それらが複雑に組み合わさってつくられる。それぞれの細胞は分裂する中で徐々に役割が決まっていき、その過程は「分化」と呼ばれる。基本的に、いったん皮膚や筋肉などに分化し終えてしまった細胞はもとに戻れない。さまざまな細胞へ分化できる能力（多能性）を失ってしまうのだ。

一方で、幹細胞などの一部の細胞には際限なく増殖できる能力があり、私たちの体の細胞を供給する役割を果たしている。

そこで世界中の研究者は、細胞が持つ「多能性」に着目し、人体にもともと備わる再生能力を利用して病気やけがを治す「再生医療」などに応用しようと、さまざまな細胞をつくり出せる万能細胞（多能性幹細胞）の開発に力を注いできた。

その万能細胞の1つが、ES細胞（胚性幹細胞）だ。1981年にマウスのES細胞が、1998年には初めてヒトのES細胞がつくり出された。ES細胞は、受精卵が胚盤胞と呼ばれる段階（受精後5～7日程度）に達したところで、内部の細胞（内部細胞塊）を取り出し、それを特別な条件下で培養することで得られる。この内部細胞塊は、基本的にあらゆる細胞に分化できる能力を有するため、ES細胞は多能性を持つといわれている。しかも、ほぼ無限に増殖できるため、有力な万能細胞としての役割が期待されている。

しかし、ES細胞には課題もある。まず挙げられるのが、ヒトES細胞の場合、不妊治療で使われずに廃棄予定の受精卵を使うこと。人となる可能性のある受精卵を壊すため、そのことに抵抗を感じる人も少なくない。もう1つは、他人に移植すると拒絶反応を起こす可能性があるということだ。

時計の針を巻き戻すiPS細胞

こうした課題を克服すると期待されているのが、ES細胞と同様の多能性と増殖能力を持つiPS細胞（人工多能性幹細胞）だ。京都大学の山中伸弥博士を中心とする研究グループが、マウスのiPS細胞の作製を2006年に初めて成功させ、2007年にはヒトのiPS細胞の作製に成功した。

ES細胞のつくり方

受精卵が分裂して胚盤胞（受精後5～7日程度）の状態に育った段階で、内部にある内部細胞塊を取り出し、特別な条件のもとで培養する。

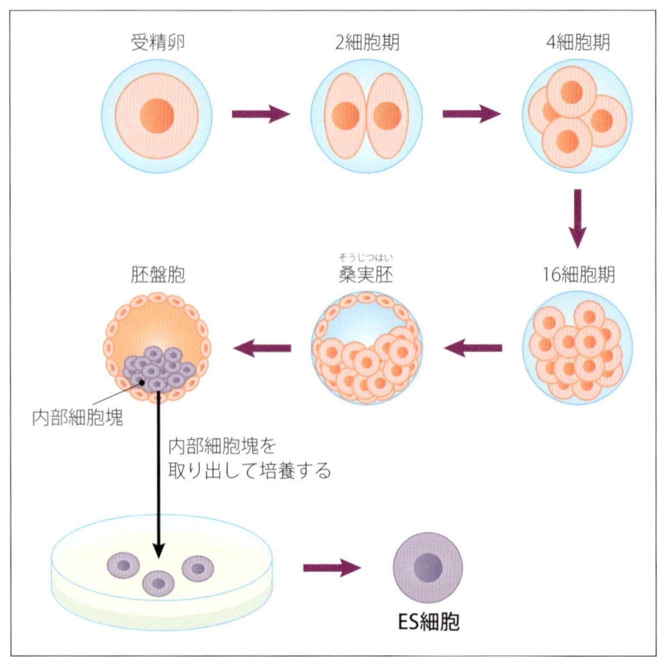

山中伸弥（監修）『iPS細胞の世界―未来を拓く最先端生命科学―』（B&Tブックス）をもとに作成

iPS細胞は、一度皮膚や血液などに分化した体細胞に、いくつかの特定の因子（遺伝子など）を与えて培養することで作製する。すると、まるで時計の針が巻き戻るかのように、その細胞は、受精卵に近い多能性を持つ状態に戻る。ES細胞と違って、採取しやすい体細胞を使ってつくることが可能なうえ、患者自身の細胞から作製したiPS細胞を移植した場合は拒絶反応が起こりにくいと考えられている。

もちろん課題もあるが、現在までに、遺伝子を化合物で代替する方法などをはじめとして、より安全なiPS細胞の作製法がいくつか開発されている。また、人工的な手法で簡単に"初期化"できるということを示したことも、iPS細胞誕生の画期的な成果といえる。

iPS細胞のつくり方
（山中博士らが2006年に発表した作製法）

生体から採取した体細胞に、ある特定の4種類の遺伝子を与えて初期化（さまざまな細胞へと分化できる状態）し、培養する。その後の研究によって、c-Mycはなくても初期化できることが判明した。

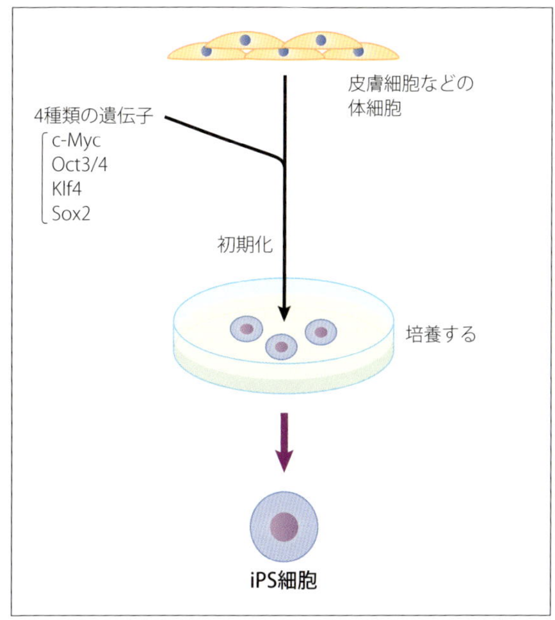

山中伸弥（監修）『iPS細胞の世界―未来を拓く最先端生命科学―』（B&Tブックス）をもとに作成

再生医療の実用化へ

ES細胞やiPS細胞を目的の細胞に分化させて患者に移植する治療は、まだ実用化に至っていないが、さまざまな研究開発が行われている。

例えばアメリカでは2010年、脊髄損傷の患者を対象に、ES細胞を用いた世界初となる再生医療の臨床研究が実施された。この臨床研究は、財政状況の悪化などを理由に打ち切られたが、2011年にはアメリカの別の企業が眼病患者に対してES細胞を使って行う臨床研究を始めるなど、研究が進められている。

日本では、国立成育医療研究センターが、肝臓病の乳児患者を対象にES細胞から分化させた肝細胞を投与する臨床研究を、間もなく始める予定だ。再生医療の実用化のために、これまで多くの知見を集積してきたES細胞のさらなる研究開発が期待される。

iPS細胞に関しては、日本で2013年、理化学研究所と先端医療振興財団が、加齢により網膜に障害が発生して見えづらくなる加齢黄斑変性（かれいおうはんへんせい）という眼科疾患の患者を対象に、臨床研究をスタートさせた。これは、iPS細胞を用いた再生医療のヒトへの応用としては世界初となった。

また、2018年5月、大阪大学の計画する心臓病の臨床研究が厚生労働省に条件付きで了承され、これは世界初のiPS細胞を使った心臓病治療の臨床研究になる。

ほかにも国内外で、パーキンソン病の患者や骨髄移植によって副作用が起きた患者などを対象として、複数の臨床研究が実施・計画されている。製薬企業がiPS細胞を用いた再生医療の研究開発を既に始めており、そう遠くない未来に実用化される道筋が見えてきている。

加えて、iPS細胞の特徴を生かした創薬研究も活発に進められている。創薬研究では、動物にヒトと同じ病気をつくり出して実験することが多い。しかし、患者の細胞を使ったiPS細胞で病気を再現した場合、ヒトの病気のメカニズムをより忠実に反映したモデルと考えられ、最初から効果的な薬剤の探索が可能になると期待されている。既に臨床研究が始まった医薬品候補も出てきている。

病気やけがで失った機能を取り戻したい――。そうした人たちの願いの実現に向けて、万能細胞は新しい医療の世界を切り拓こうとしている。

Part 3 胎盤の中で繰り広げられる母と子のやりとり

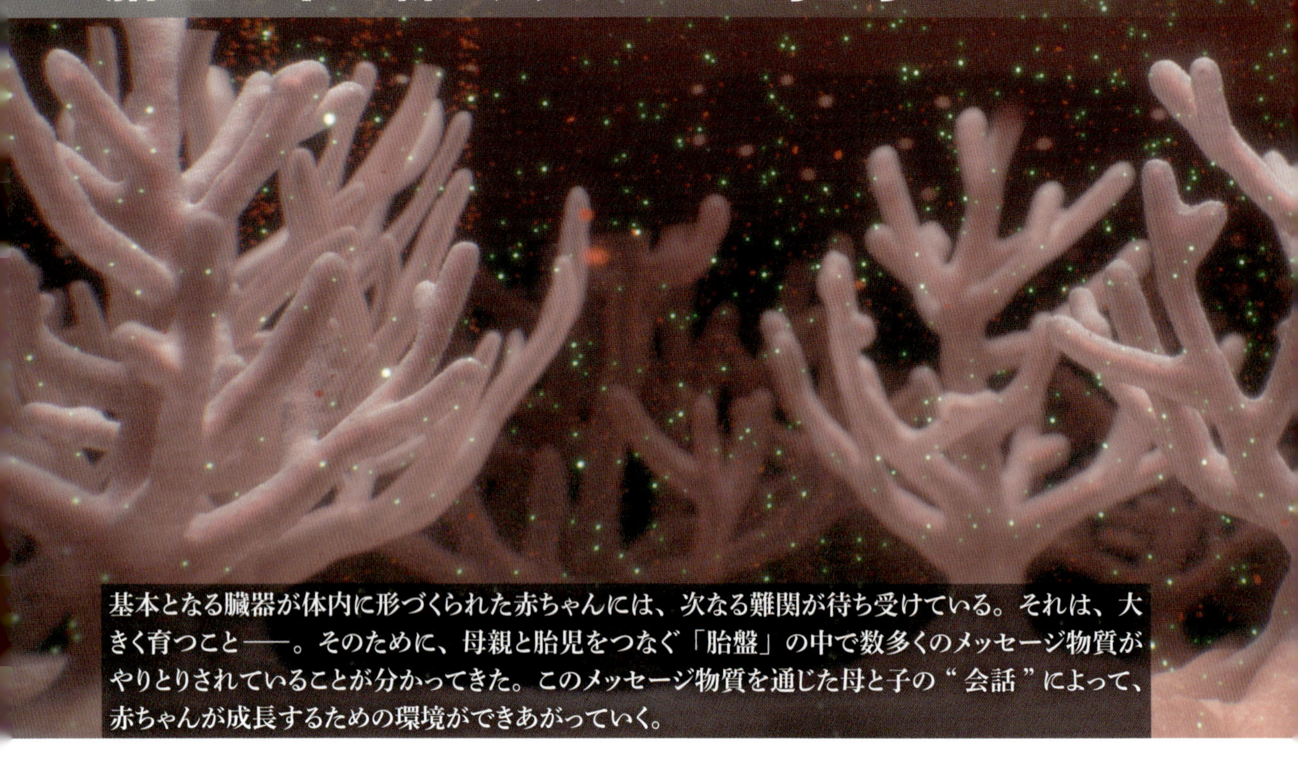

基本となる臓器が体内に形づくられた赤ちゃんには、次なる難関が待ち受けている。それは、大きく育つこと――。そのために、母親と胎児をつなぐ「胎盤」の中で数多くのメッセージ物質がやりとりされていることが分かってきた。このメッセージ物質を通じた母と子の“会話”によって、赤ちゃんが成長するための環境ができあがっていく。

10か月で驚きの成長を遂げる赤ちゃん

受精卵が分裂を繰り返していくうちに、メッセージ物質が次々と働き、さまざまな臓器がつくり出されていく。同時に、赤ちゃんはぐんぐん育ち、わずか10か月ほどで驚きの成長を遂げる。

受精卵の直径はおよそ0.1ミリメートル。それが、生まれる頃になると身長およそ50センチメートルにもなる。受精卵が直径10センチメートルぐらいのりんごの大きさだとすると、それに対する赤ちゃんは身長およそ500メートル――。東京タワー（333メートル）をはるかに超えるほどの大きさになるのだ。

母親のお腹の中で、これほどまでに大きく成長していく赤ちゃん。その成長を支えているのは、母親と赤ちゃんとをつなぐ「胎盤（たいばん）」だ。

母と子をつなぐ命綱

へその緒と胎盤は母親の体の一部と誤解されることもあるが、実際は受精卵から分裂した細胞によってできた「赤ちゃんの一部」だ。赤ちゃんと子宮をつなぎ、生まれるまでに必要な酸素と栄養を母親から受け取れるようにする。

胎盤が張りついている子宮の壁には、たくさんの穴のようなものが空いている。この穴は、母親の血管（動脈、静脈）の出入口にあたる。動脈に通じる穴からは、酸素やさまざまな栄養を含んだ母親の血液が、胎盤に向けてどんどん運ばれる。一方で、赤ちゃんの体内で不要になった排泄物は、静脈に通じる穴から母親側へと送られ、処理される。

胎盤内には、絨毛（じゅうもう）と呼ばれる「枝が伸びた木のようなもの」が生えており、この木の中には

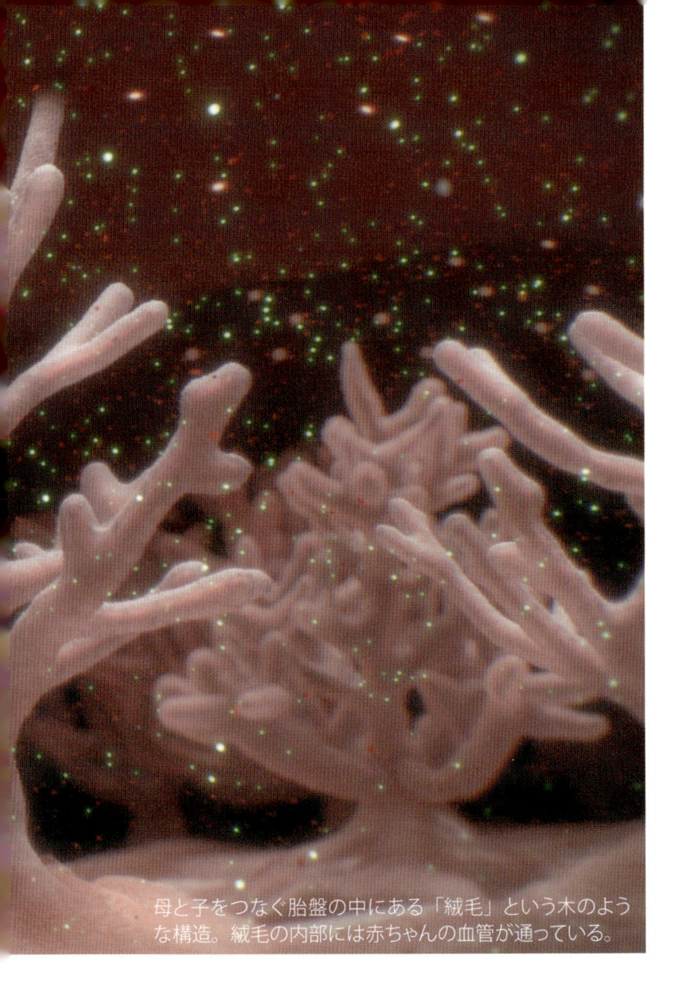

母と子をつなぐ胎盤の中にある「絨毛」という木のような構造。絨毛の内部には赤ちゃんの血管が通っている。

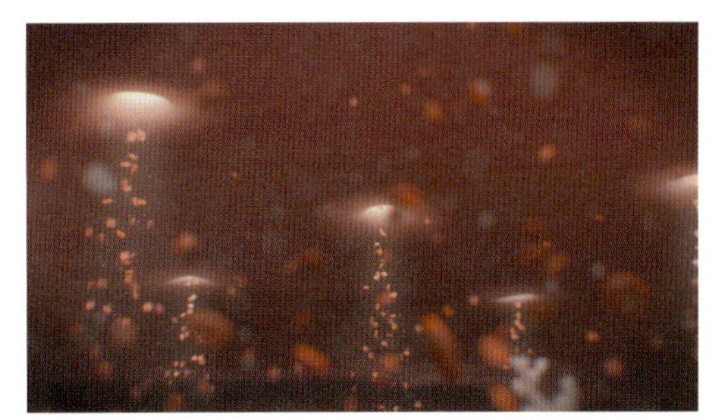

子宮の壁に空いた“恵みの窓”は、母親の血管の出口。降り注いでいるのは血液（赤血球など）だ（CG）。

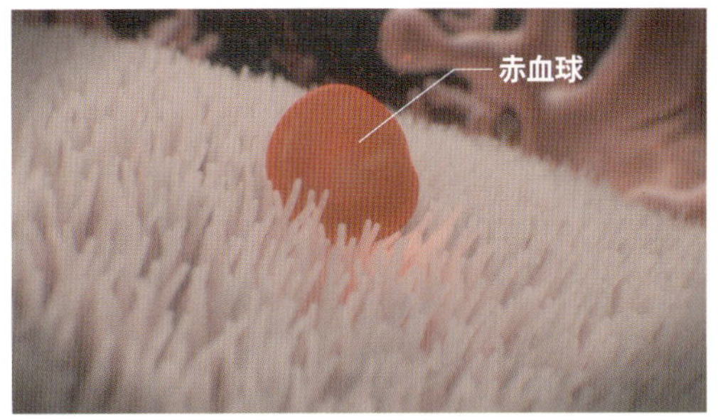

赤血球の酸素が“赤ちゃんの木”の表面から受け渡される（CG）。

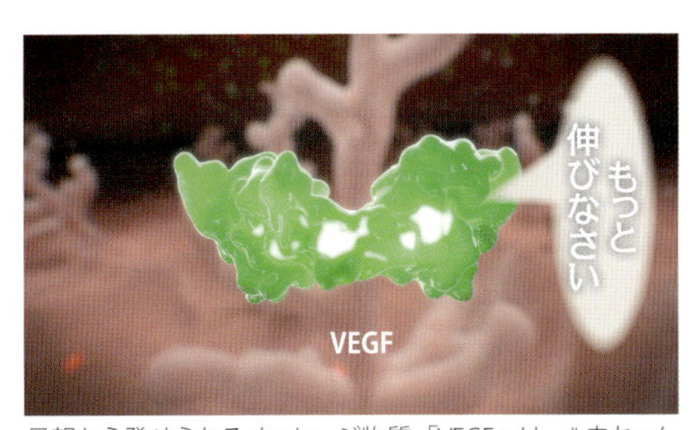

母親から発せられるメッセージ物質「VEGF」は、“赤ちゃんの木”に「もっと伸びなさい」というメッセージを伝えている（CG）。

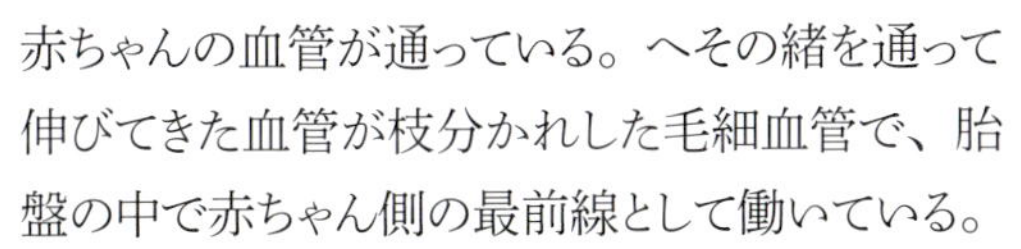

赤ちゃんの血管が通っている。へその緒を通って伸びてきた血管が枝分かれした毛細血管で、胎盤の中で赤ちゃん側の最前線として働いている。

今回、番組では、母親の子宮の壁に空いた血管（動脈）の出口を“恵みの窓”、枝のある木のような絨毛を“赤ちゃんの木”と呼ぶことにした。子宮の壁にある“恵みの窓”からは、さまざまな栄養を含んだ母親の血液が降り注ぎ、胎盤内は母親の血液で満たされている。“赤ちゃんの木”は母親の血液から栄養を受け取っていく。同時に“赤ちゃんの木”は酸素も受け取る。母親の血液中の赤血球が“赤ちゃんの木”に触れるとき、酸素が受け渡されるのだ。こうして取り込まれた酸素や栄養は、木の内部を通る毛細血管へ入り込み、へその緒を経由して赤ちゃんへと届けられていく。

このような仕組みがあるため、通常、胎盤内で母親と赤ちゃんの血液が直接混ざり合うことはなく、酸素と栄養だけが赤ちゃんに受け渡される。だから、母親と赤ちゃんの血液型が違っていても拒絶反応が起きないのだ。

胎盤に送られているのは、酸素と栄養だけではない。母親は、“赤ちゃんの木”に向かって、「もっと伸びなさい」というメッセージも送っている。それは「VEGF（血管内皮増殖因子）」と呼ばれるメッセージ物質で、新しい血管をつくる働きを促す作用がある。メッセージを受け取った

母親からの恵みを受け取る“赤ちゃんの木”の仕組み

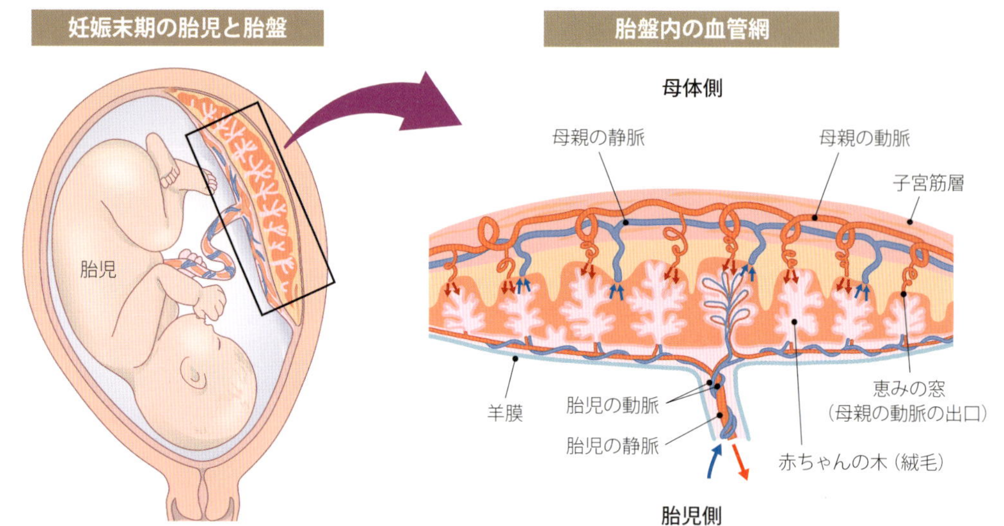

血液型が違っても大丈夫なように、胎盤では母親の血管と赤ちゃんの血管はつながっていない。子宮に空いた“恵みの窓（母親の動脈の出口）”を通して、栄養たっぷりの母親の血液が送り込まれ、胎内の赤ちゃんは“赤ちゃんの木（絨毛）”でその栄養を受け取り、成長していく。赤ちゃんの老廃物は母親の静脈で受け取り、処理される。

馬場一憲『目でみる妊娠と出産』（文光堂）をもとに作成

“赤ちゃんの木”は、どんどん伸び、大きくなっていく。こうして赤ちゃんはより多くの酸素と栄養を母親から受け取れるようになり、急激な成長を支えるための環境ができあがっていく。

胎盤の中で繰り広げられる驚異の共同作業

M子さんは妊娠4か月目を迎えていた。主治医が体調について尋ねると、「つわりがつらいです。食べたものは戻してしまうし、水分もなかなかとれません」と答える。安定期を迎えるまで、あと1か月ほど。このまま無事に育ってくれるのか？ 不安と期待が入り混じる時期だ。

超音波検査で確認されたM子さんの赤ちゃんの身長は、まだ10センチメートルほど。主治医が、モニターに映し出された赤ちゃんの画像を指差しながら「この部分が大脳です。少し厚くなってきているのが分かりますか？」と語りかける。赤ちゃんの脳を捉えた画像には、頭蓋骨のすぐ内側に、まだ薄い大脳が見える。その

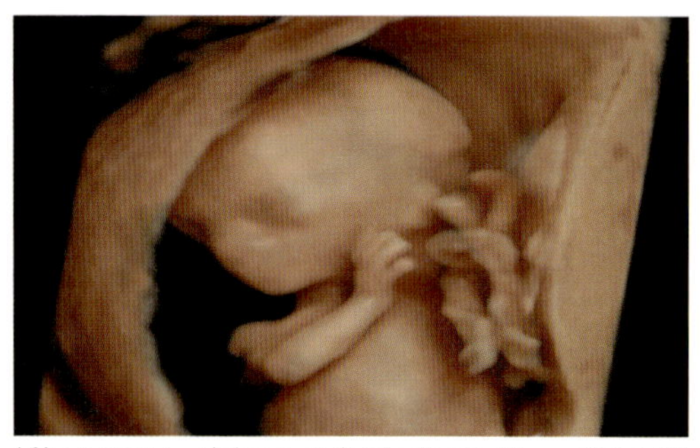

妊娠4か月目。赤ちゃんの身長はおよそ10cm（3次元超音波画像）。

画像（左右）：埼玉医科大学総合医療センター　馬場一憲博士

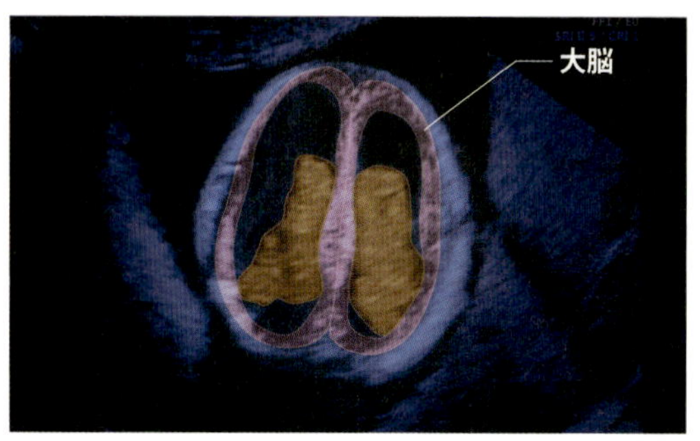

M子さんの赤ちゃんの頭の断面。大脳の内側は大きな空洞になっている。大脳はこの空洞を満たすように、さらに厚く大きくなっていく（超音波画像を加工）。

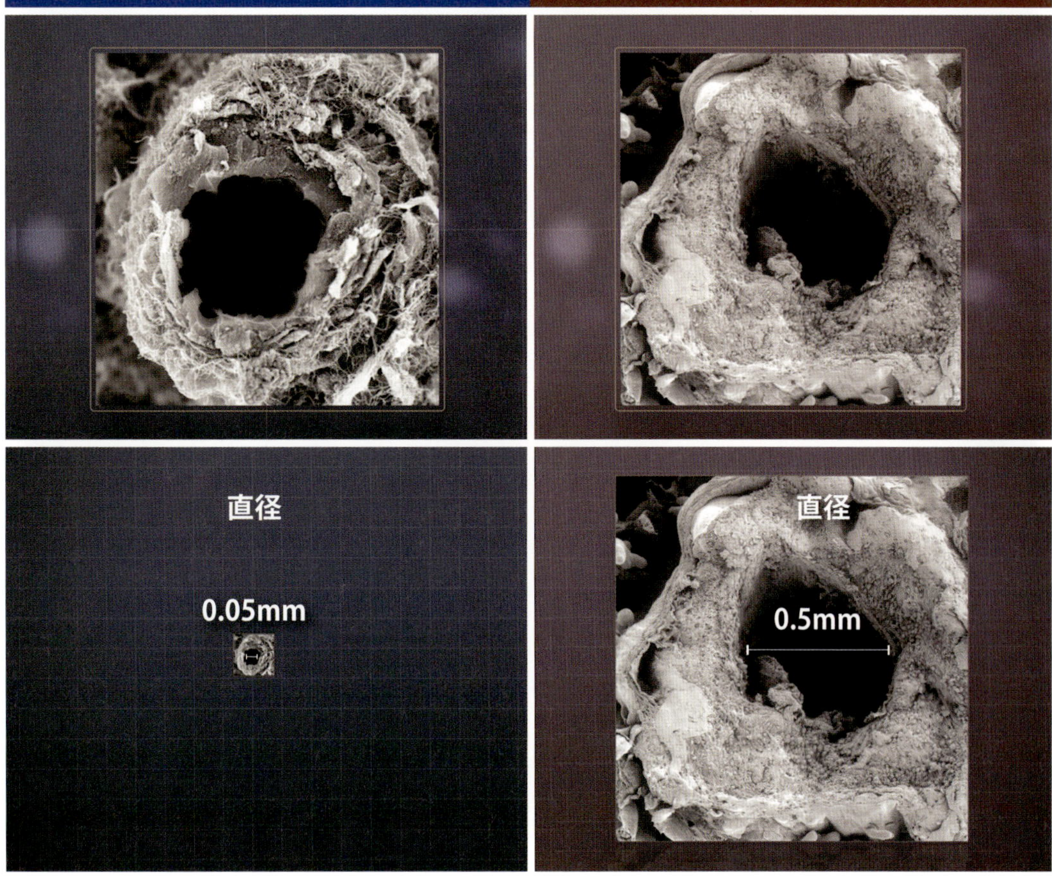

子宮の壁の“恵みの窓”を捉えた電子顕微鏡画像。直径を比較すると、妊娠初期(左)は約0.05mm、妊娠中期(右)は約0.5mm。妊娠中期になると直径はおよそ10倍に広がった。

画像：スーザン・フィッシャー博士

大脳と脳の中心部分との間は大きな空洞になっている。赤ちゃんは脳をはじめとするあらゆる臓器を、まだまだ成長させていかなければならないのだ。

実はこの時期、子宮の壁にある母親の血管(動脈)の出口──。そう、あの“恵みの窓”の周辺で、ある劇的な変化が起きていることが分かってきた。

そのことを明らかにしたのは、アメリカ・カリフォルニア大学サンフランシスコ校教授のスーザン・フィッシャー博士を中心とする研究グループだ。フィッシャー博士らは、“恵みの窓”を電子顕微鏡で観察し、妊娠初期におよそ0.05ミリメートルだった直径が、妊娠中期にはおよそ0.5ミリメートルに広がっていることを突き止めた。穴の直径が約10倍にもなっていたのだ。

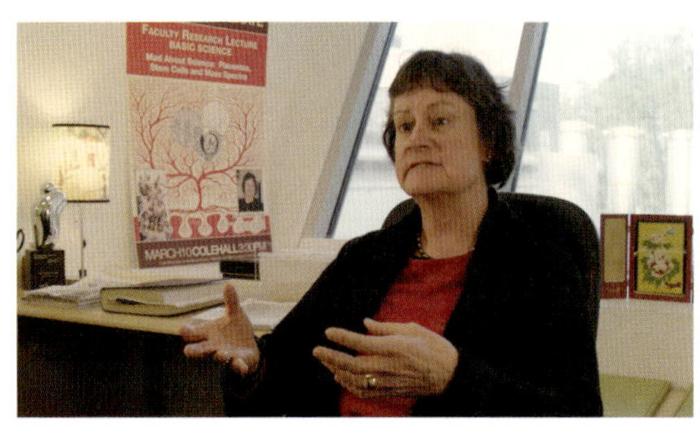

妊娠中の母親の体に起きる変化を研究している、アメリカ・カリフォルニア大学サンフランシスコ校教授のスーザン・フィッシャー博士。

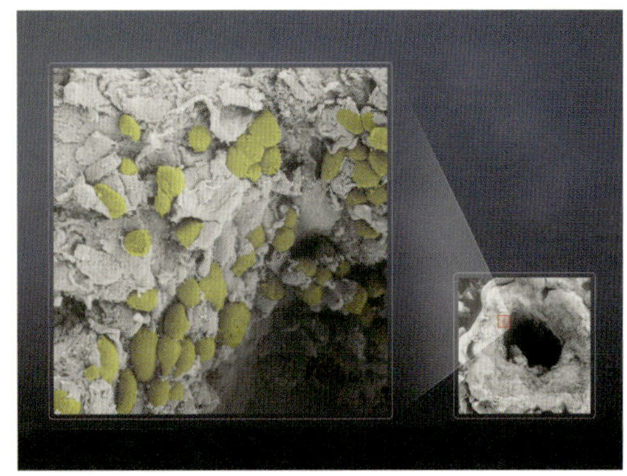

妊娠中期の“恵みの窓”を拡大すると、ところどころに周囲とは少し違った細胞（黄色）が混ざっている。

さらに、“恵みの窓”の内側の壁を拡大して観察したところ、ところどころに周囲とは少し違った細胞があることも見出した。表面に細かい毛のようなものが生えているその細胞は、驚くべきことに母親のものではなく、赤ちゃんのものだった。“赤ちゃんの木”の枝の細胞が、母親の子宮の壁で大量に発見されたのだ。「赤ちゃんの細胞が、母親の子宮に潜り込み、血管を探し出して、その血管の壁を突き破ったのです」とフィッシャー博士。

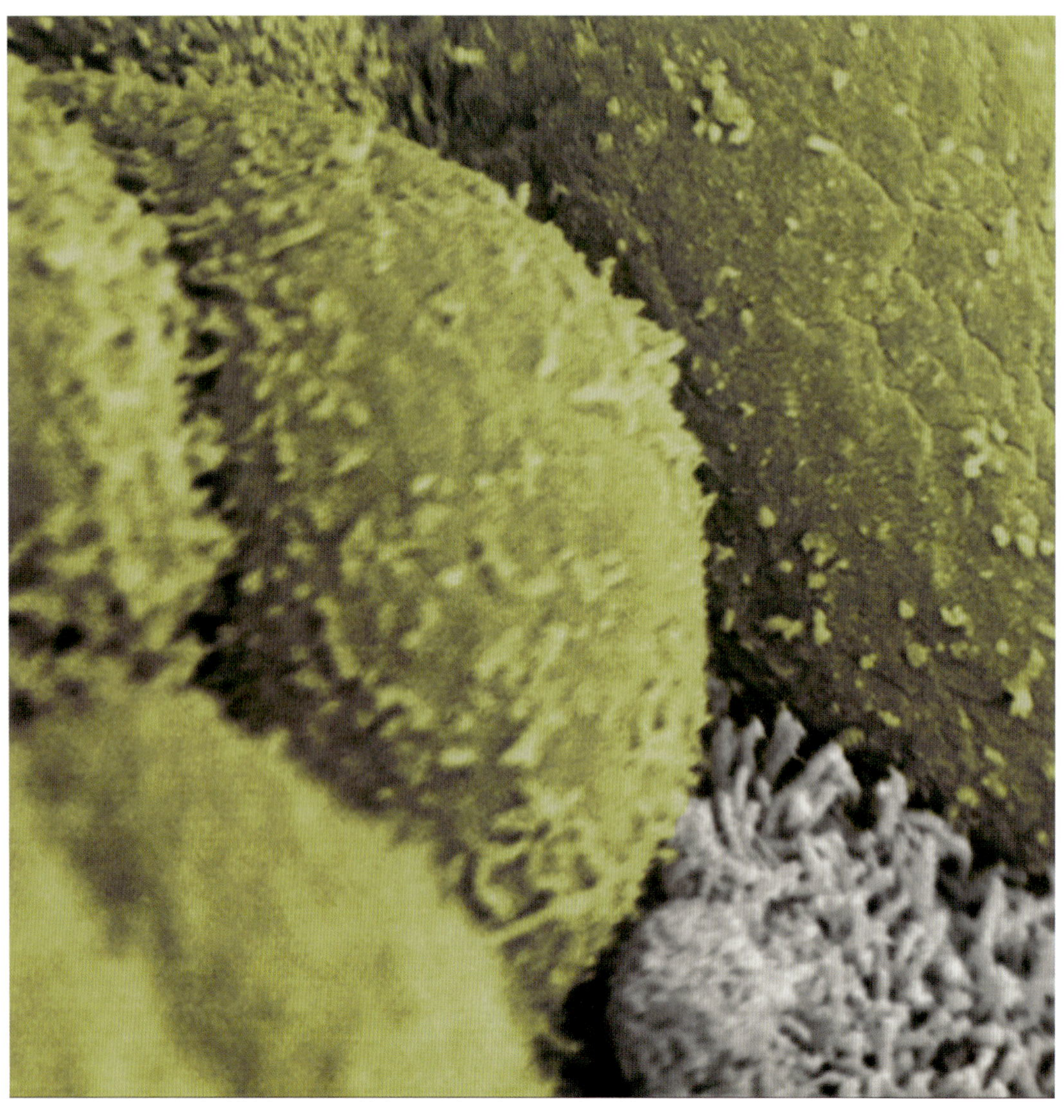

周囲とは少し違った細胞（黄色）をさらに拡大した映像。表面には絨毛が生えている。“恵みの窓”で見つかったこの細胞は、“赤ちゃんの木”の細胞だった（電子顕微鏡画像）。

画像（上下）：スーザン・フィッシャー博士

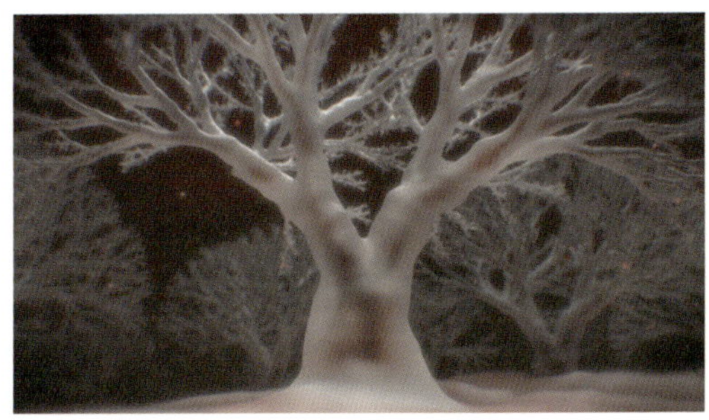

妊娠４か月頃の“赤ちゃんの木”。見違えるほど立派な大木に育っている（CG）。

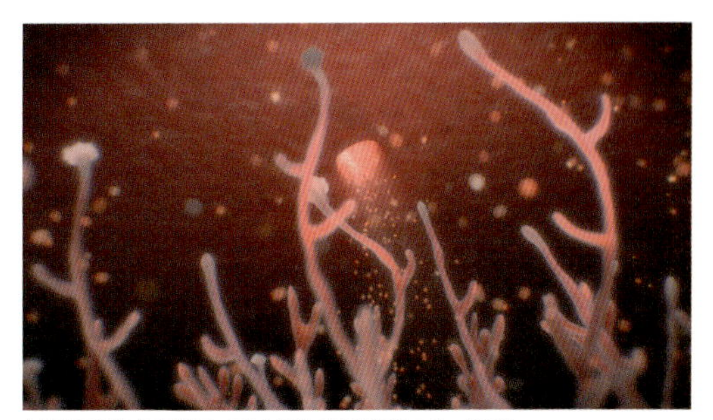

枝は子宮を目指してさらに伸びていく（CG）。

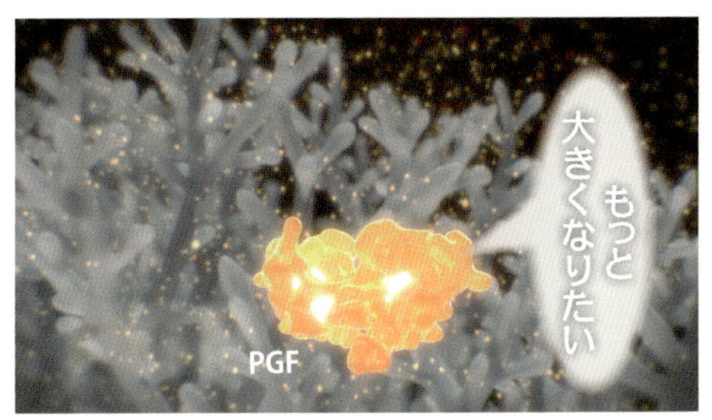

“赤ちゃんの木”が放出するメッセージ物質「PGF」は、母親の子宮に向けて「もっと大きくなりたい」というメッセージを送っている（CG）。

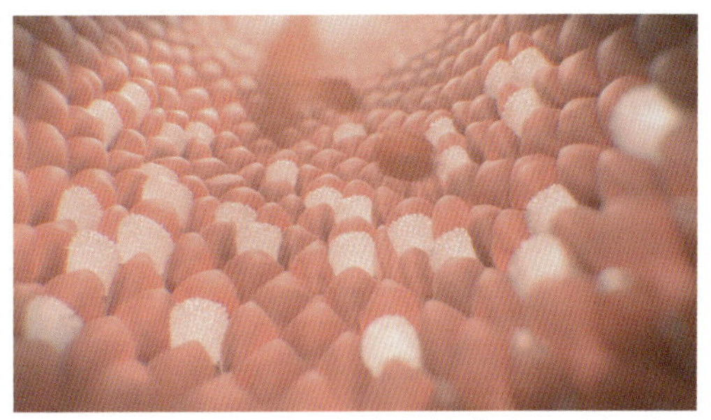

“恵みの窓”の内側にどんどん顔を出し始める“赤ちゃんの木”の細胞（白色）（CG）。

番組では、妊娠初期に顕著に見られるこうしたドラマチックな現象をCGで再現してみた。(P52～64参照)。胎盤の中では、“赤ちゃんの木”が大きく育っている。しかし、それに対して、木に降り注ぐお母さんの血液の量が変わらないままだと、成長する赤ちゃんに十分な酸素と栄養が行き渡らなくなってしまう。そこで、“赤ちゃんの木”は、ある物質を大量に出し始める。「もっと大きくなりたい」と伝えるメッセージ物質、「PGF（胎盤増殖因子）」だ。PGFは胎盤内の血管づくりを担う物質で、このメッセージを受け取った母親の子宮は、“恵みの窓”を広げて与える血液の量を増やすようになると考えられている。

ドラマはさらに続く。“赤ちゃんの木”の枝はさらに伸びていき、先端が次々と子宮に届くようになる。すると、“赤ちゃんの木”の細胞が子宮の壁に潜り込んでいく。母親の血管の壁を突き破り、“恵みの窓”の内側に次々と顔を出し始めるのだ。こうして血管の壁が壊されたことで、“恵みの窓”はさらに大きく広がり、大量の血液が“赤ちゃんの木”に降り注ぐようになる。酸素と栄養を大量に与える恵みの雨によって、赤ちゃんはさらに大きく成長していくのだ。胎盤の中では、文字どおり「母親の身を切るような」劇的な変化が起きていた。

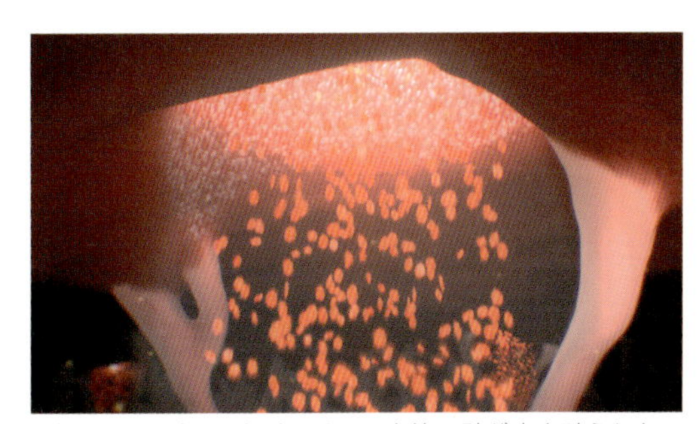

“赤ちゃんの木”の細胞によって血管の壁が突き破られたことで、“恵みの窓”はさらに大きく広がり、大量の血液を胎盤に送り込む（CG）。

この壮絶な現象は、ヒトや、ヒトにごく近い仲間（チンパンジーやゴリラなど）に特徴的なものだと考えられている。フィッシャー博士は、「私たちヒトと他の種との主な違いの１つは、脳を非常に

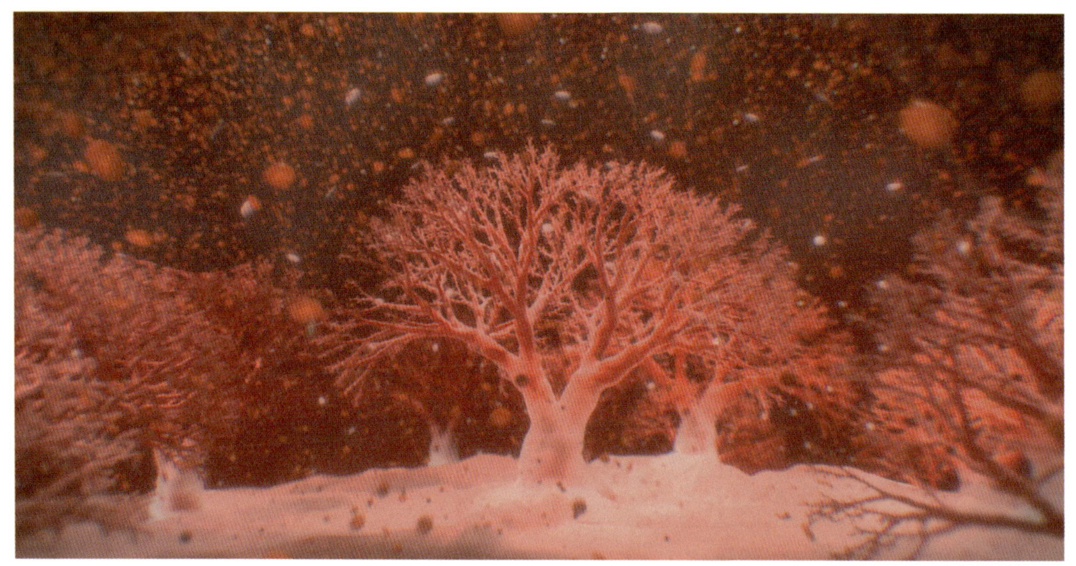

“恵みの窓”から降り注ぐ血液が、“赤ちゃんの木”を潤していく（CG）。

大きく成長させたことでしょう。脳を成長させるには、膨大なエネルギーが必要です。胎盤が、母親の血液から大量の栄養などを受け取り、それらを赤ちゃんに受け渡してくれるので、人間の脳は大きくなることができたと多くの研究者が考えています」と説明する。

1つ1つのメッセージを専用装置でやりとり

胎盤の中でやりとりされる母親と赤ちゃんのメッセージ物質は、VEGFやPGFのほかにもまだたくさんある。

例えば、赤ちゃんの胎盤から「もっとカルシウムが欲しい」というメッセージ物質が発せられると、母親の骨に含まれるカルシウムが血液に溶け出して赤ちゃんへと送られる。血液中のカルシウムは骨や腎臓などが互いにメッセージ物質をやりとりすることで調節されているが、妊娠中には普段よりも多くのカルシウムが溶け出すために、母親の骨がもろくなってしまうこともある。

シンシナティ小児病院のミハエラ・パブリツェフ博士らは、子宮から胎盤、あるいは胎盤から子宮へと、実に100種類近くものメッセージ物質がやりとりされていることを突き止めた。母親側の細胞と赤ちゃん側の細胞の遺伝子を解析し、どのようなメッセージのやりとりが行われているのかを調べたのだ。その結果、母親側の細胞からも、赤ちゃん側の細胞からも、さまざまなメッセージが発信されており、メッセージの1つ1つに対応して、それぞれを受け取るアンテナのような装置（受容体）も備えられていることが分かってきた。母と子は、さまざまなメッセージを、特別な装置を用意することでやりとりしていたのだ。

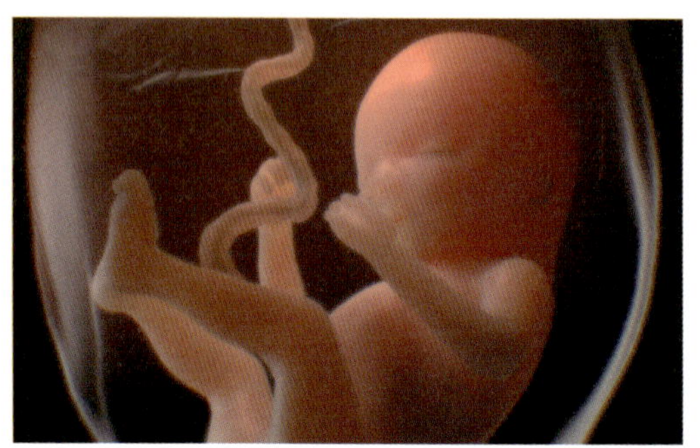

最新の研究から、胎盤では100種類近くものメッセージ物質がやりとりされていることが明らかになってきた（CG）。

「私たちの研究は、一部の細胞を分析したに過ぎません。つまり、解明したのは母と子の会話の一部に過ぎず、まだ謎は多く残っています」とパブリツェフ博士は話す。

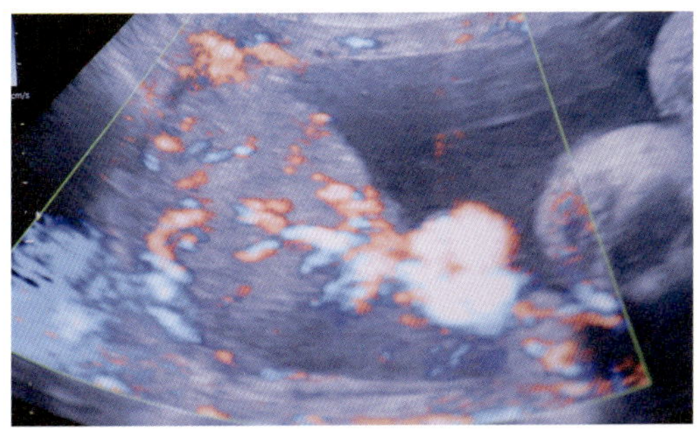

予定日まであと１か月。超音波検査で胎盤などへの血流を確認した。赤と青の部分が血流。胎盤に大量の血液が送り込まれていることが分かった（超音波カラードプラ画像）。

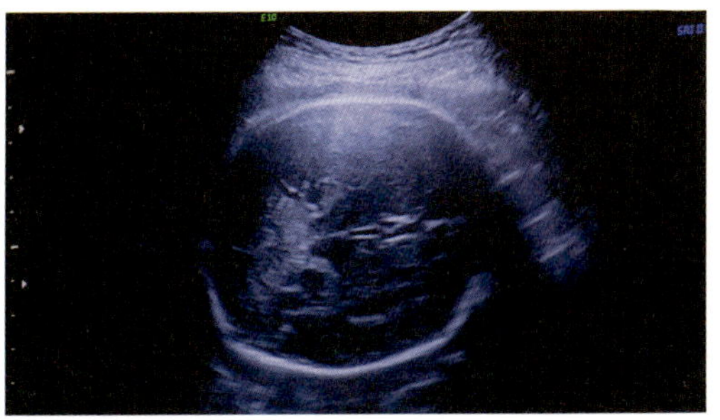

赤ちゃんの頭の断面。脳の細胞がぎっしりと詰まっている（超音波画像）。

画像（上下）：埼玉医科大学総合医療センター　馬場一憲博士

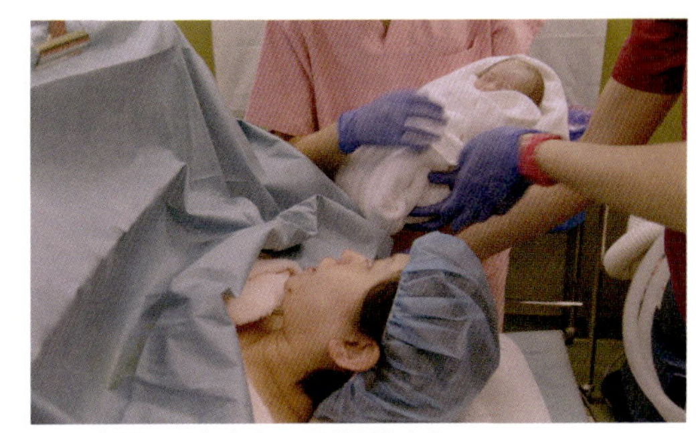

2017 年夏。元気な女の子が誕生した。

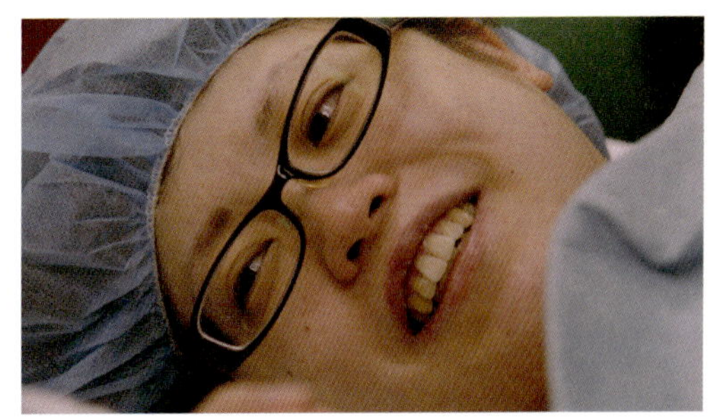

無事出産を終えたＭ子さん。

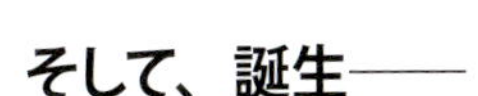

そして、誕生――

数々の試練を母子の共同作業で乗り越えてきたＭ子さんに、出産のときが近づいてきた。ここへ来てＭ子さんが心配しているのは、妊娠する前に受けた子宮筋腫の手術のことだ。十数個もの筋腫がある多発性だったために子宮の内側を大きく切り取る手術を受けており、壁がかなり薄くなっている。赤ちゃんに必要な大量の血液を、送り続けることができているだろうか？

出産予定日まであと１か月。不安を募らせながら胎盤などの血流を調べる検査を受けた。その結果、Ｍ子さんの子宮は、十分な量の血液を胎盤の中に送り続けていることが分かった。酸素と栄養は、赤ちゃんにしっかり届いていたのだ。赤ちゃんは大きく育っていた。脳の画像には、以前は空洞だった部分に脳の細胞がぎっしりと詰まっている様子が映し出された。主治医から、「もう、いつ生まれても大丈夫」と告げられ、Ｍ子さんはホッとした表情で微笑んだ。

そして、ついに迎えた出産の日。Ｍ子さんは、子宮が破裂するリスクがあったため、帝王切開で出産することになった。手術室いっぱいに産声が響き渡る。元気な女の子の誕生だ。

母と子がメッセージを交わしながら、たった１つの受精卵が赤ちゃんになる――。この奇跡の道のりを、この世に生を受けた誰もが１人ひとり、例外なくたどってきているのだ。

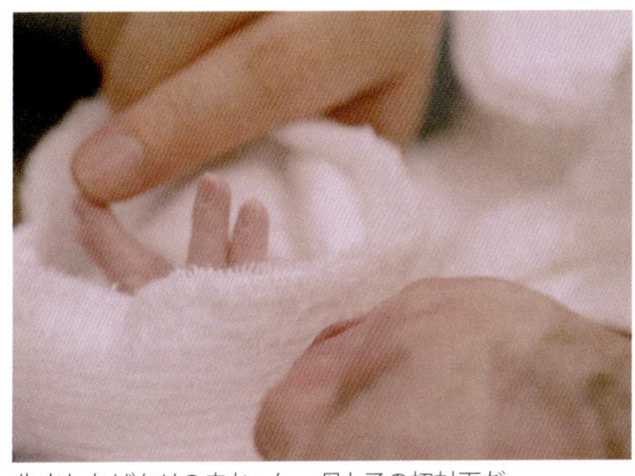

生まれたばかりの赤ちゃん。母と子の初対面だ。

赤ちゃんの命を守り育む胎盤 1（CG）

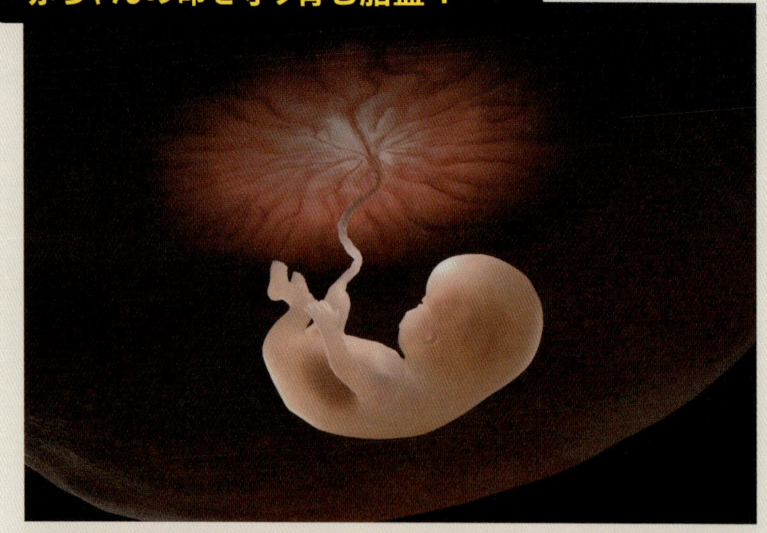

1.
母親のお腹の中にいる赤ちゃんは、へその緒と胎盤で子宮とつながっている。へその緒の中には赤ちゃんの血管が通っていて、胎盤まで血液が入る。

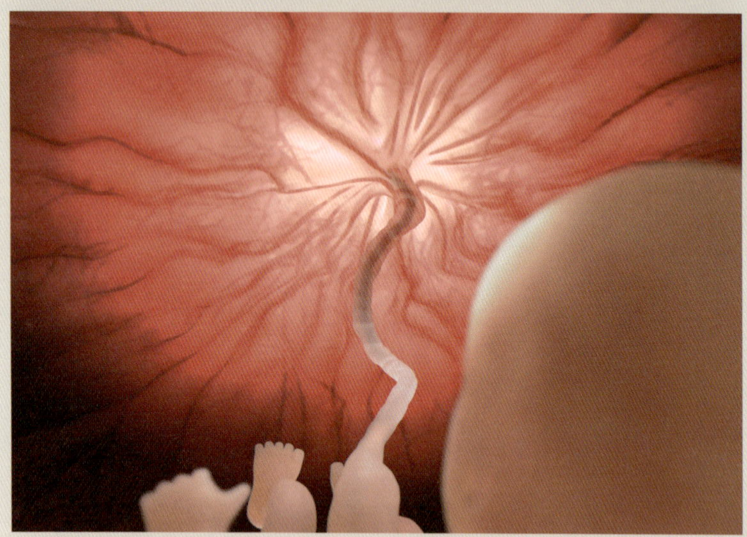

2.
赤ちゃんと母親をつなぐ胎盤。

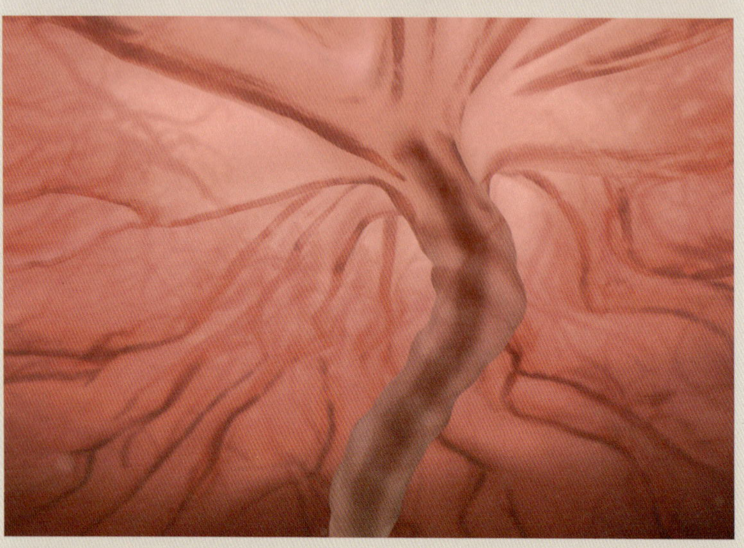

3.
赤ちゃんは、母親の子宮で育つ期間、必要な酸素と栄養などを胎盤に頼っている。

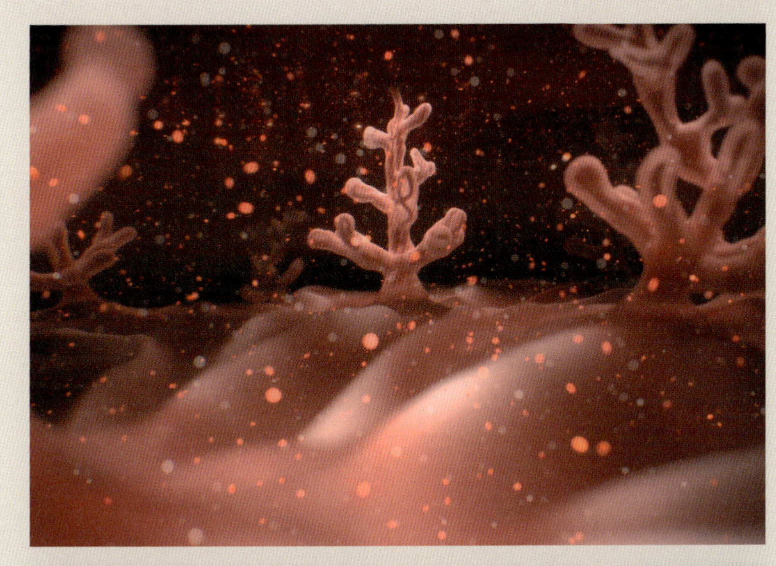

4.
胎盤の中は、酸素を運ぶ赤血球やさまざまな栄養を含んだ母親の血液で満たされている。

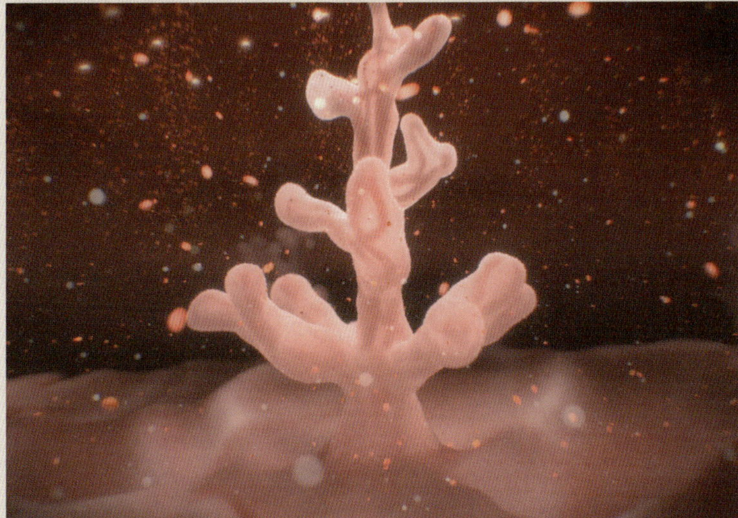

5.
胎盤には、絨毛と呼ばれるものが生えている。番組では“赤ちゃんの木”と名づけた。

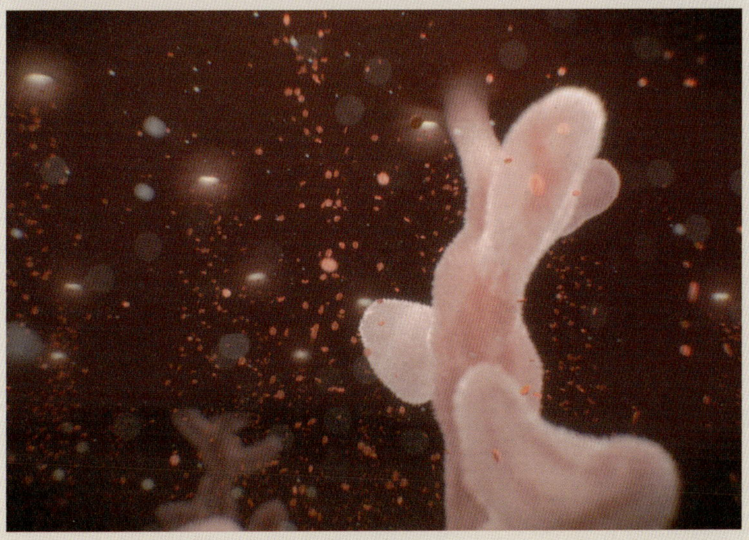

6.
この木の内側に、赤ちゃんの血管が入っている。

赤ちゃんの命を守り育む胎盤 2（CG）

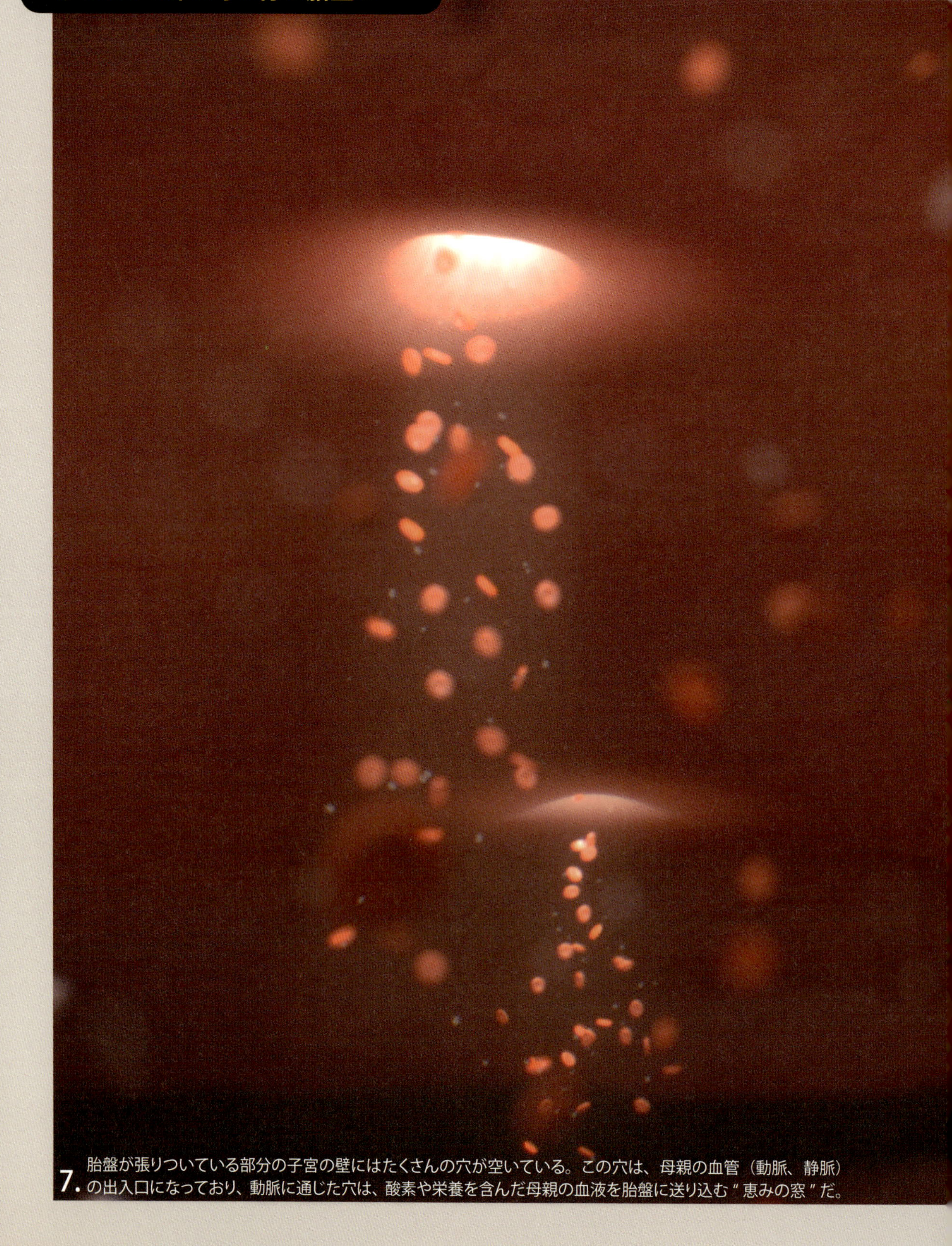

7. 胎盤が張りついている部分の子宮の壁にはたくさんの穴が空いている。この穴は、母親の血管（動脈、静脈）の出入口になっており、動脈に通じた穴は、酸素や栄養を含んだ母親の血液を胎盤に送り込む"恵みの窓"だ。

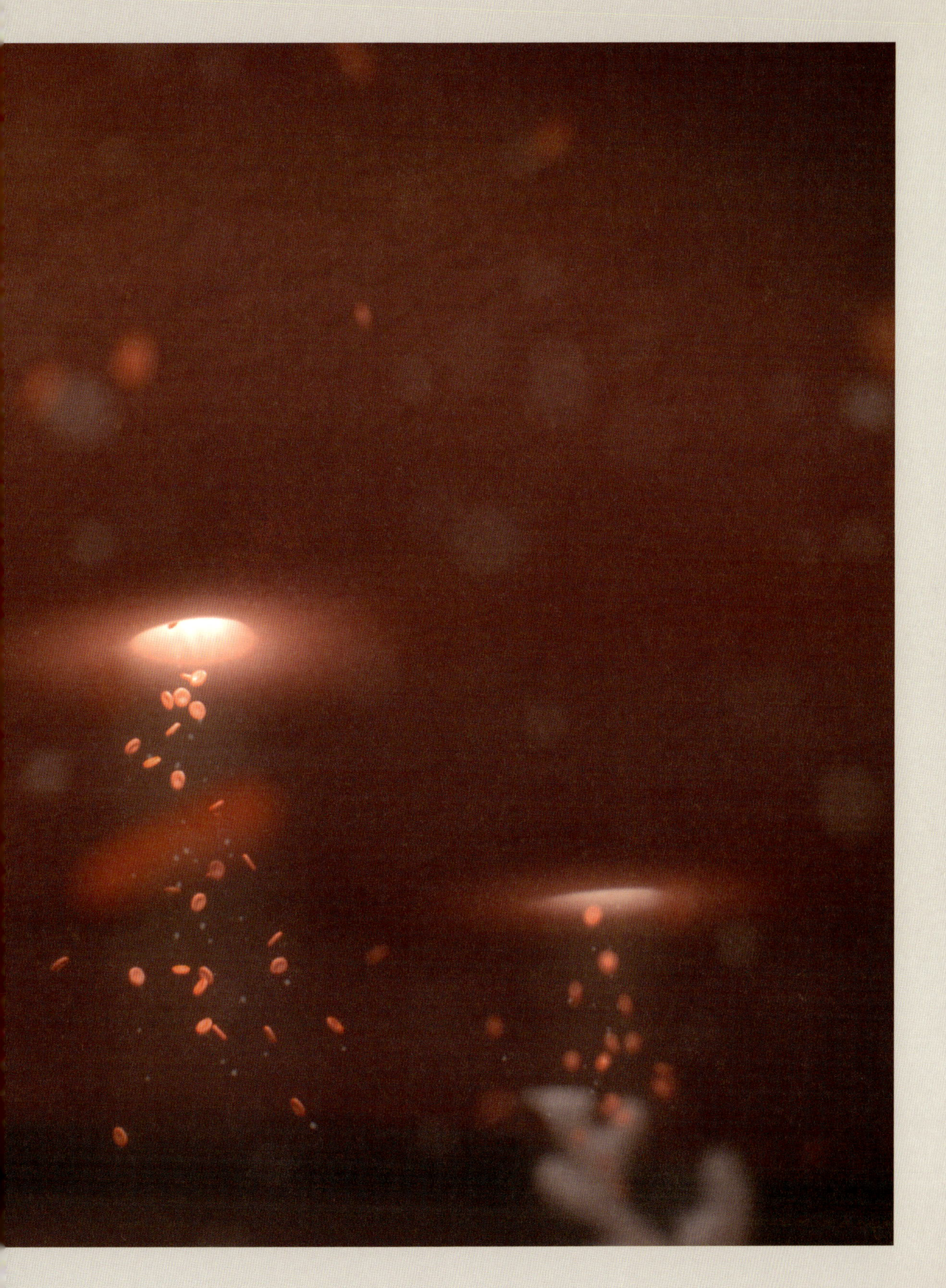

赤ちゃんの命を守り育む胎盤 3 (CG)

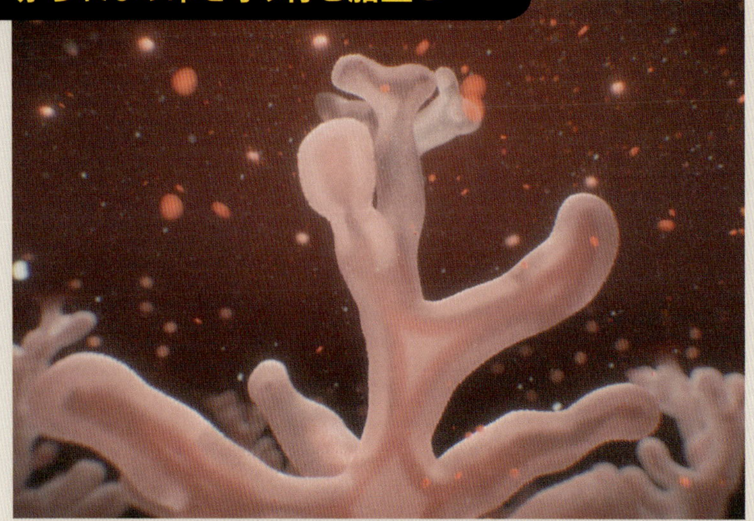

8.
降り注ぐ母親の血液を受け止める、
"赤ちゃんの木"。

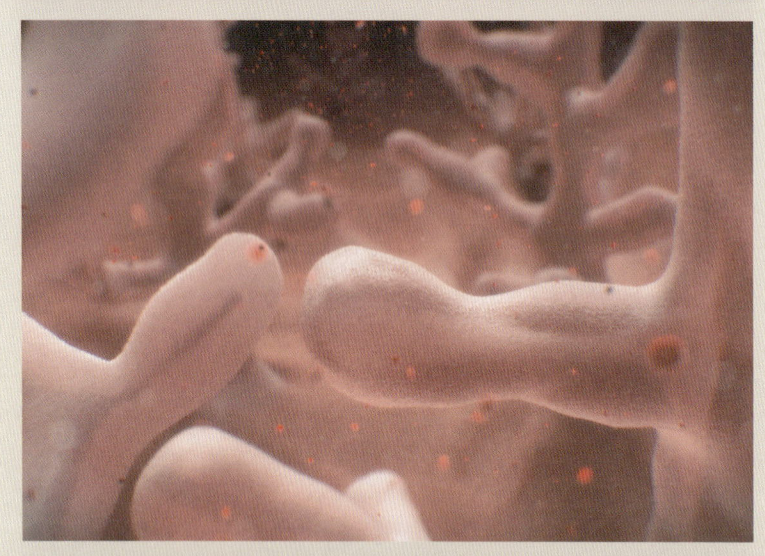

9.
"赤ちゃんの木"の枝に近づいて
みると——。

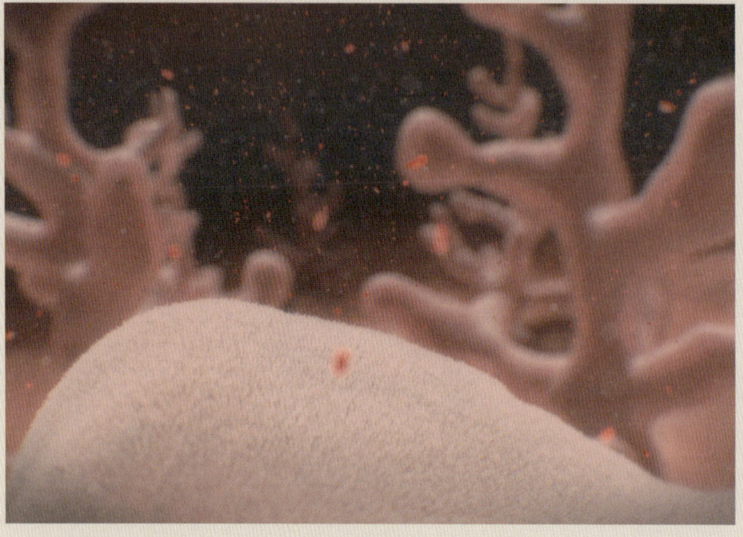

10.
細かい毛のようなものに覆われ
た赤ちゃんの細胞が並んでいる。

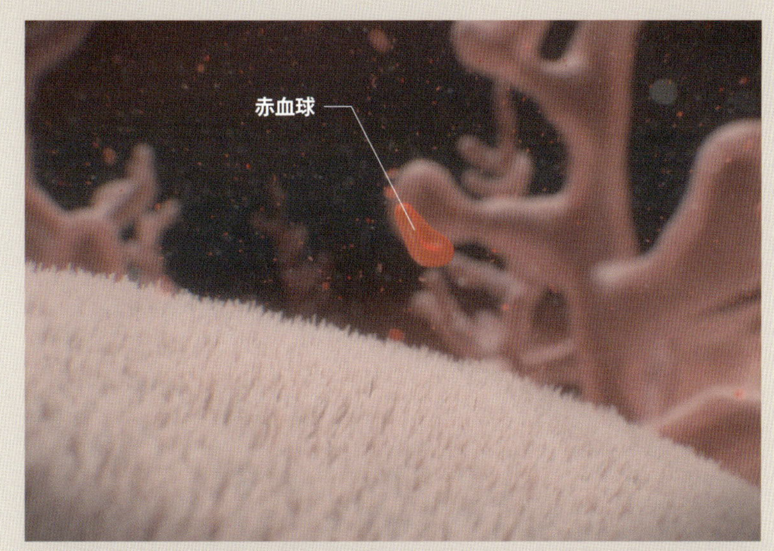

11.

“赤ちゃんの木”の枝に、母親の赤血球が近づいてくる。

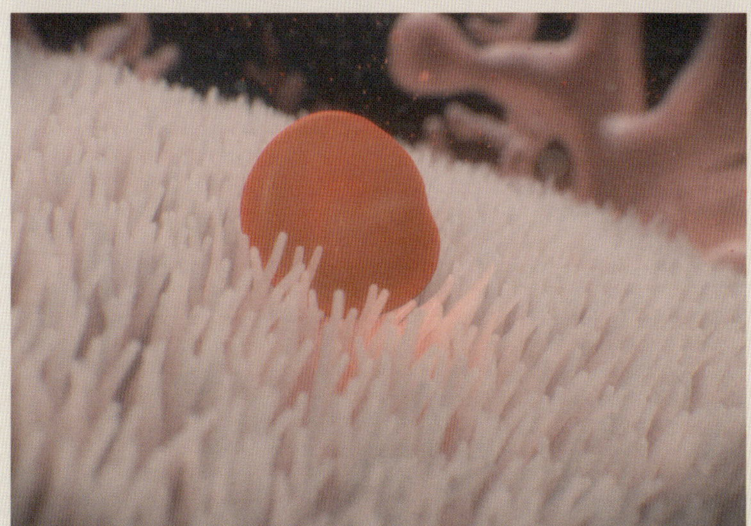

12.

母親の赤血球の酸素が赤ちゃんの細胞へと受け渡される。“赤ちゃんの木”に取り込まれた酸素や栄養は、その中を通る血管から、へその緒を経由して赤ちゃんへと届けられる。

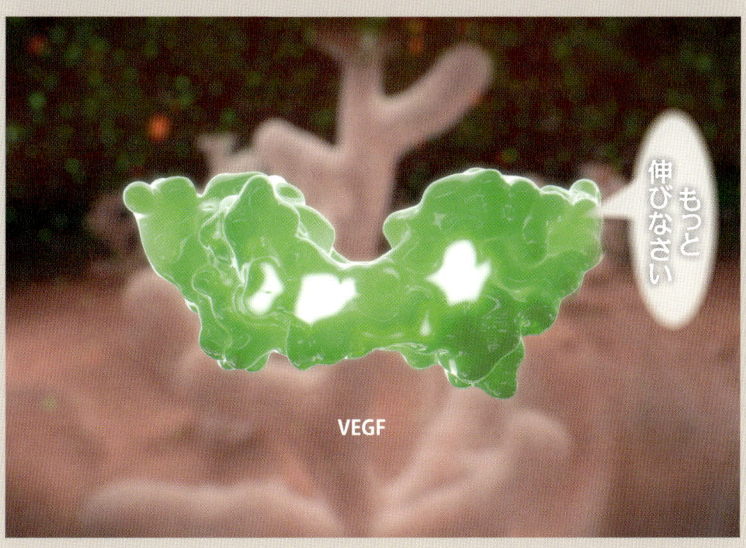

13.

さらに、母親からは「もっと伸びなさい」と語りかけるメッセージ物質「VEGF」も胎盤へ送られる。VEGFには、血管の形成を促す作用がある。

赤ちゃんの命を守り育む胎盤 4 (CG)

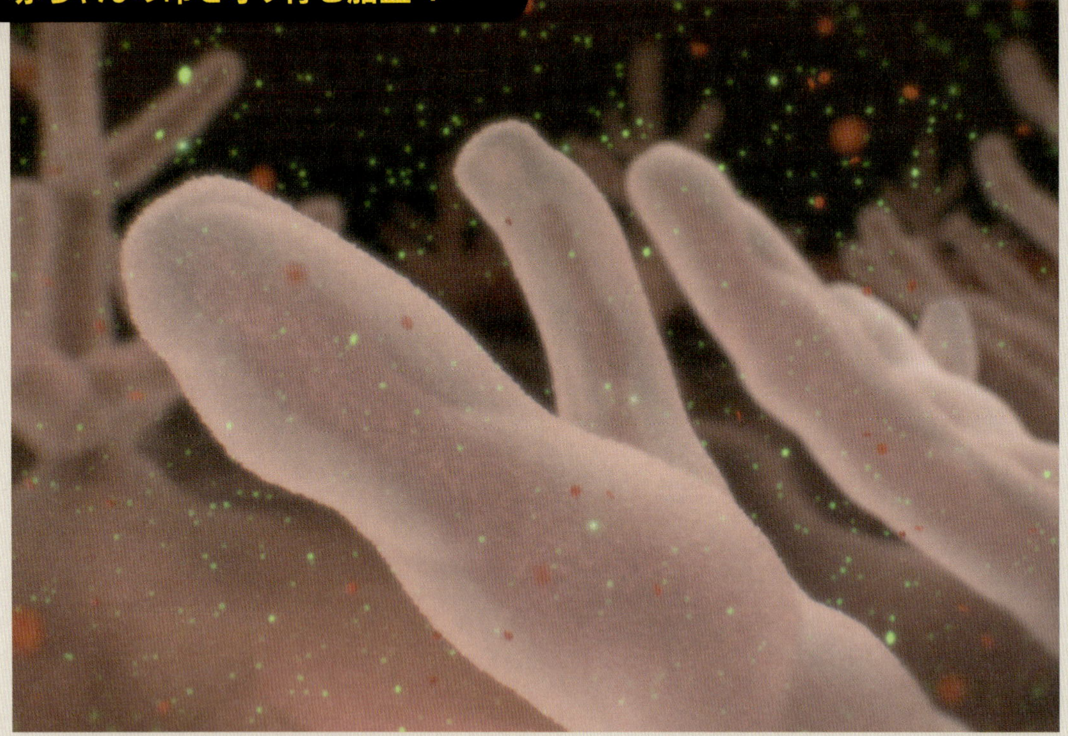

14. VEGF を受け取る、“ 赤ちゃんの木 ”。

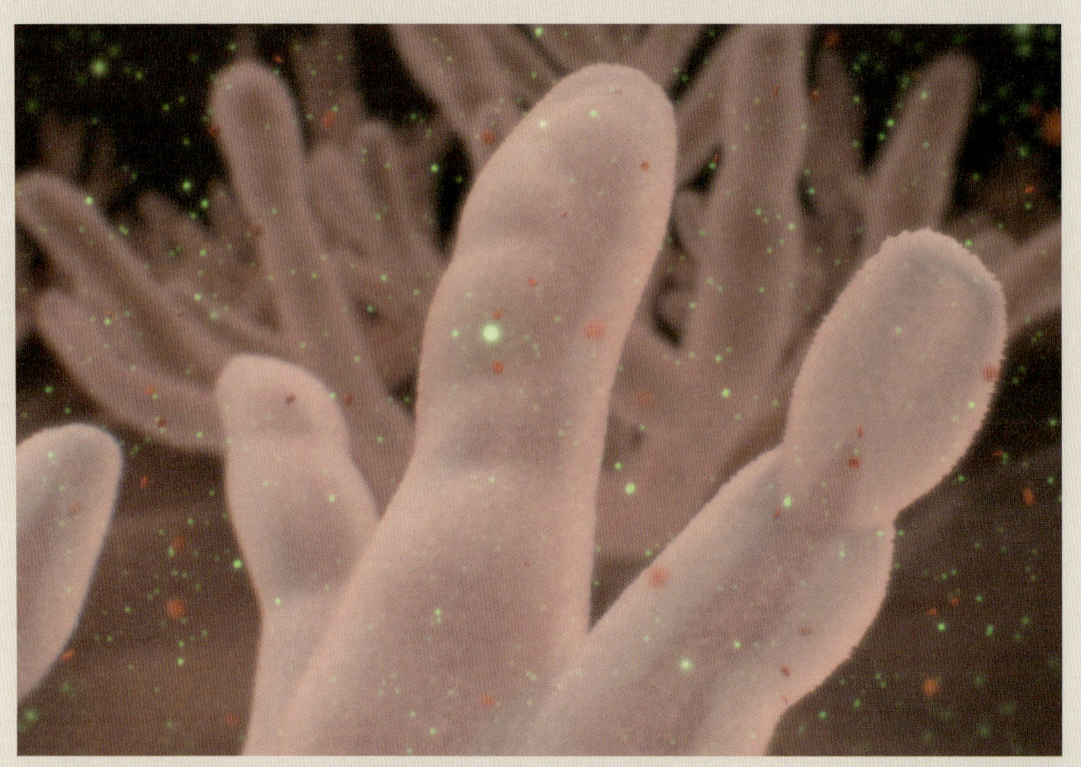

15. “ 赤ちゃんの木 ” は、母親からのメッセージに応え、枝を伸ばし始める。

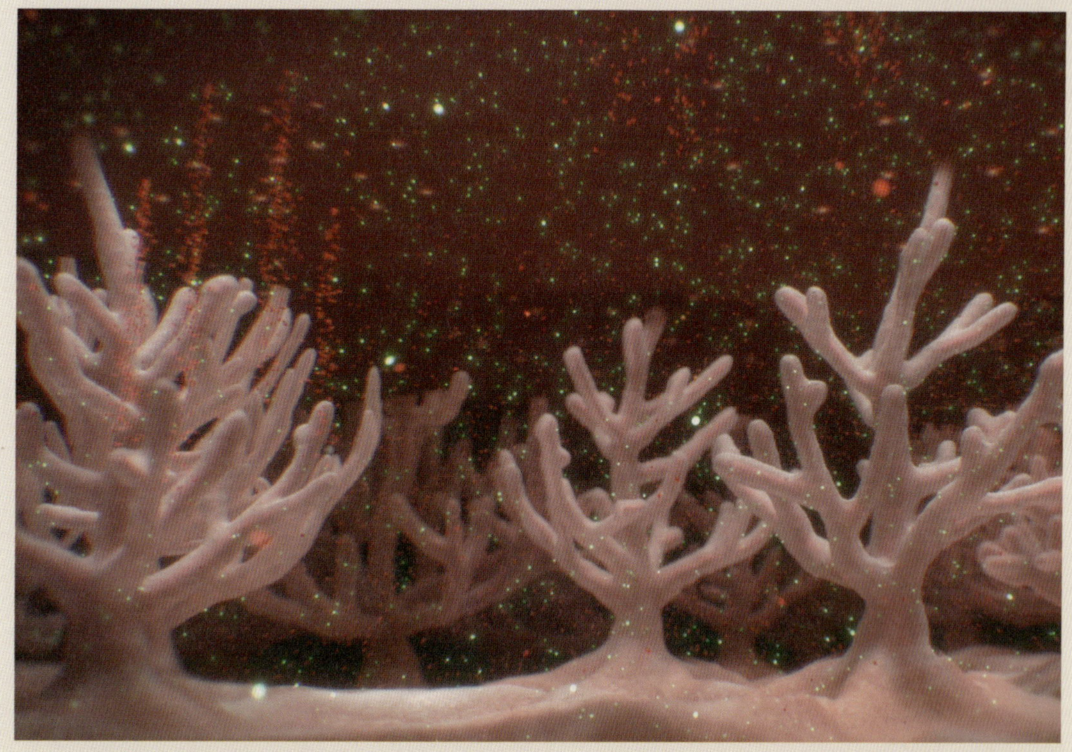

16. “恵みの窓”から降り注ぐ血液から、酸素や栄養だけでなく、VEGFというメッセージ物質も受け取った“赤ちゃんの木”はどんどん成長する。

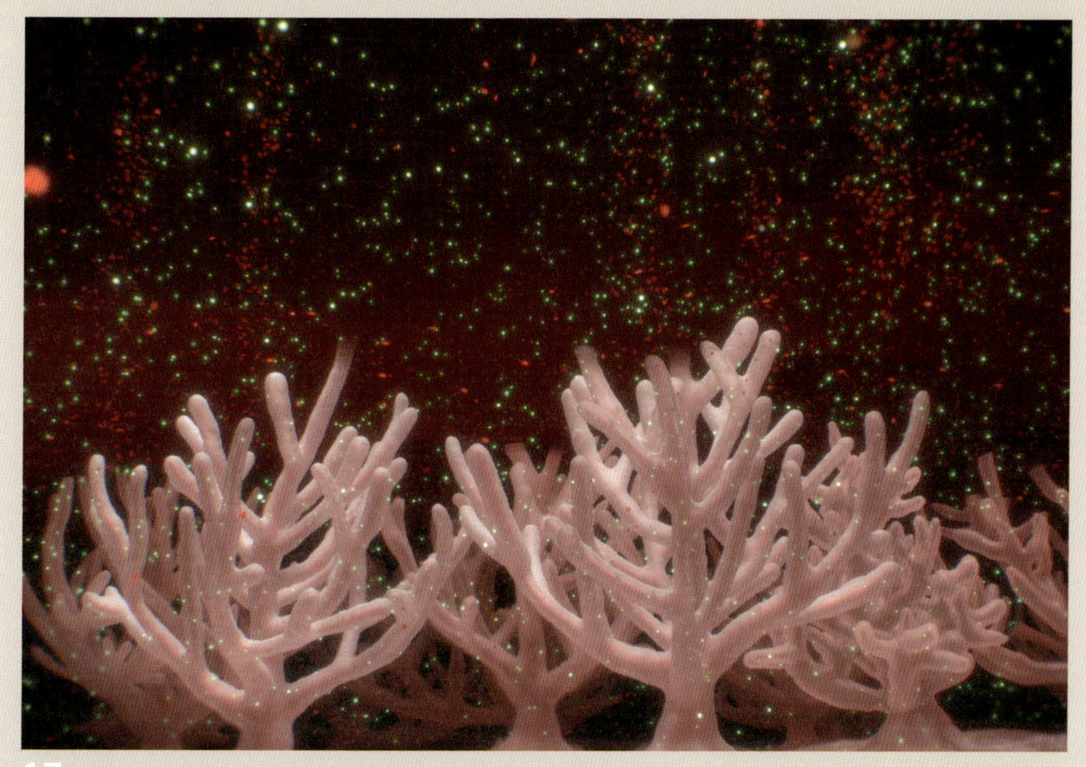

17. “赤ちゃんの木”は、次々と枝を伸ばし、大きく広がっていく。

赤ちゃんの命を守り育む胎盤 5 (CG)

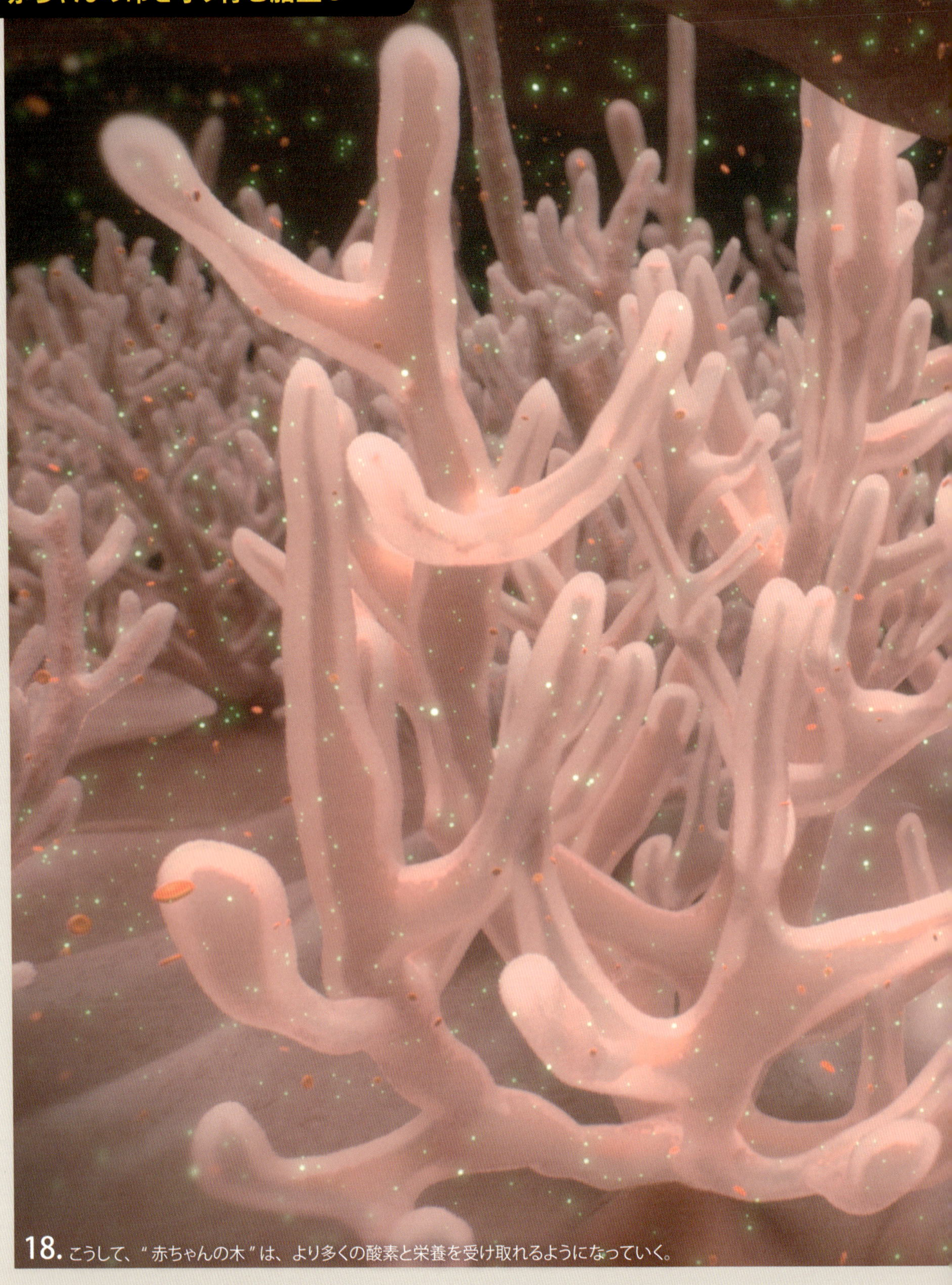

18. こうして、“赤ちゃんの木”は、より多くの酸素と栄養を受け取れるようになっていく。

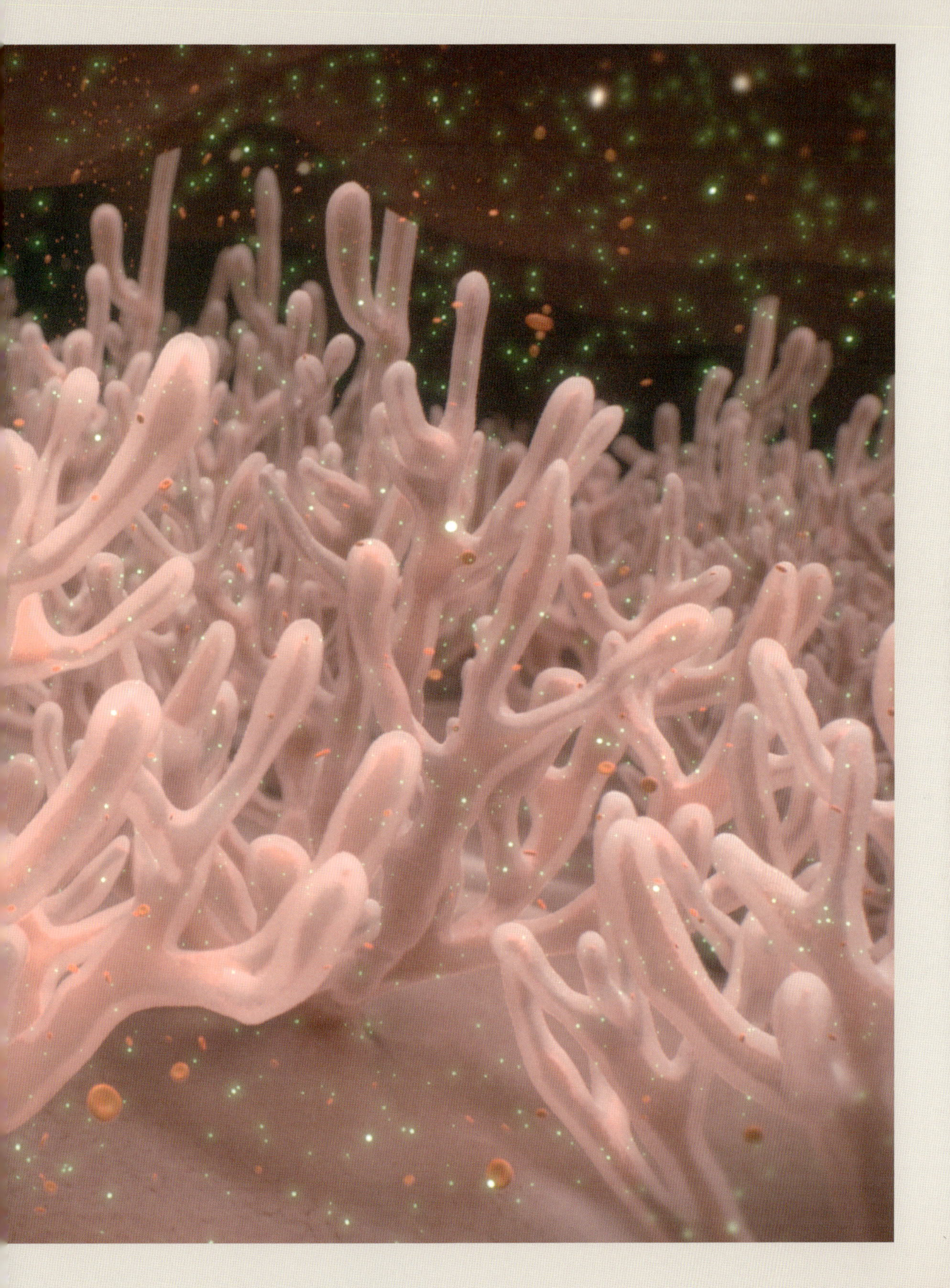

赤ちゃんを大きく成長させる仕組み 1 (CG)

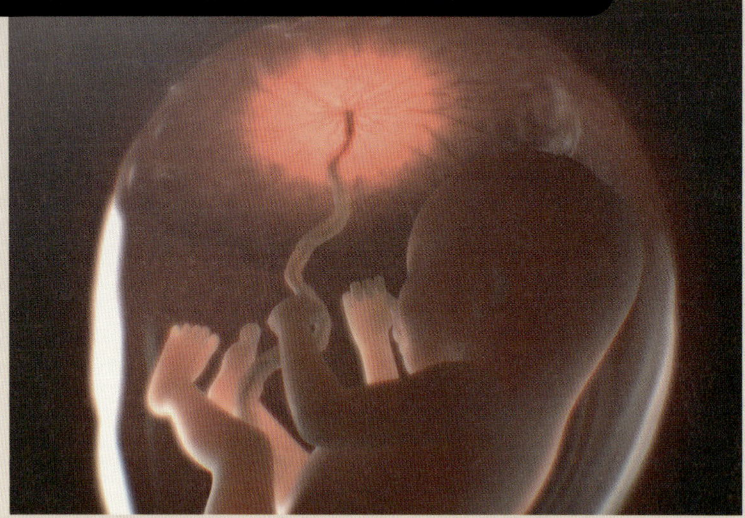

1.
妊娠 4 か月頃の赤ちゃん。

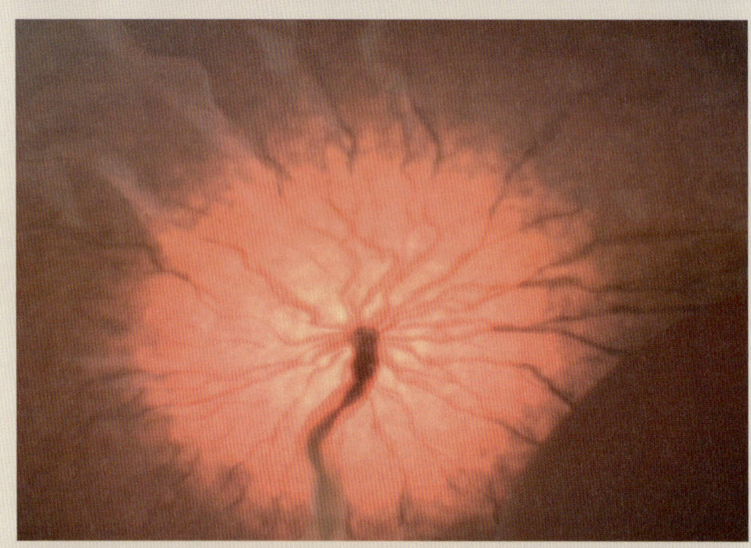

2.
胎盤は母親の血液で満たされ、それに含まれていた酸素と栄養は、へその緒から赤ちゃんへと届けられる。

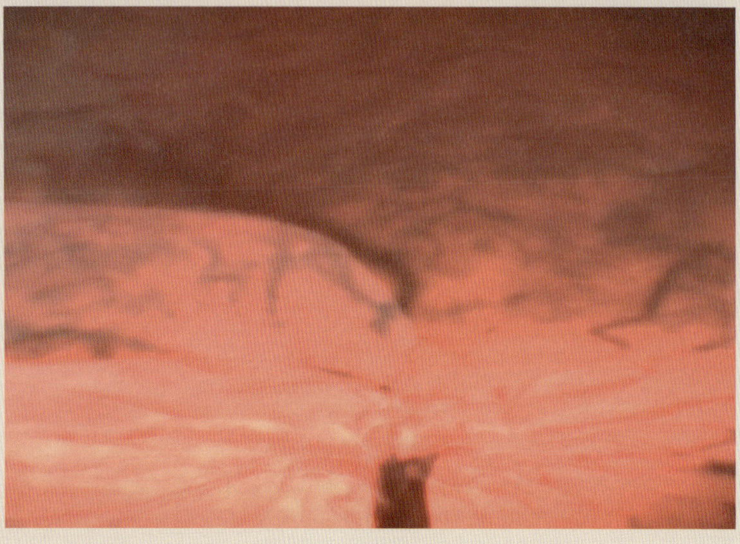

3.
胎盤の中では——。

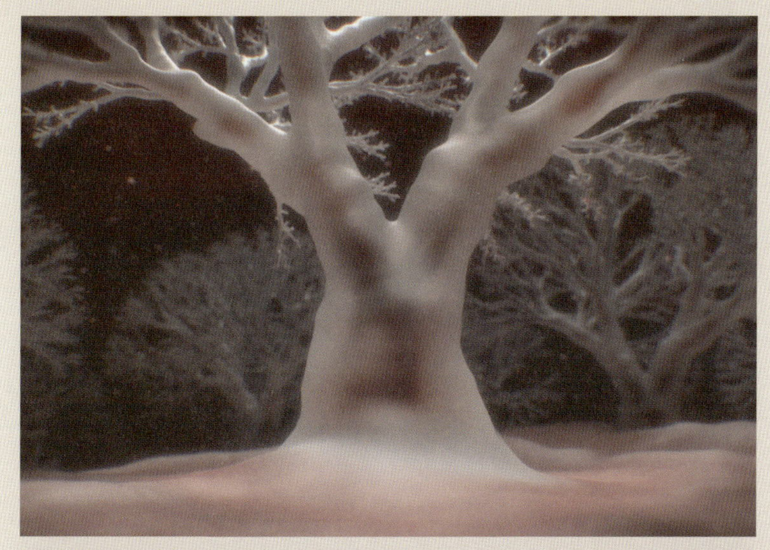

4.
”赤ちゃんの木”が立派な大木に育っている。

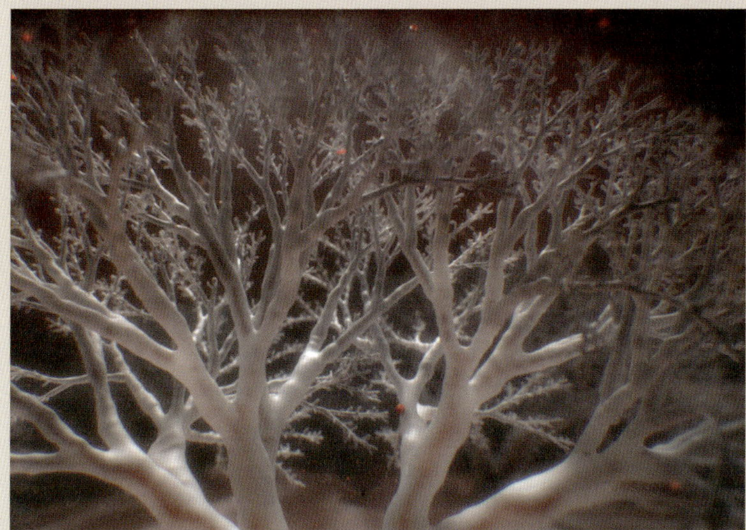

5.
たくさんの大木が枝を伸ばし、広がっている。

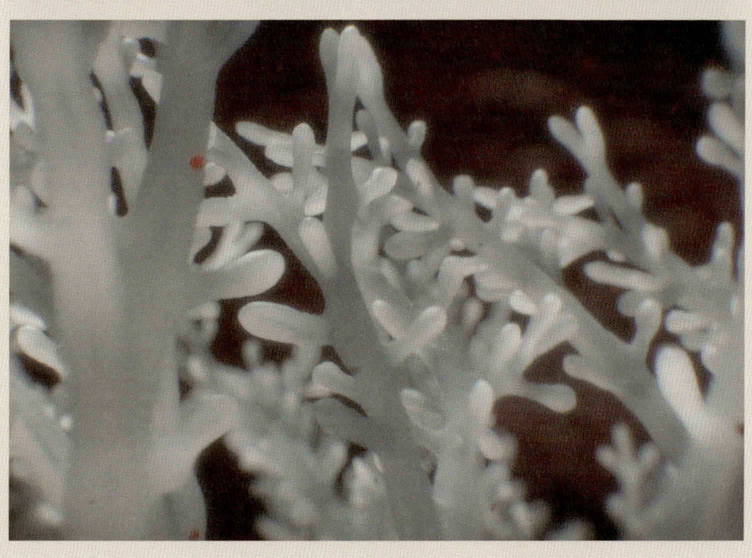

6.
しかし、よく見ると、少し黒ずんだ枝がある。母親の血液が足りていないのだ。

赤ちゃんを大きく成長させる仕組み 2 (CG)

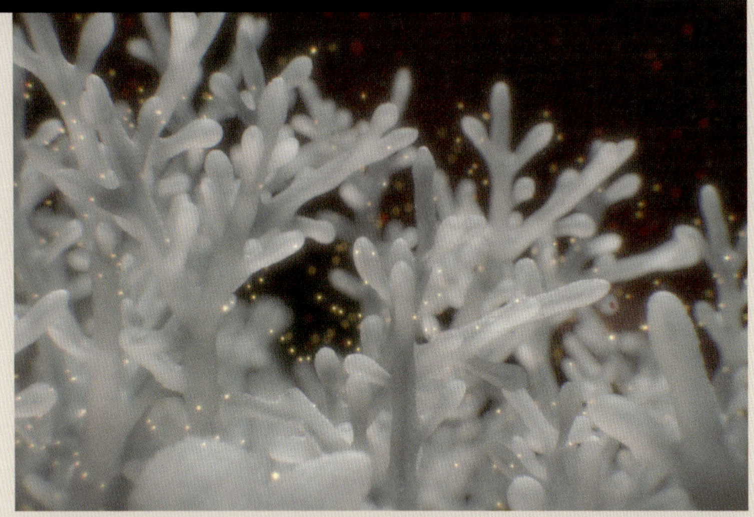

7.

“赤ちゃんの木”が大きくなっても、その分、母親の血液量が増えていかないと、次第に酸素と栄養が行き渡らなくなってくる。

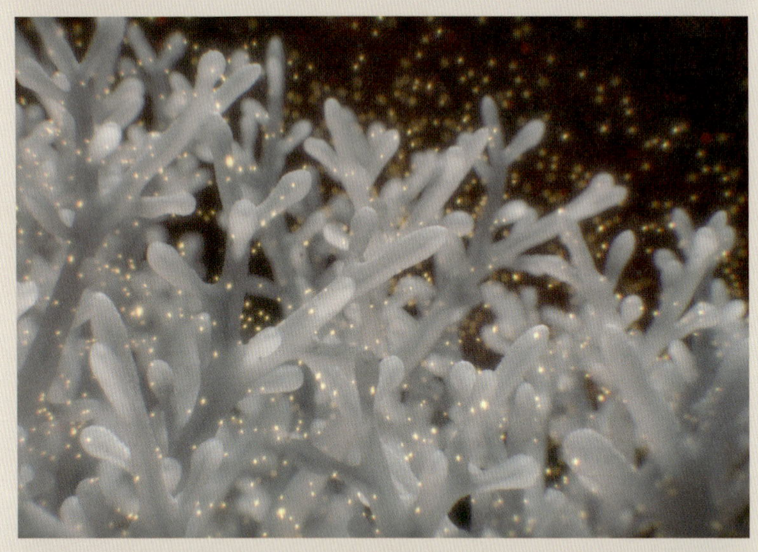

8.

このままでは、赤ちゃんが成長できなくなる。大ピンチだ。

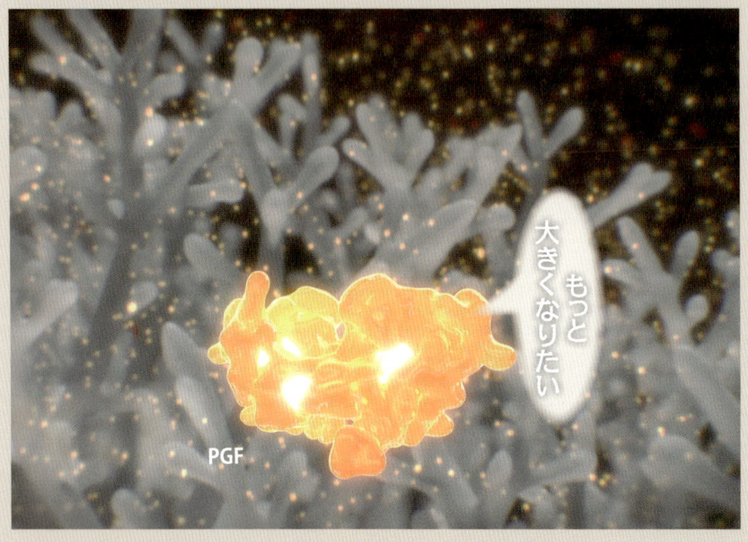

9.

“赤ちゃんの木”がメッセージ物質「PGF」を出し始めた。「もっと大きくなりたい」というメッセージだ。

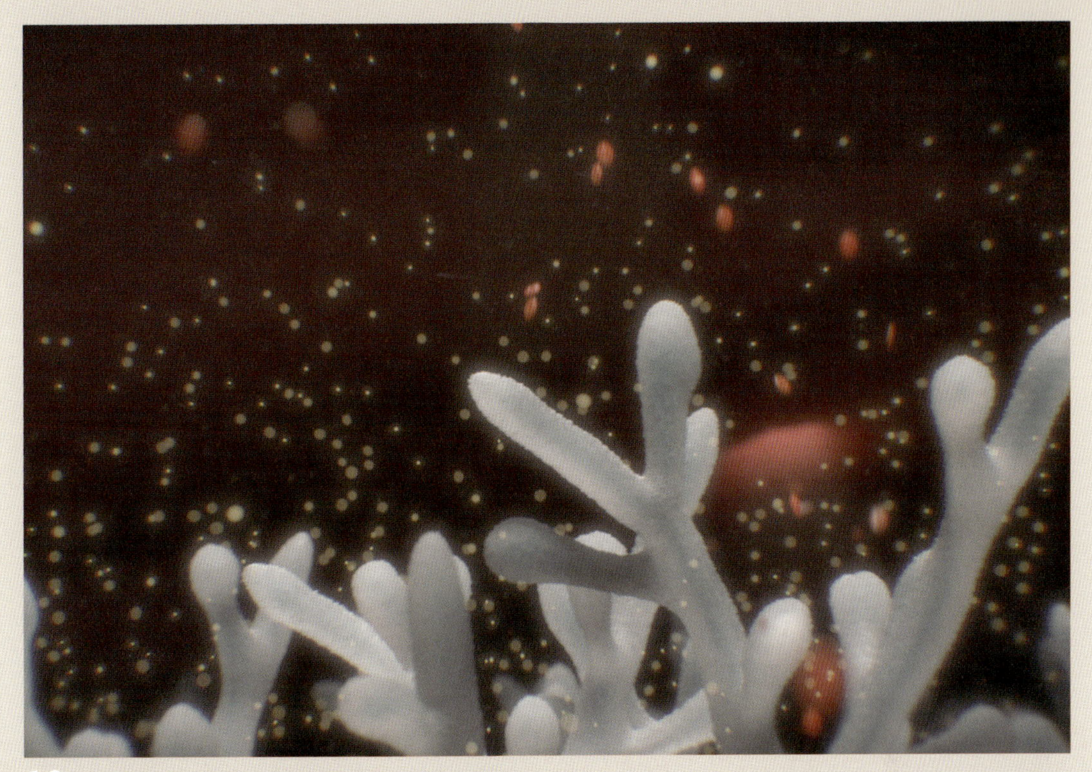

10. " 赤ちゃんの木 " から、次々と PGF が発信される。

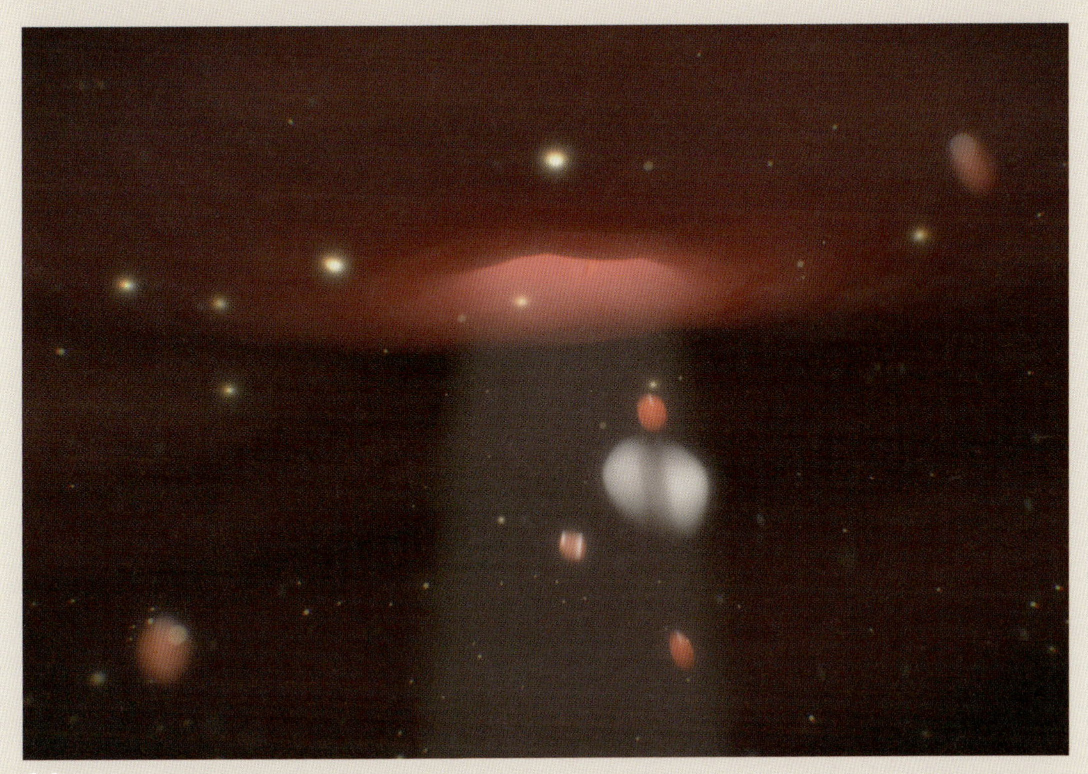

11. PGF は、胎盤の中を子宮の壁へと向かう。

赤ちゃんを大きく成長させる仕組み 3（CG）

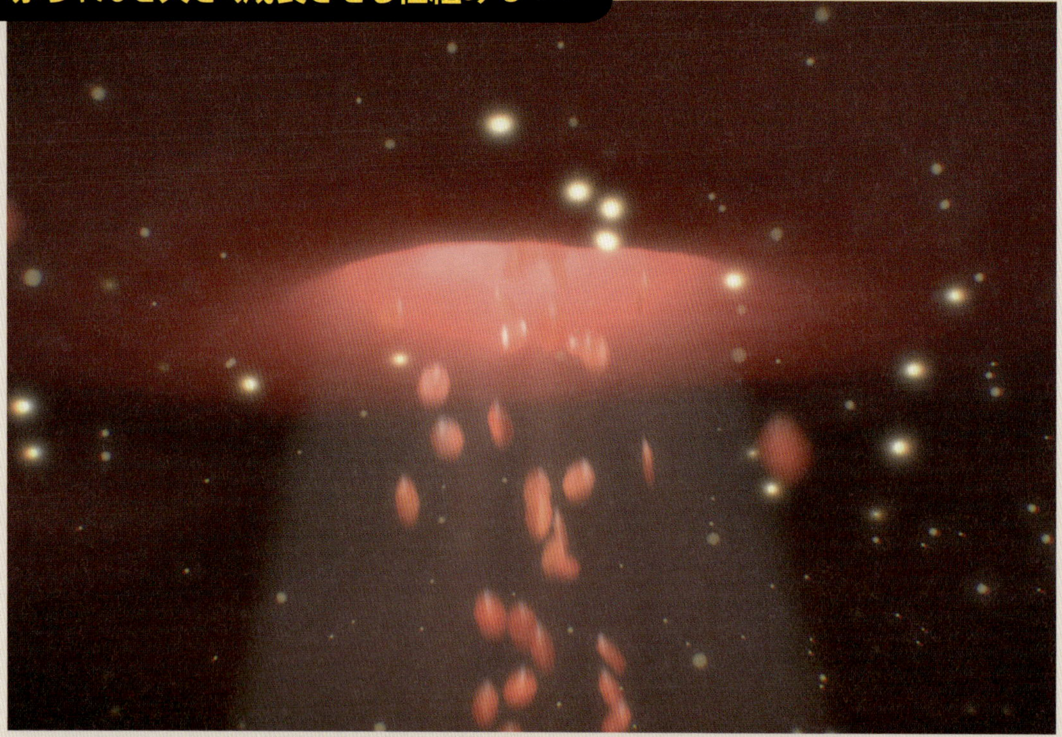

12. 子宮が PGF を受け取ると、母親は“恵みの窓”を広げる。赤ちゃんに与える血液の量を増やすのだ。

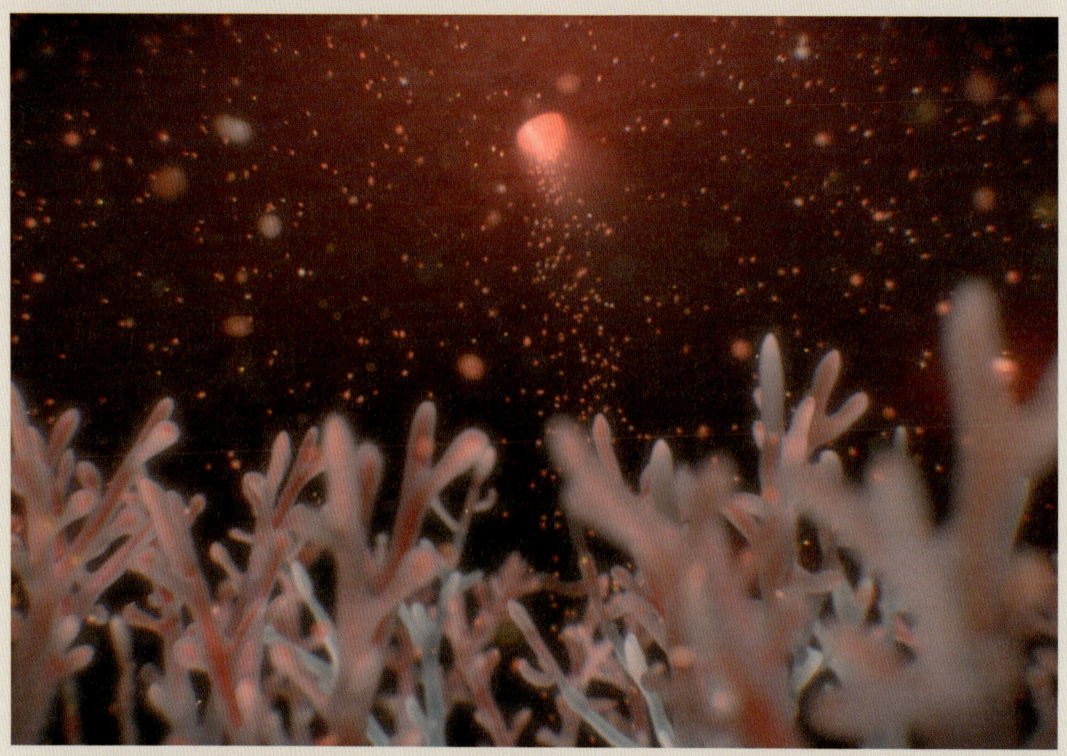

13. 降り注ぐ血液の量が増え、“赤ちゃんの木”に酸素と栄養が行き渡っていく。

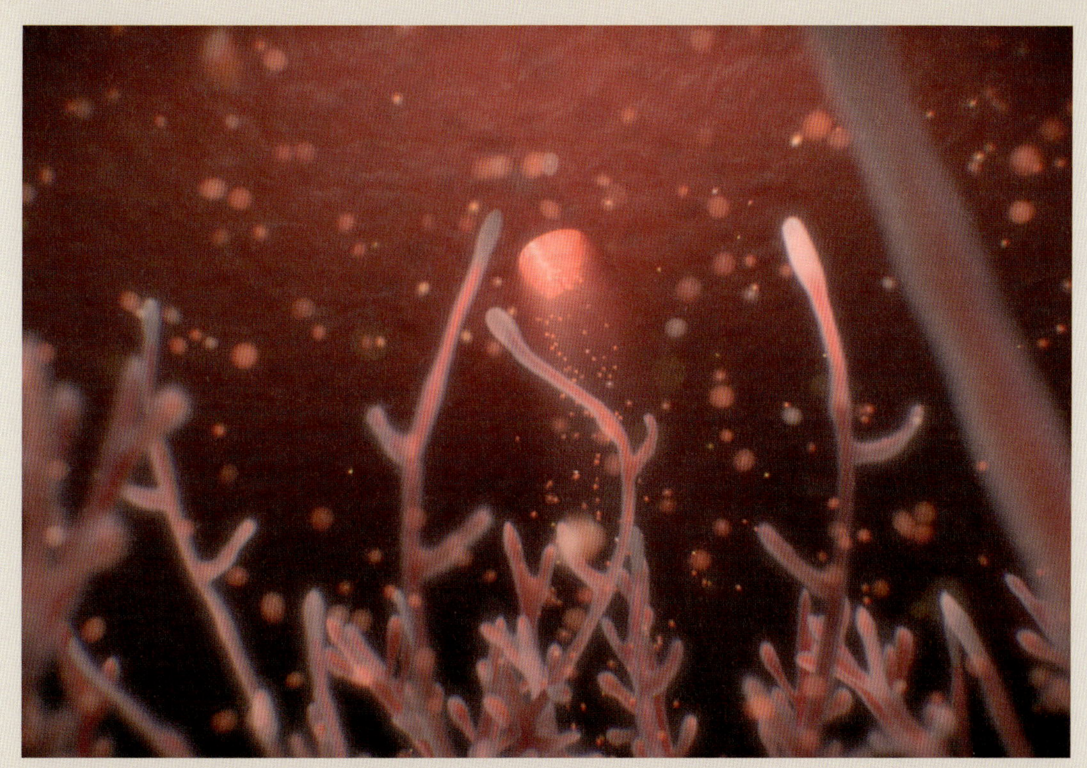

14. “赤ちゃんの木”の枝はさらに伸びていく。

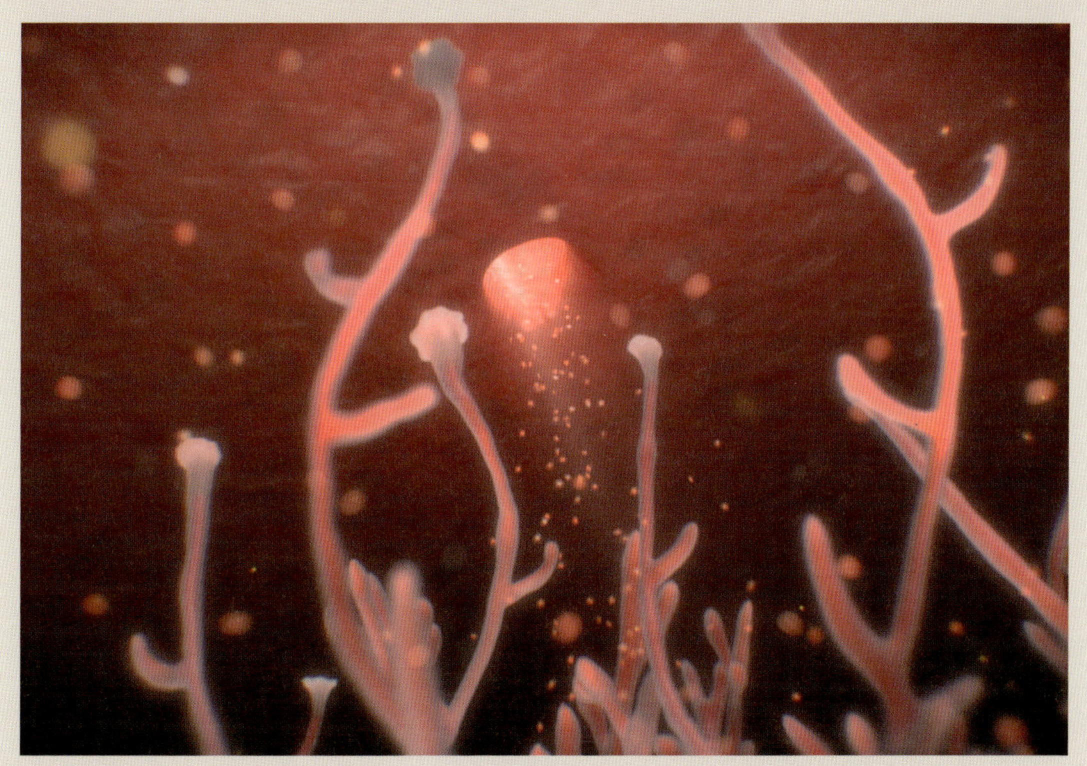

15. “赤ちゃんの木”はどんどん枝を伸ばし、その先端は次々と子宮に届くようになる。

赤ちゃんを大きく成長させる仕組み 4（CG）

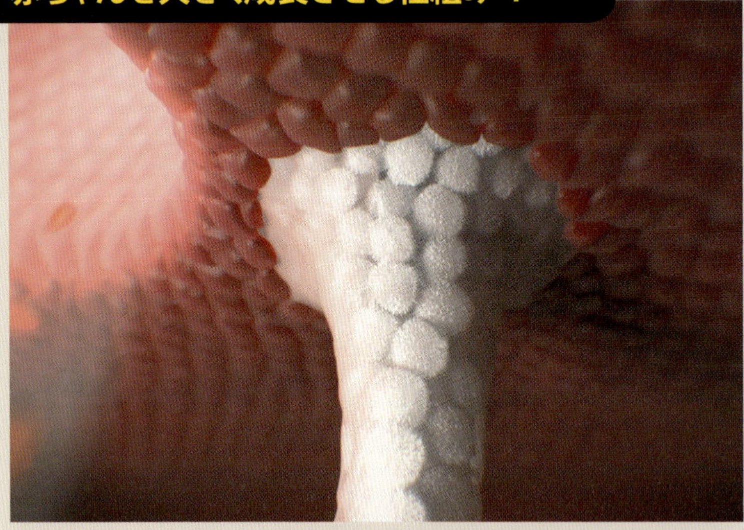

16.
子宮に到達した“赤ちゃんの木”の枝の先端。

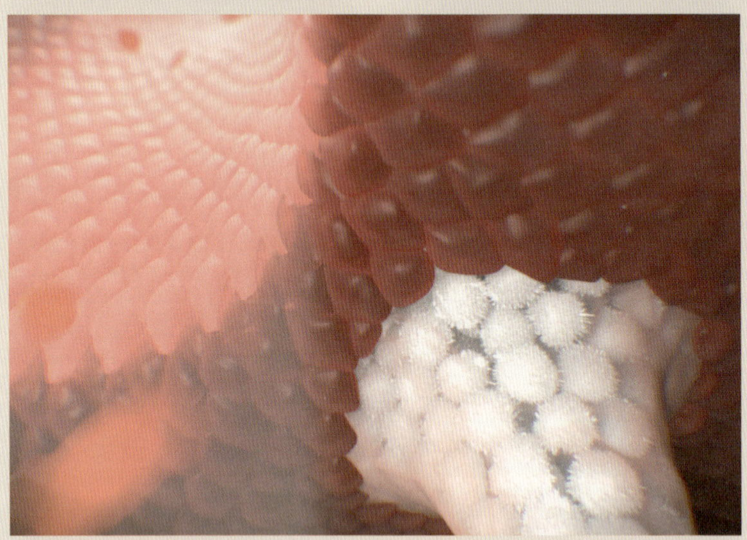

17.
“赤ちゃんの木”の細胞が、子宮の壁の中にぐんぐん潜り込んでいく。

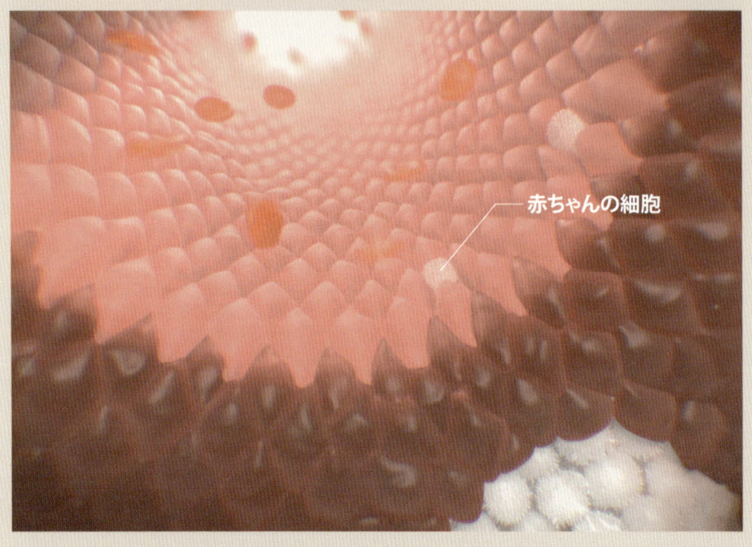

18.
“恵みの窓”の内側に赤ちゃんの細胞が顔を出し始める。

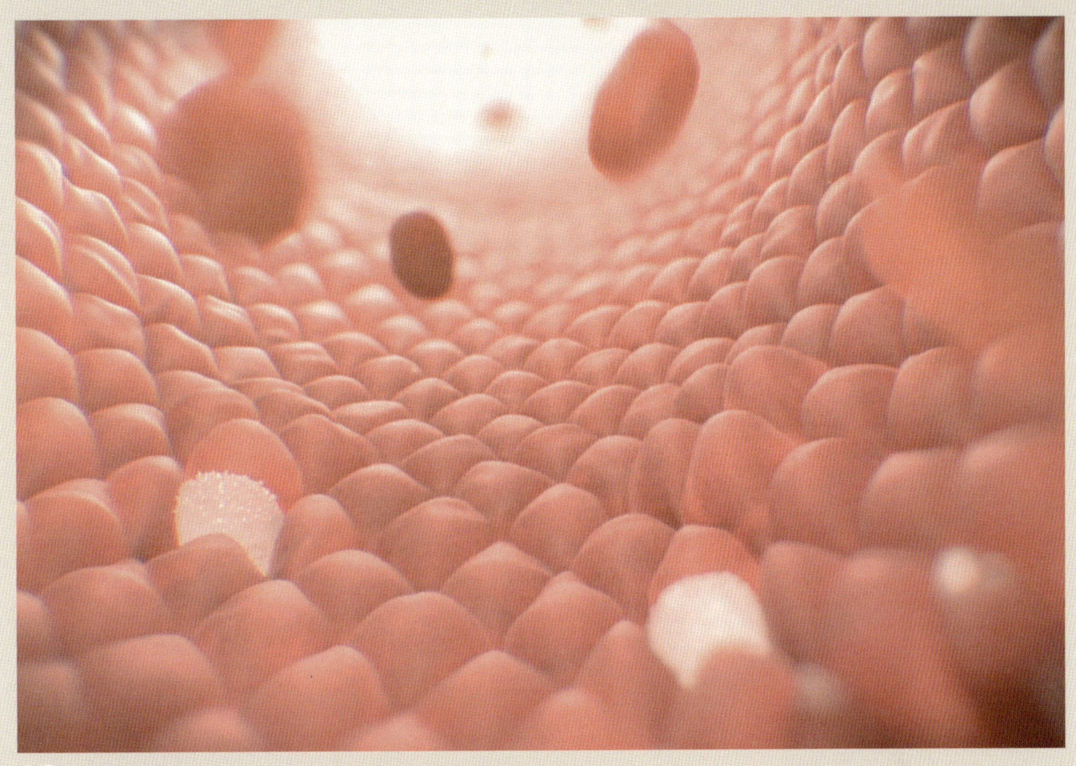

19. 母親の血管の壁に、赤ちゃんの細胞が増える。

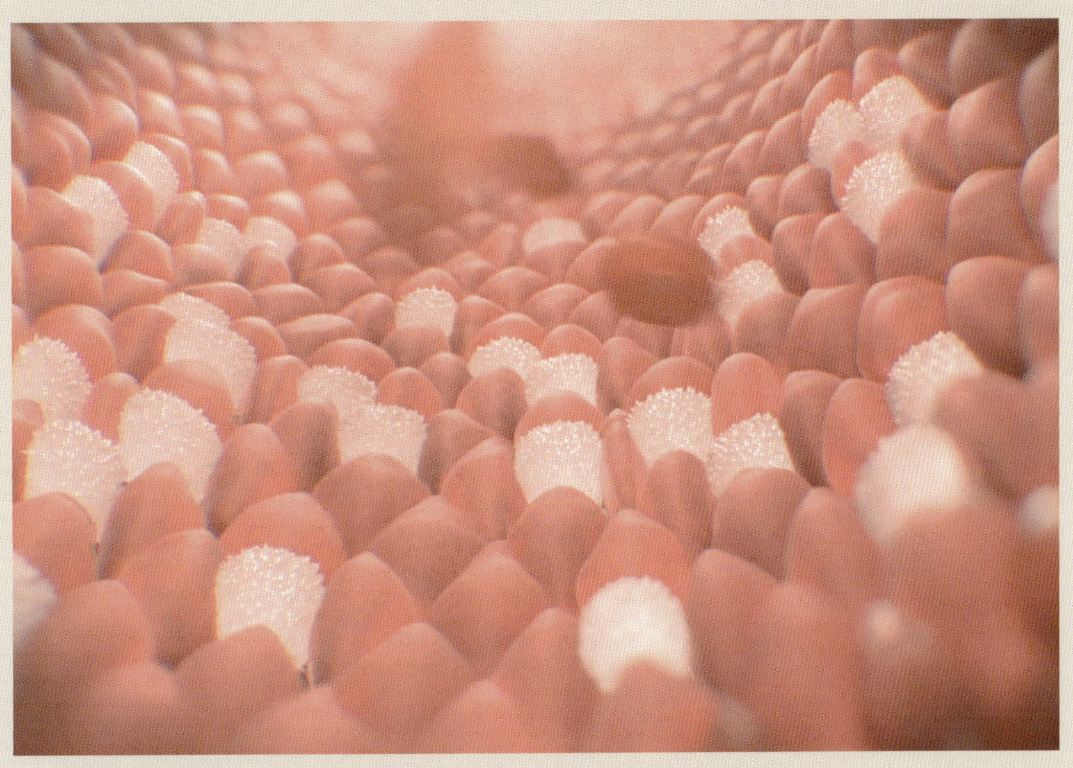

20. 赤ちゃんの細胞は、母親の血管の壁を突き破って、どんどん割り込んでいく。

赤ちゃんを大きく成長させる仕組み 5（CG）

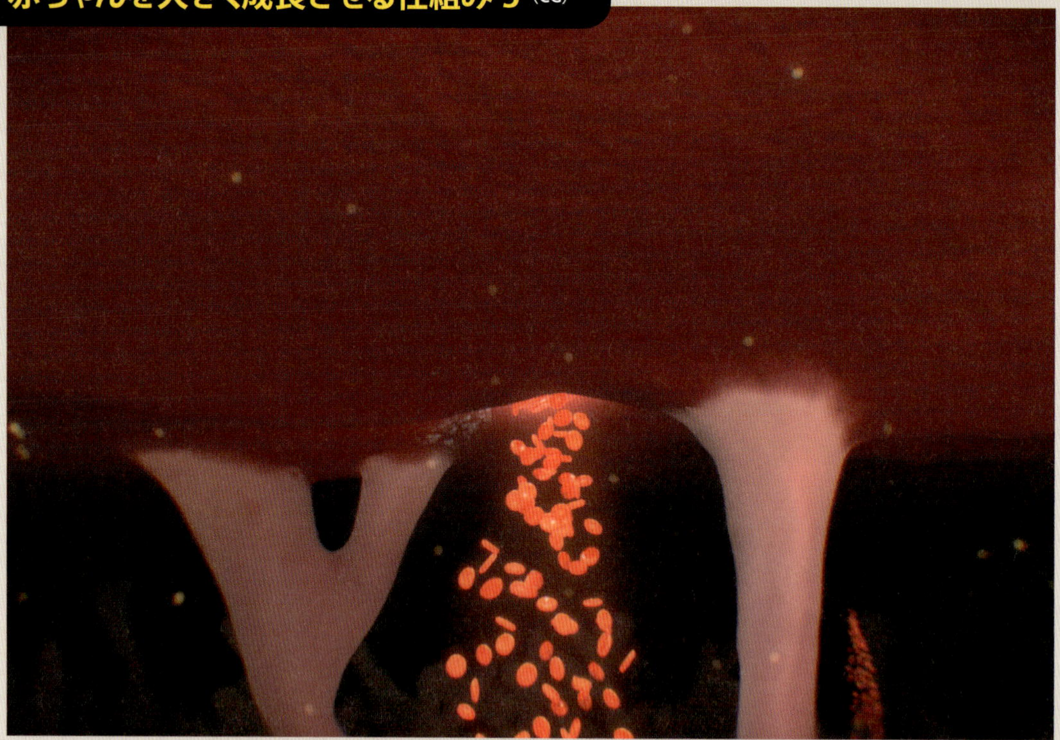

21. すると、劇的な変化が起こり始める。

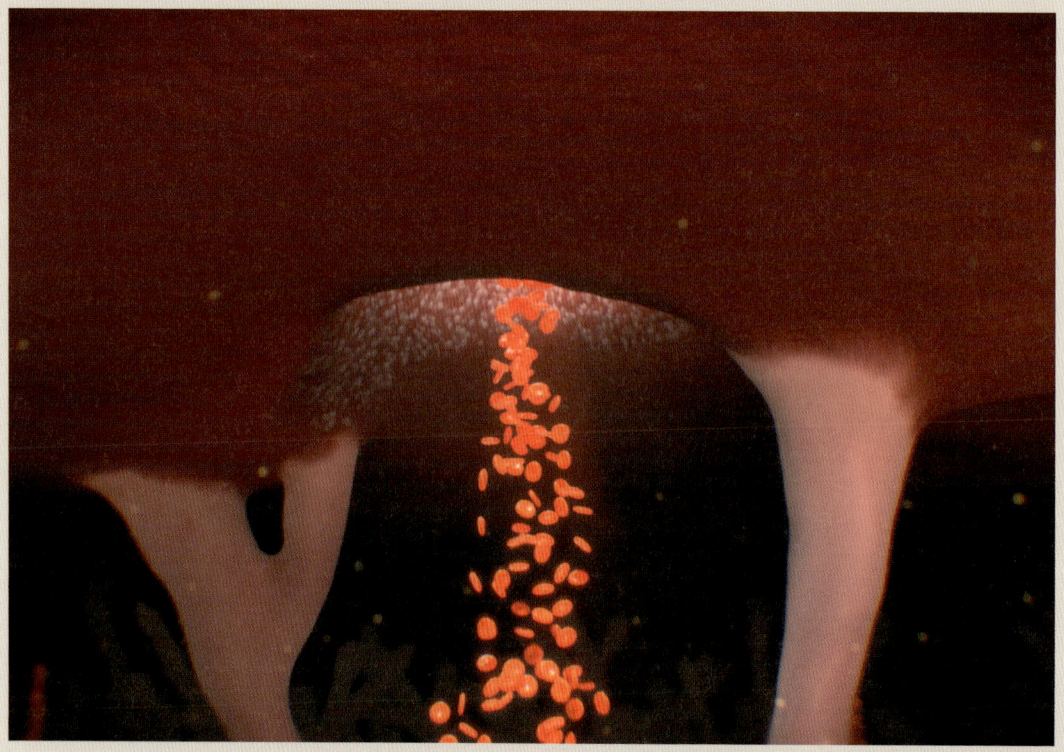

22. 赤ちゃんの細胞が、母親の血管の壁を壊すことで“恵みの窓”が広がり始める。

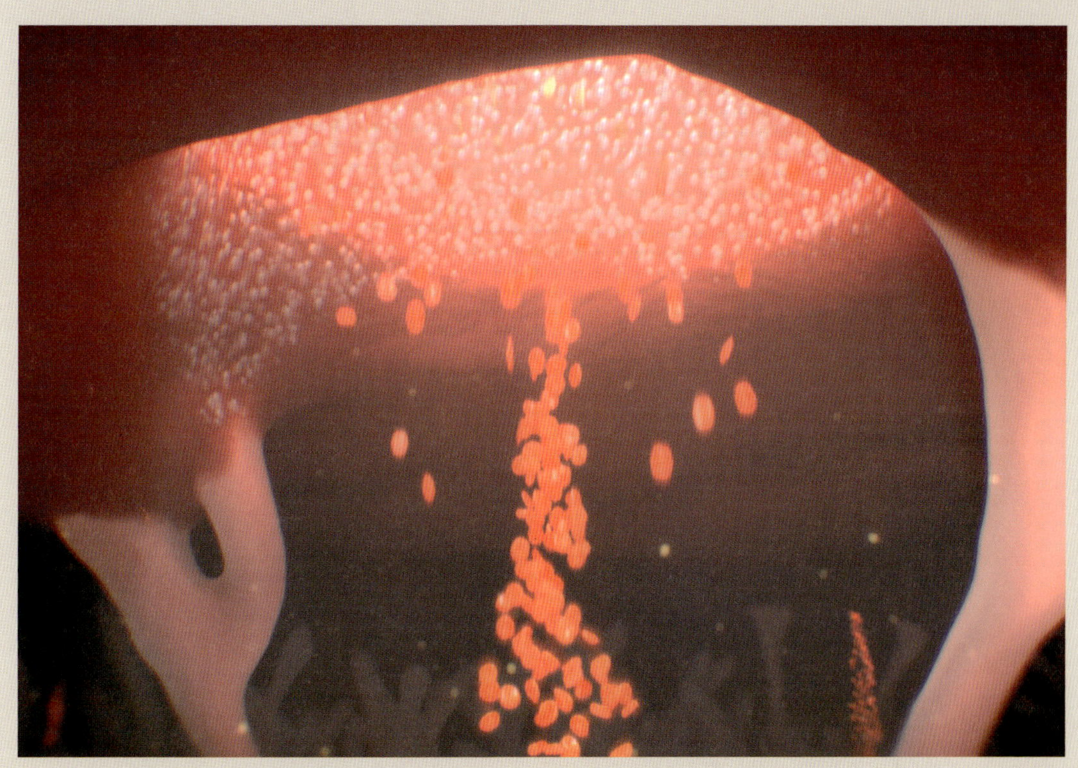

23. “恵みの窓”は、さらに大きく広がる。

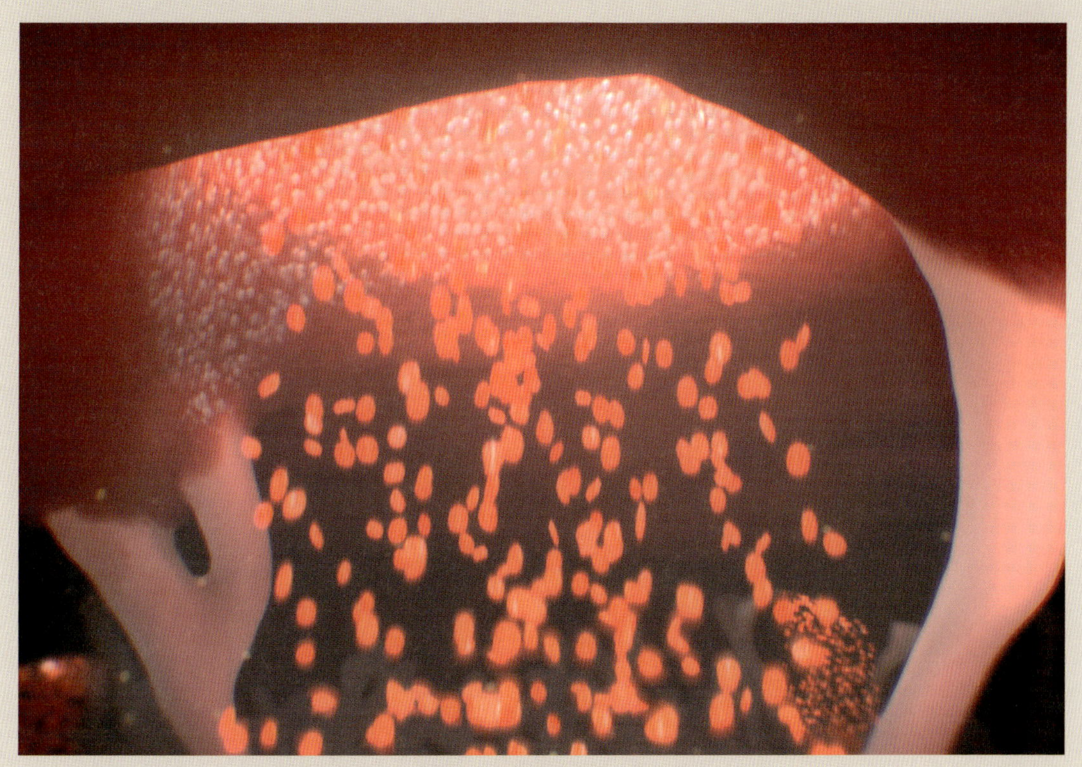

24. 大きく広がった“恵みの窓”から、大量の血液が降り注ぎ始める。

赤ちゃんを大きく成長させる仕組み 6 (CG)

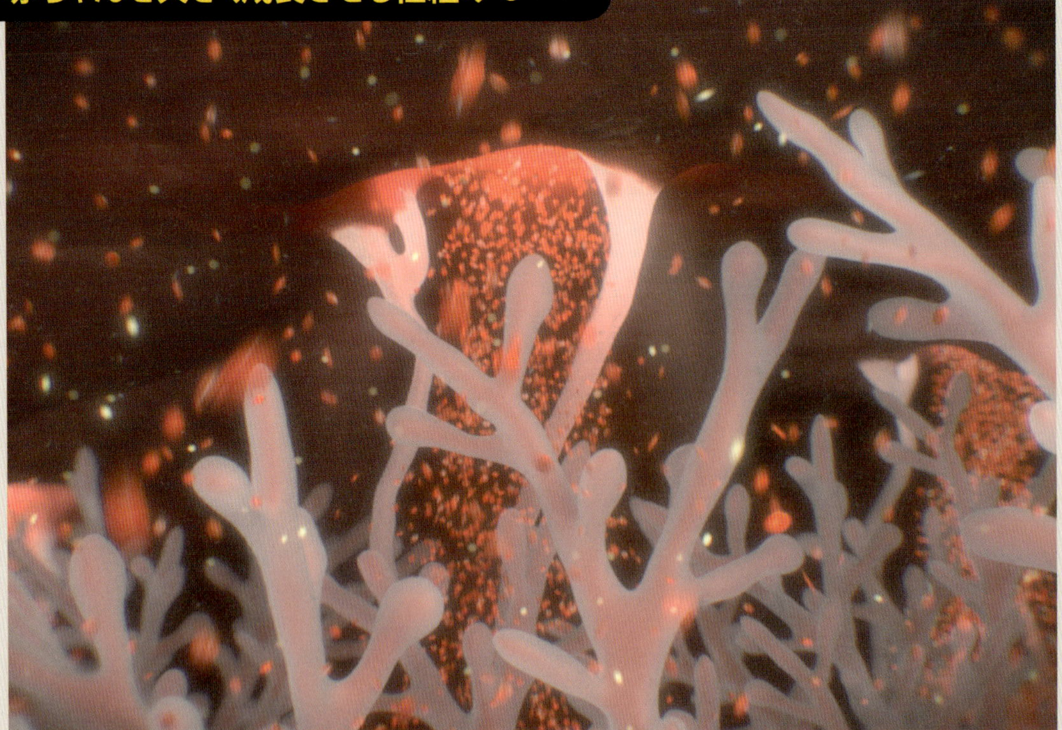

25. 大量の血液が、“赤ちゃんの木”を潤していく。

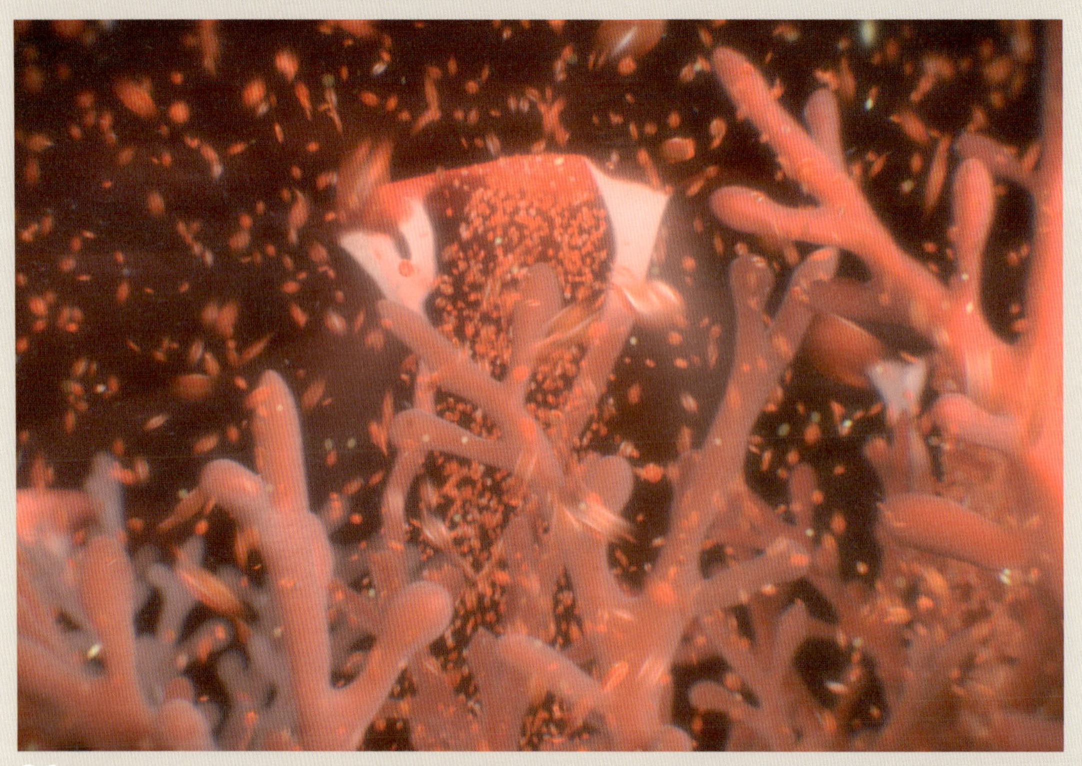

26. 母親の身を切るような壮絶な変化によってもたらされた、恵みの雨だ。

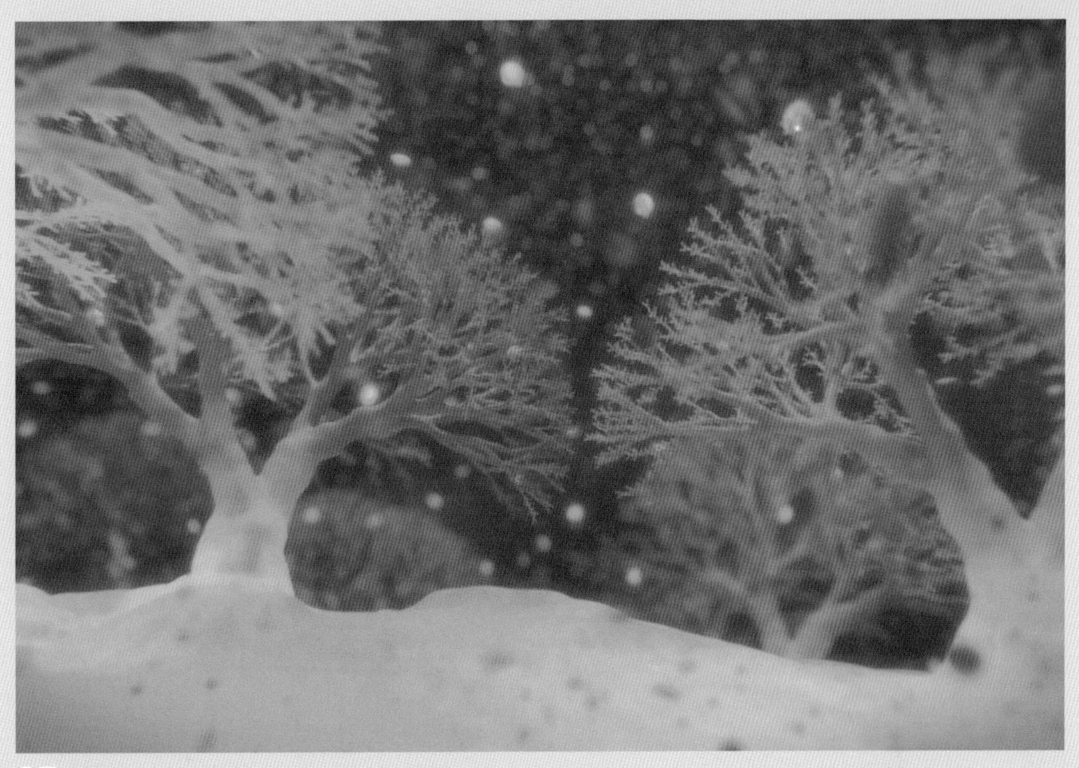

27. 胎盤の中の“赤ちゃんの木”が、次々に潤っていく。

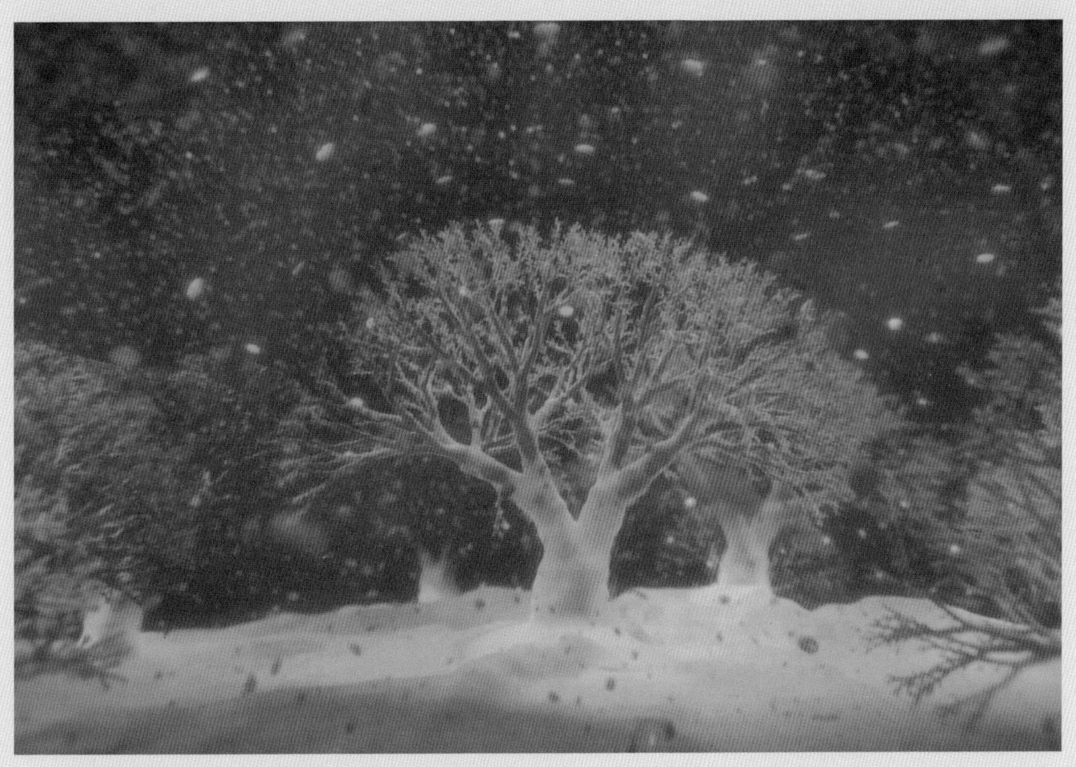

28. 大量の酸素と栄養を受け取った、“赤ちゃんの木”。

赤ちゃんを大きく成長させる仕組み 7（CG）

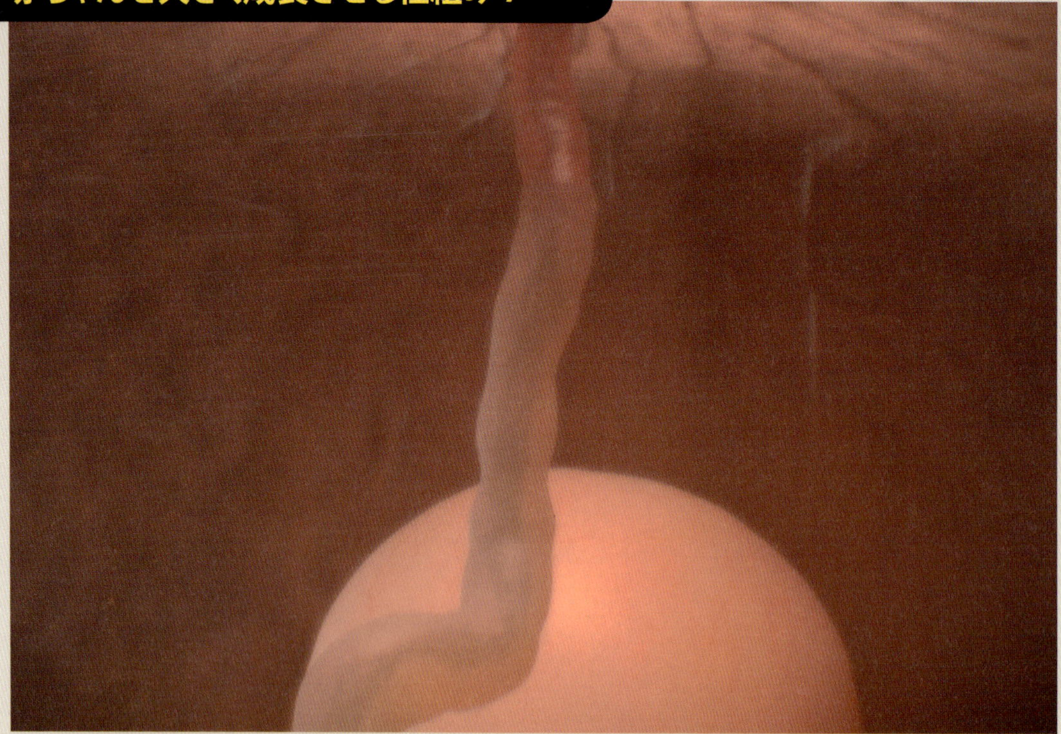

29. 十分な酸素と栄養が、へその緒を通って赤ちゃんへと届けられる。

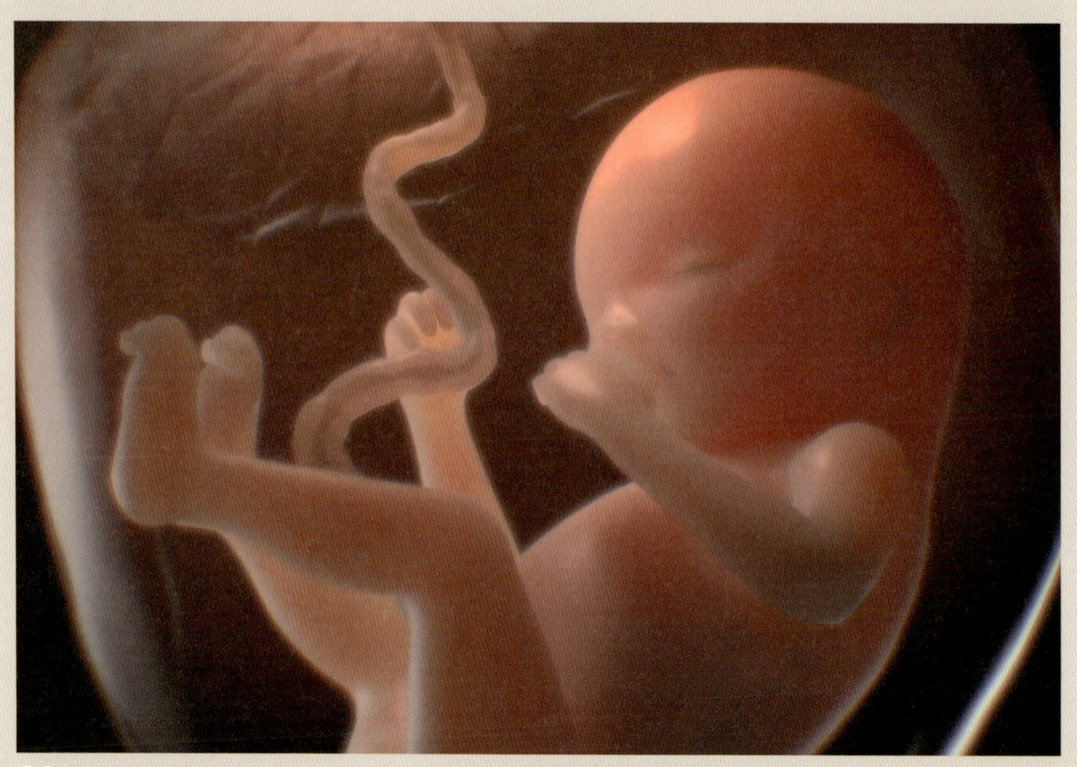

30. こうして、赤ちゃんは、大きく成長していくと考えられている。

もう1つの生命誕生物語

番組では、本編で登場されたM子さんご夫婦とは別に、もう1人の赤ちゃん誕生までの軌跡も取材した。協力してくださったのは、東京都に在住のR子さん・M男さんのご夫婦。

初めてご夫婦を取材したのは2016年末。R子さんが受精8週を迎えた頃だった。子宮に着床した受精卵は分裂を繰り返しながら、さまざまな種類の細胞へと分かれ、赤ちゃんの臓器が形づくられ始める頃だ。

4年間の不妊治療を経た後、顕微授精による待望の妊娠だった。ようやく宿った命の存在を知ったときのことをR子さんは、「不安が大きくて期待をしていなかった部分もあったのですが、着床してくれたことがとにかくうれしかったですね」と振り返る。

取材を始めて1週間後の受精9週、病院の超音波検査で映し出された胎内の赤ちゃんは16ミリメートルの大きさに成長していた。赤ちゃんの心臓が拍動を開始し、手足が整い始めている様子も確認された。

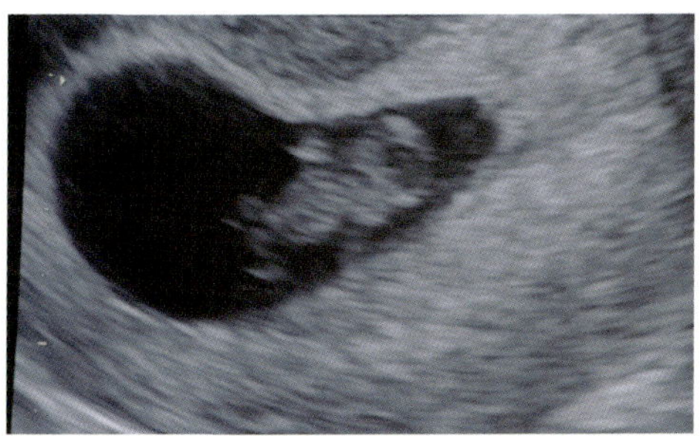

受精9週の赤ちゃんの様子。丸い頭がはっきりと確認できる。赤ちゃんを包み込む黒い部分は羊水だ。
画像：慶應義塾大学 田中守博士

「心臓が脈打っているね」と感動した様子のM男さんに、「手も見えるんだよ、ちゃんと」と笑顔で応じるR子さん。新たな命はしっかりと育っていた。

その後も、赤ちゃんは順調に成長していった。出産予定日までおよそ1か月となった2017年7月。大きなお腹をさすりながら、R子さんは「妊娠初期の頃は、本当に赤ちゃんがいるのかなっていうぐらいお腹も目立たなくて、実感が全然わかなかったんです。でも、みるみるうちに大きくなっていって、命が成長するスピードってすごく速いんだなと感じます」と語る。ここに至るまで、胎内では母と子の"ミクロの会話"が数えきれないほど交されてきたことだろう。

大きく育った赤ちゃんは、頻繁にR子さんのお腹を蹴るという。「私が笑ったときにお腹の赤ちゃんが動くこともあって、本当に一心同体みたいな気がしていたので、出産したら胎動がなくなるのは少しさみしい気もしますね」と、出産前の心情の変化ものぞかせる。

そして8月、出産のために入院したR子さんは、本格的な陣痛が始まる前に破水した。感染症などのリスクもあり、R子さん・M男さんご夫婦は、赤ちゃんの安全を考慮して、帝王切開での出産を選んだ。

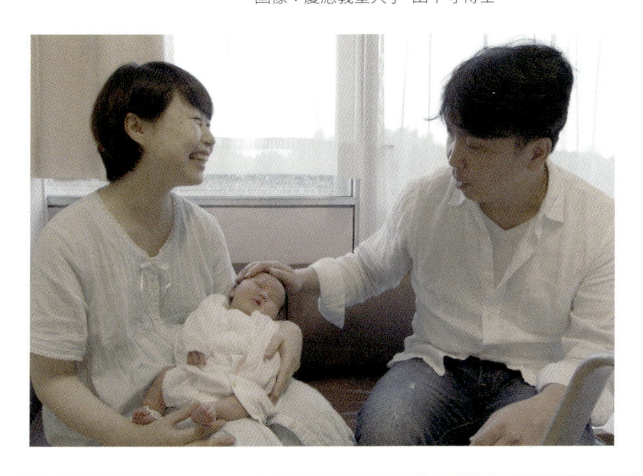

手術は無事成功。3,000グラムを超える元気な女の子が産声を上げた。「よかったな!」と声を弾ませるM男さん。「こんなに重かったんだね」と、赤ちゃんを抱いたR子さんがつぶやく。それは、まさに"命の重さ"だったに違いない。

この世に誕生した生命の数だけ、物語も存在する。母と子が、"ミクロの会話"を紡いで築きあげた物語の数々。その1つ1つが奇跡に満ち溢れているのだ。

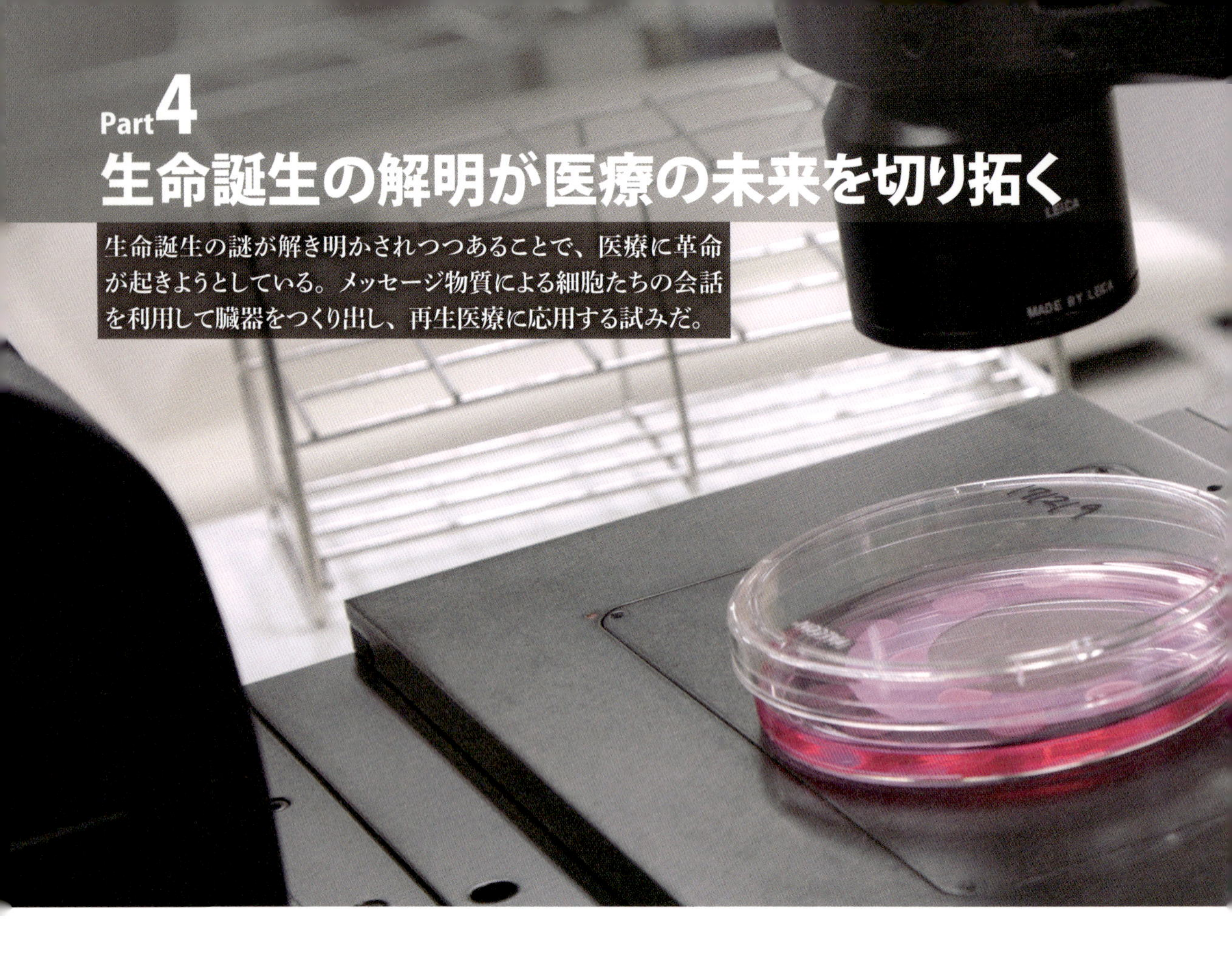

Part 4 生命誕生の解明が医療の未来を切り拓く

生命誕生の謎が解き明かされつつあることで、医療に革命が起きようとしている。メッセージ物質による細胞たちの会話を利用して臓器をつくり出し、再生医療に応用する試みだ。

原因不明の難病に苦しむ女の子

アメリカ・オハイオ州のシンシナティ小児病院で治療を受けている12歳のランドリー・マルホランドさんは、重い病気に苦しんでいる。食べたものを移動させる腸の働きが生まれつき損なわれており、膀胱(ぼうこう)、胆のう、胃などにも障害を抱えているのだ。主治医のマイケル・ヘルムラス医師は「ランドリーさんは、これらの臓器の筋肉がうまく働かないため、胃が空にならず、腸も収縮してくれません。口から食べるのが難しいので、点滴で栄養をとっています」と話す。

ランドリーさんの病名は、MMIHS（巨大膀胱短小結腸腸管蠕動(ぜんどう)不全症）という難病。原

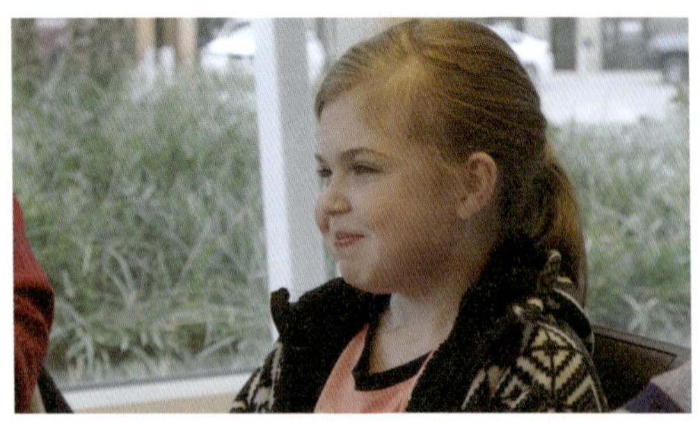

ランドリー・マルホランドさん、12歳。生まれつき、いくつもの臓器に障害がある難病を患っている。

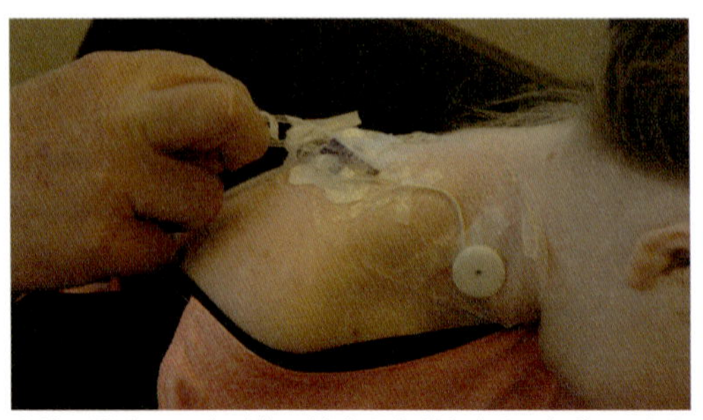

内臓の障害で、食べ物の消化吸収がうまくできず、口からの栄養摂取が難しい。そのため、点滴で栄養をとらざるを得ない。

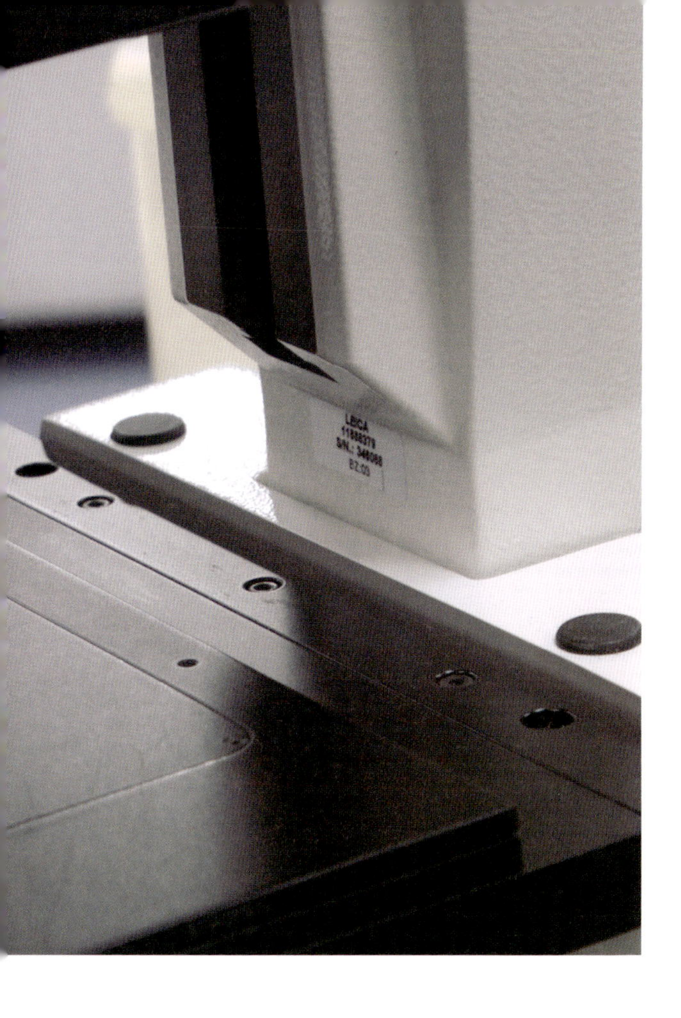

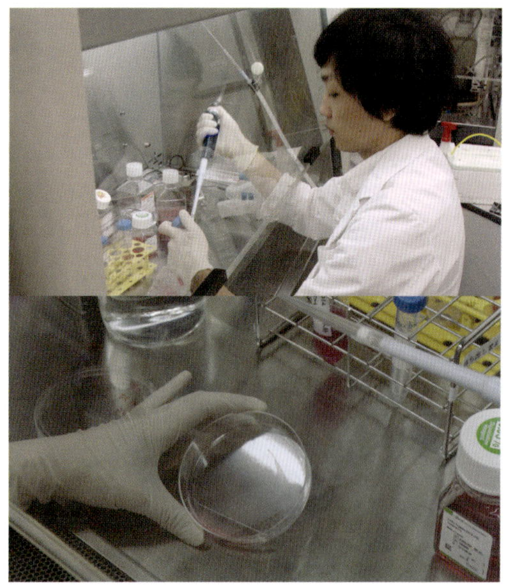

武部貴則医師の研究グループは、世界で初めて、iPS 細胞を用いた「ミニ肝臓」をつくることに成功した。

因は不明だが、胎児のときにメッセージ物質が適切に働かなかったことが影響していると考えられている。「これまでに明らかになっている遺伝病の中に、ランドリーさんの状態を理解するための手掛かりはありません。解明するには研究を進めることが必要です」とヘルムラス医師。有効な治療法がないので、ランドリーさんの臓器ができるだけ機能するよう、ときには外科手術なども駆使し、体調を管理することに最善を尽くしている。

肝臓移植の代わりになる再生医療

これまでに何度も手術を繰り返してきたランドリーさんだが、次第に肝臓の状態が悪化してきた。そんなランドリーさんの治療に関わり始めたのが、Part 2 で紹介した武部医師だ。武部医師は、シンシナティ小児病院オルガノイドセンター副センター長・東京医科歯科大学教授・横浜市立大学教授を兼務している。

武部医師は、iPS 細胞からつくった肝臓を患者の体に埋め込むことで、失われた肝臓の機能を補う研究を進めている。もしこれが実現すれば、肝臓が極度に悪化して臓器移植を待っているような患者でも、肝臓を提供してもらう必要がなくなる。この夢の再生医療には、世界中で多くの科学者たちが挑戦しているが、なかなか実現していない。

生命誕生の過程の解明によって、さまざまな臓器の細胞をシャーレの上で生み出せるようになったのに、なぜうまくいかないのだろうか? 実は、iPS 細胞などから単に肝臓の細胞（肝細胞）だけをつくって寄せ集めただけでは、「臓器」として働かない。肝臓を構成する複数の細胞が正しく立体配置されることで、初めて機能を発

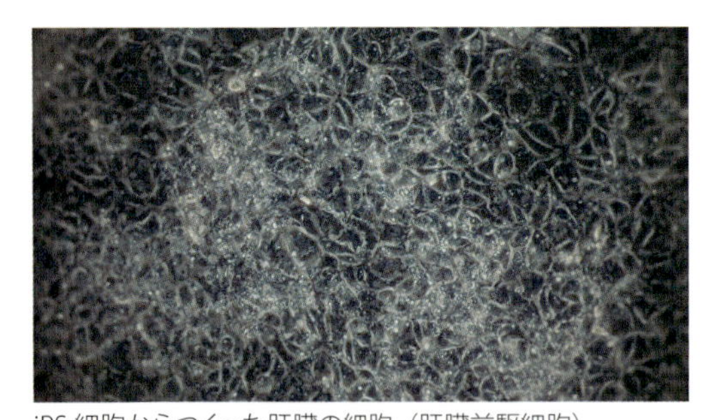

iPS 細胞からつくった肝臓の細胞（肝臓前駆細胞）。

画像：シンシナティ小児病院／東京医科歯科大学／横浜市立大学 武部貴則医師

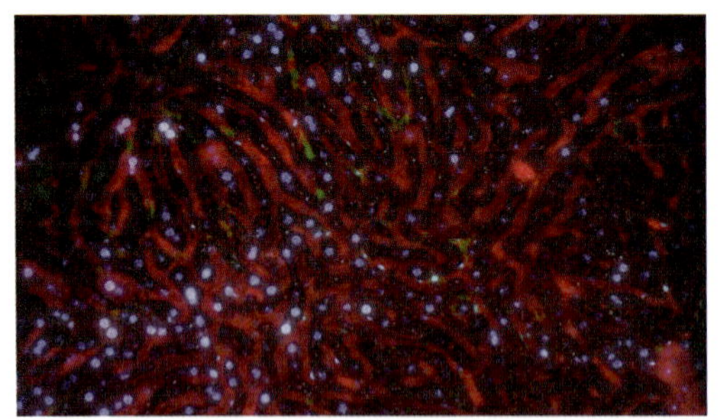

生きているマウスの肝臓の内部。網の目のように広がる毛細血管のすき間に、青く見えている丸いものが肝臓の細胞の核だ。

画像：自治医科大学 西村智博士

揮できるようになるからだ。

では、正常な肝臓の組織で、細胞はどのように配置されているのか。ハイビジョンの 16 倍も高精細な 8K カメラを搭載した顕微鏡で、生きたマウスの肝臓を見てみた。そこには、数多くの肝臓の細胞の間を縫ってびっしりと毛細血管が張り巡らされているのが見て取れる。肝臓が機能するには、この網の目のような毛細血管を含む構造が欠かせないが、あまりにも複雑で人工的につくり出すのはほぼ不可能と考えられてきた。

これを可能にしたのが横浜市立大学の研究グループだった。実験を重ねる中で、母親の胎内で起きている細胞同士の会話を真似することを思いついたのだ。その手法は iPS 細胞からつくり出した 3 種類の細胞を混ぜ合わせるというもの。肝臓になる途中の細胞（肝臓前駆細胞）、血管の細胞（血管内皮細胞）、それらの周囲を支える細胞（間葉系細胞）をシャーレの上で混ぜることで、胎児の肝臓ができる途中に似た状況をつくり出した。これを母親の胎内に近い環境で培養する。

ある日、シャーレの中には、毛細血管の構造を兼ね備え、肝臓の機能を果たせる細胞の塊が生まれていた。細胞同士が互いにメッセージをやりとりし、立体配置されたのだ。「実は初めは、3 種類の細胞を単純に合わせただけで、機能を持つ立体的な細胞の塊になるとは想定していませんでした。実験していく中で分かったのです。3 種類の細胞の中でも重要な役割を果たしているのは、間葉系細胞でした。間葉系細胞が自由に動ける環境で培養し続けると、他の 2 種の細胞と相互作用し、立体的な細胞の塊になることが分かりました」と武部医師。

何になるべきかを知っていた細胞

できあがったのは、大きさわずか数ミリメートルながら、内部に網の目のような血管が備わった、「ミニ肝臓」だ。果たして、体の中で働くのか――。

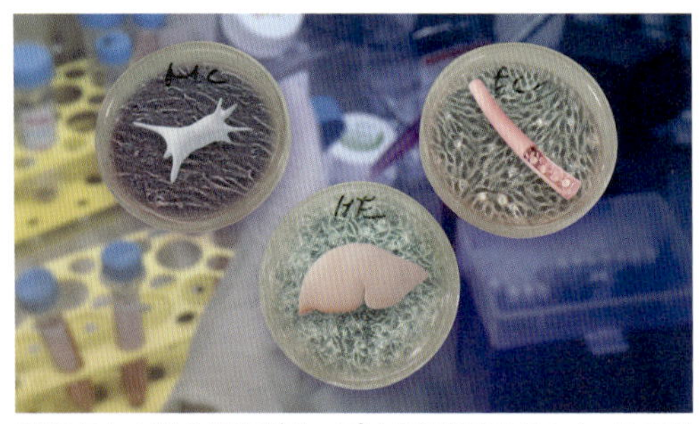

横浜市立大学の研究グループは iPS 細胞からつくった 3 種類の細胞を混ぜ合わせた。

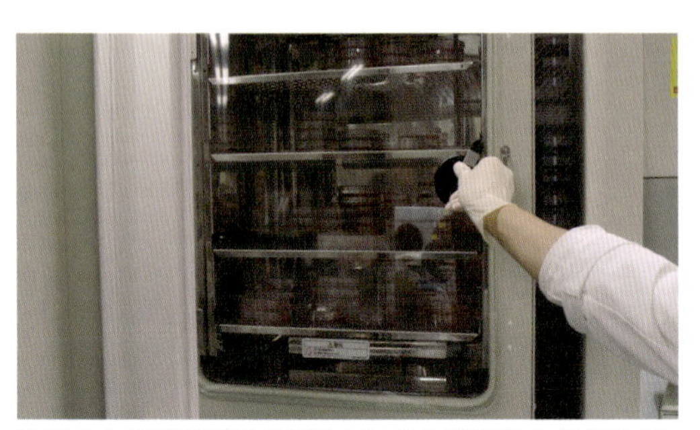

胎児の中で肝臓ができる途中に似た状況をつくり出して、培養する。

iPS 細胞からミニ肝臓ができるプロセス

画像：横浜市立大学

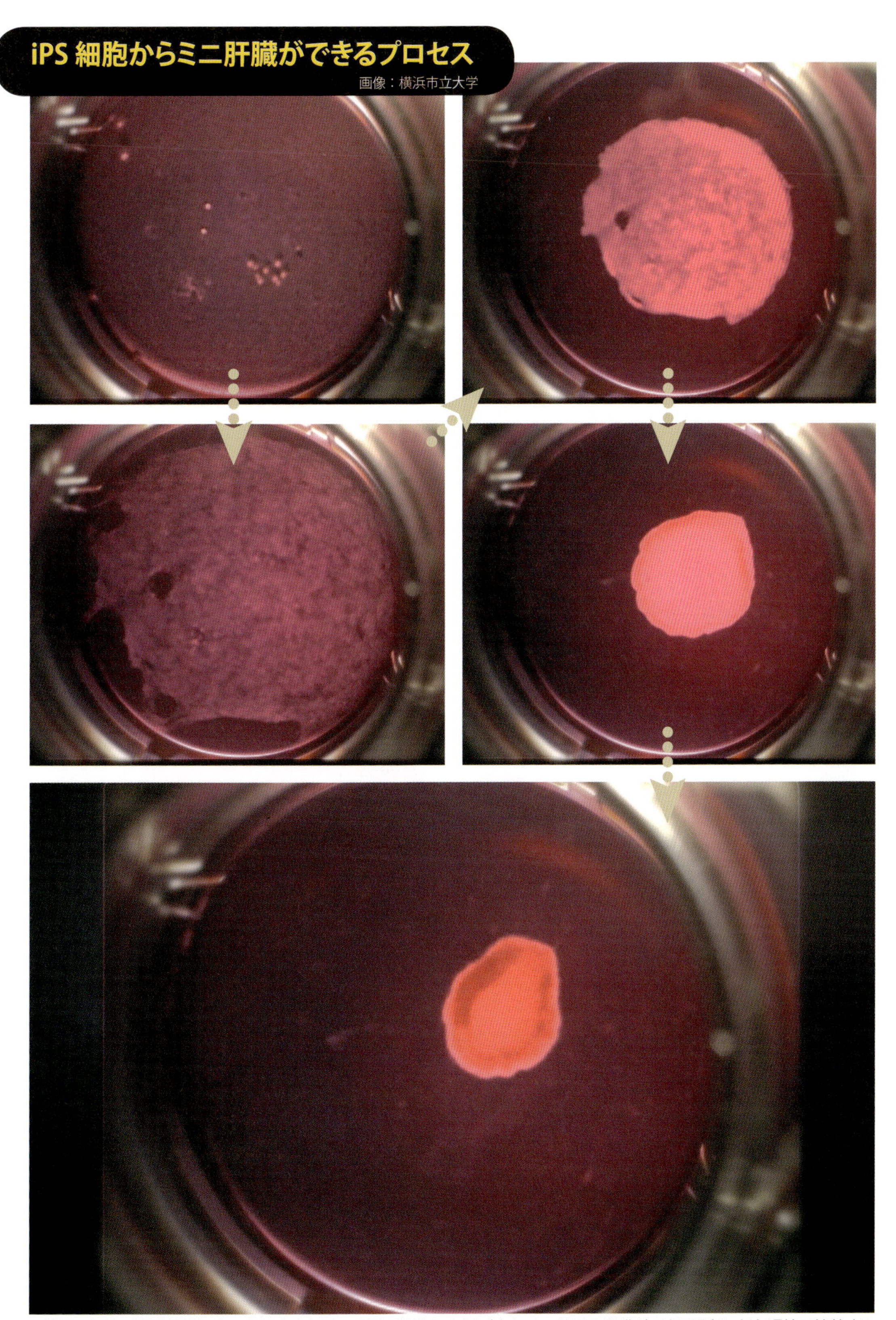

3 種類の細胞（肝臓前駆細胞、血管内皮細胞、間葉系細胞）を混ぜ合わせ、胎児の肝臓ができる過程に似た環境で培養すると、バラバラだった細胞たちが 2 〜 3 日以内に自然に集まり、大きさわずか数ミリの塊ができた。これがミニ肝臓だ。

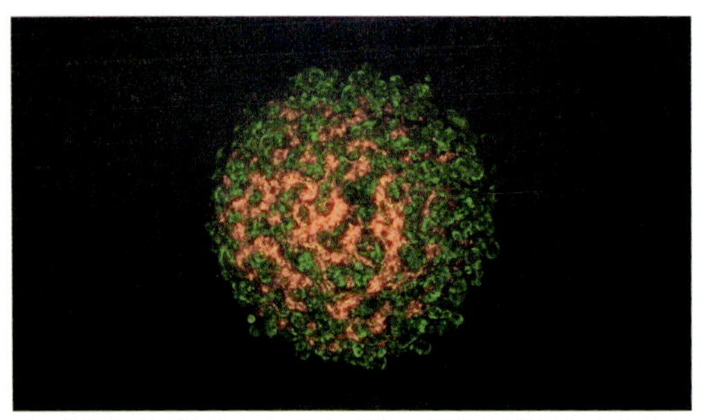

ミニ肝臓（肝臓のオルガノイド）。緑色の細胞と赤色の血管が見える。武部医師らは、このミニ肝臓を患者の体内に移植する治療を目指している。　画像：Springer Nature

武部医師らは、肝臓の働きが低下しているマウスに、このミニ肝臓を移植して治療効果を確かめてみた。すると、移植していないマウスでは30日後の生存率が22%だったのに対し、移植したマウスでは94%と飛躍的に高まった。体内で肝臓の働きが回復したのだ。

「これまでは、平面的な培養皿で臓器の細胞をつくる研究が多かったのですが、私たちの立体的なミニ肝臓を利用すれば、複雑な病気の理解や移植への応用といった未来が拓けるのではないかと考えています」と武部医師は話す。実はいま、武部医師の発見などがきっかけとなって、立体的な構造や機能を持ったミニ臓器をつくる研究が爆発的に進歩し始めている。「オルガノイド」と呼ばれるこれらのミニ臓器は、移植ができるほどのものはまだわずかだが、病気のメカニズムを探ったり、薬の効能や副作用を調べたりする実験に活用が始まっている。武部医師は、オルガノイドを「細胞の意思が備わった組織」と表現する。オルガノイドをつくり出すには、iPS細胞やES細胞に備わる「臓器をつくり出す力」、つまり、Part 2で登場した“ドミノ式全自動プログラム”を起動させたうえで必要な細胞を複数つくり出し、互いのメッセージ物質を介した会話を利用することが重要だと分かったからだ。

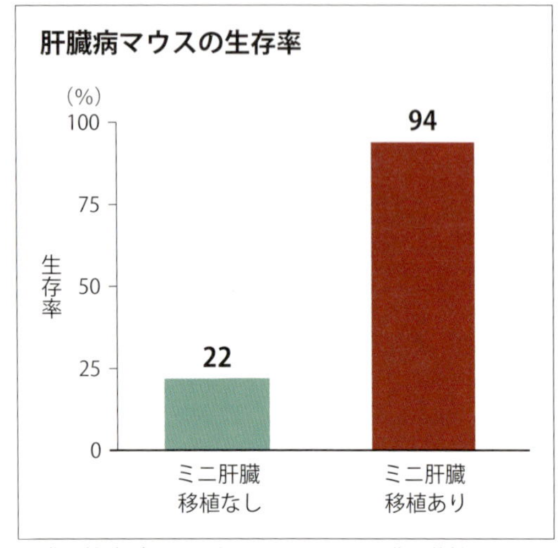

肝臓の機能が低下したマウスにミニ肝臓を移植すると、移植していないマウスに比べて、30日後の生存率が大きく向上した。　データ：横浜市立大学

シンシナティ小児病院オルガノイドセンターセンター長のアーロン・ゾーン博士も、「細胞は自分自身が何になるべきかを知っている」と話す。環境を整えさえすれば、細胞は自ら変化し、機能を発揮する組織・臓器になっていくというのだ。既にシンシナティ小児病院では、胃酸を出す胃のオルガノイド、神経細胞を合わせ持つために蠕動（ぜんどう）運動ができる腸のオルガノイドなどがつくられ始めている。

生命誕生に学ぶ未来の医療

iPS細胞からつくり出したミニ肝臓。人に対してはどこまで期待できるのだろうか。ミニ肝臓は、胎児期につくられる肝臓に近く、働きが十分ではないが、体内に移植すると大人の肝臓の働きに近づいていくことが分かってきた。つまり、病気の人にミニ肝臓を移植できれば、最終的には

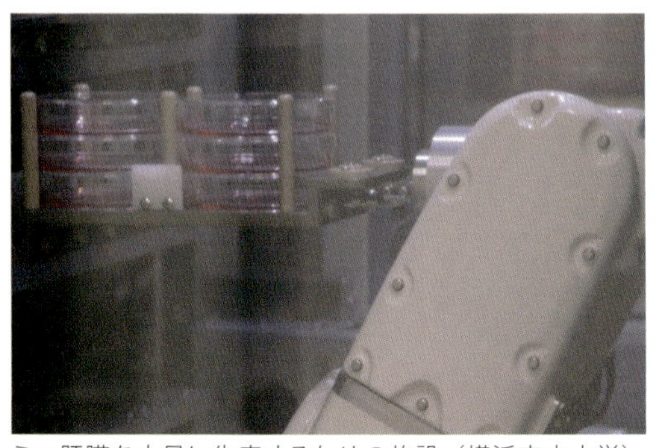

ミニ肝臓を大量に生産するための施設（横浜市立大学）。クリーンルームではロボットアームも利用し、培養などの作業が行われている。

大人の肝臓となって働くようになり、治療効果が期待できそうなのだ。肝臓の機能が失われてしまう病気の人に移植できれば、たくさんの人を病気から救える可能性が広がる。

「私は、臓器移植を待ちながらも、それがかなわない患者を救えるようにと研究を続けてきました。ミニ肝臓を使ってランドリーさんの病気も治せればと思っています」と武部医師は話す。既にミニ肝臓を大量生産するための施設が横浜市立大学内に整備され、2017年から稼働し始めている。2020年には、重い肝臓病を患う子どもたちを対象に臨床研究を開始したいという。

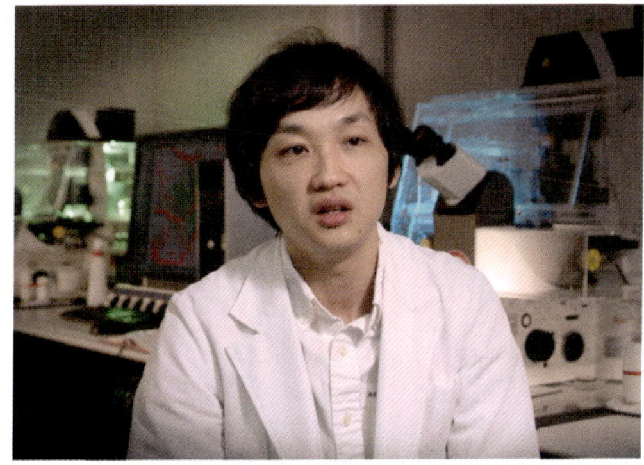

武部医師らは、2020年にミニ肝臓を用いた臨床研究を開始したいという。

“ミクロの会話”がもたらす希望の光

武部医師は、オルガノイドの研究が生命誕生解明へのアプローチにもなると考えている。「これまでは、人間の臓器ができあがっていく過程を直接見て研究することはできませんでした。ミニ肝臓で起きることは、母親のお腹の中で起きることに近いといえます。つまり、ミニ肝臓で細胞たちがどんな会話をしているのかを突き止めれば、生命誕生の神秘により近づくことができるでしょう。ミニ肝臓によって人体の不思議に迫り、生命誕生の理解にもつなげるということが直近の未来に起き得ると考えています」と語る。

私たちの誰もが、たった1つの受精卵から始まった。そこから母親の子宮の中で大きく成長し、この世界に誕生する。10か月におよぶその道のりでは、たくさんのメッセージ物質の働きが欠かせないことが明らかになってきた。さまざまな細胞が、適切な場所とタイミングで、“ミクロの会話”を繰り返し、私たちをつくり上げたのだ。メッセージ物質が解き明かす生命誕生の神秘。それは、医療の未来をも希望の光で照らし始めている。

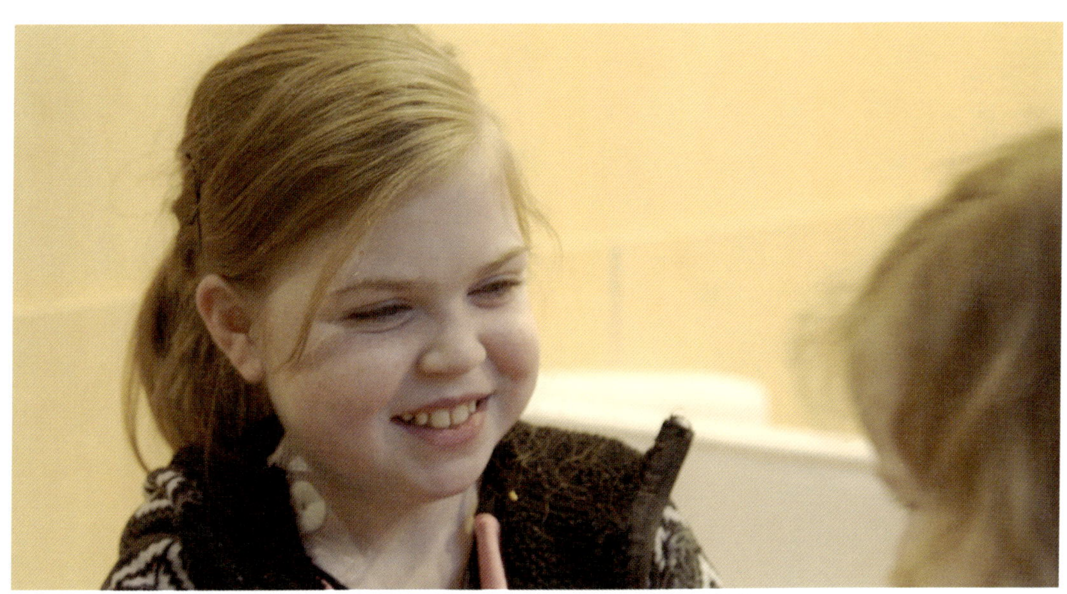

ランドリーさんのような病気を患う人たちにとって、新たな再生医療の実現は希望の光だ。

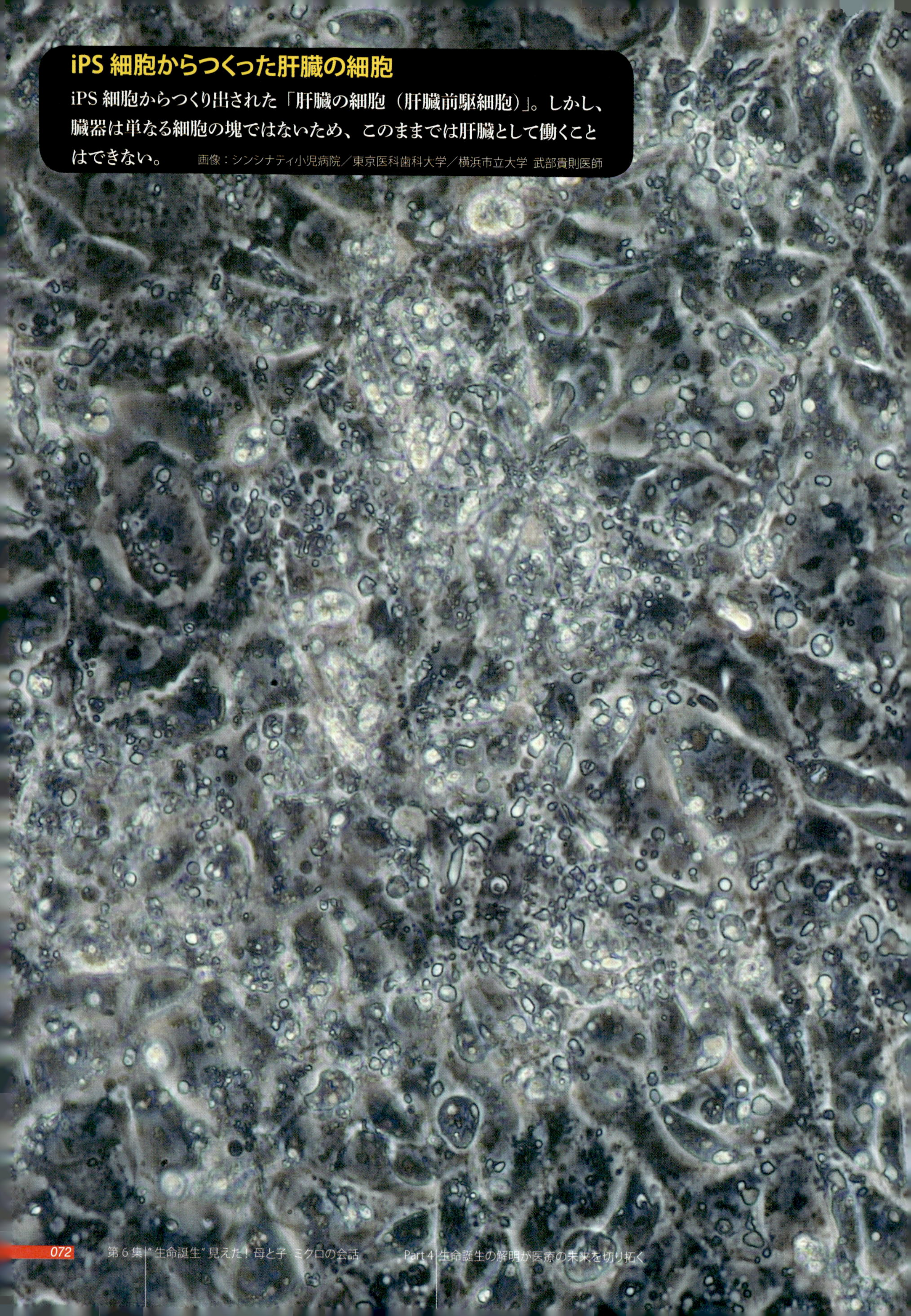

iPS細胞からつくった肝臓の細胞

iPS細胞からつくり出された「肝臓の細胞（肝臓前駆細胞）」。しかし、臓器は単なる細胞の塊ではないため、このままでは肝臓として働くことはできない。　画像：シンシナティ小児病院／東京医科歯科大学／横浜市立大学 武部貴則医師

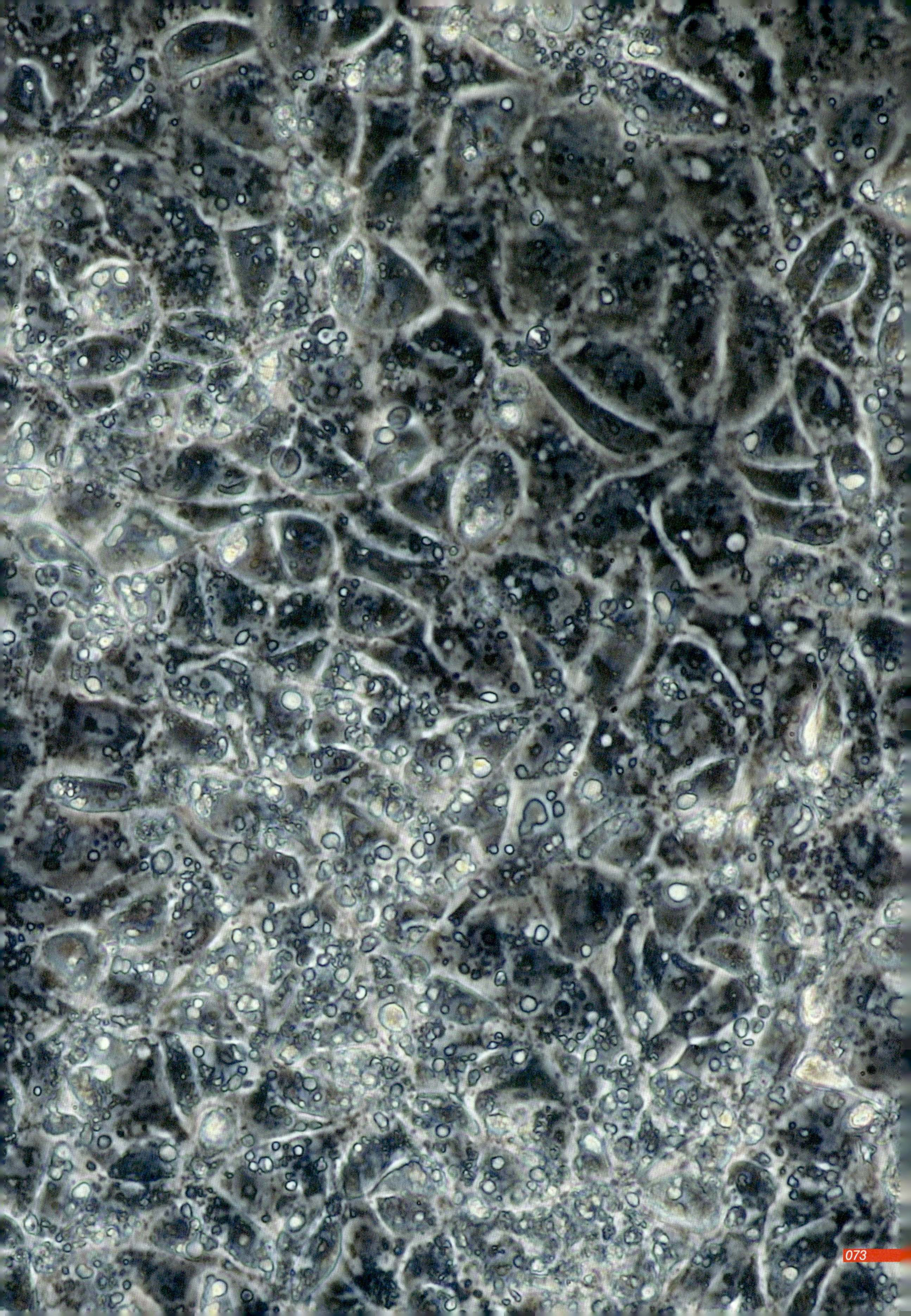

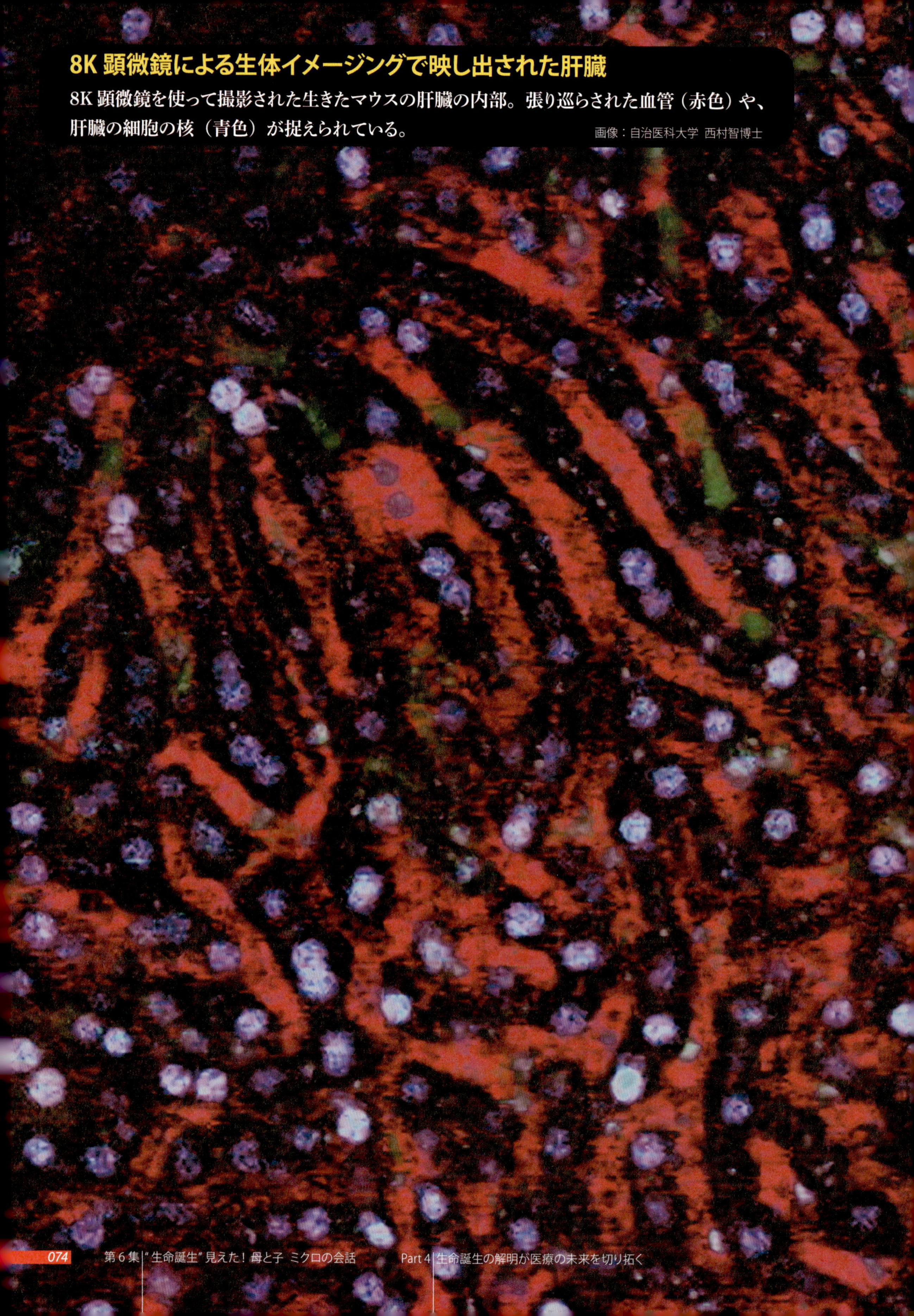

8K 顕微鏡による生体イメージングで映し出された肝臓

8K 顕微鏡を使って撮影された生きたマウスの肝臓の内部。張り巡らされた血管（赤色）や、肝臓の細胞の核（青色）が捉えられている。

画像：自治医科大学 西村智博士

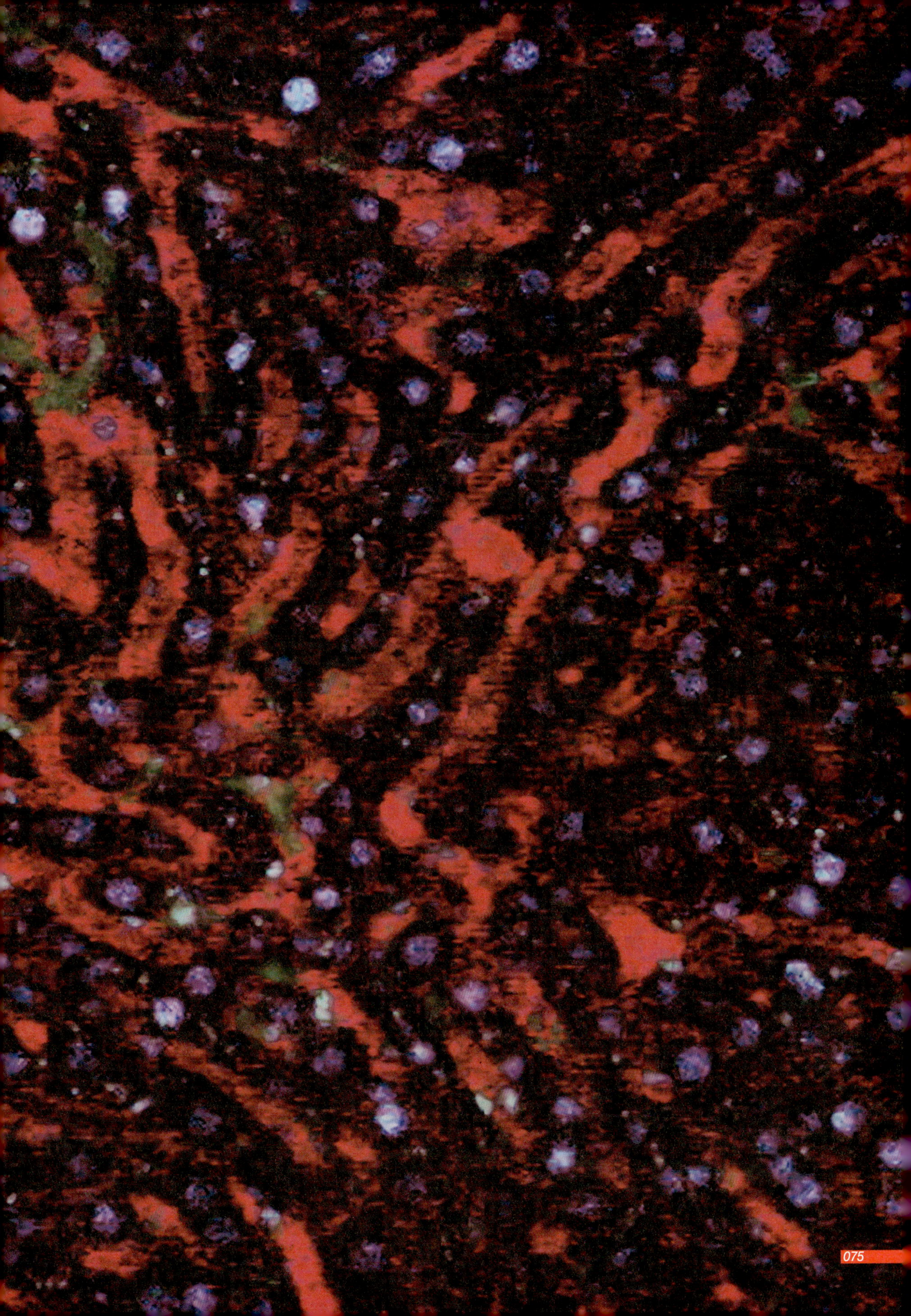

iPS 細胞から作製されたミニ肝臓

iPS 細胞からつくり出されたミニ肝臓には、重い肝臓病の患者を治す可能性が秘められている。緑色が細胞で、赤色が血管だ。 画像：Springer Nature

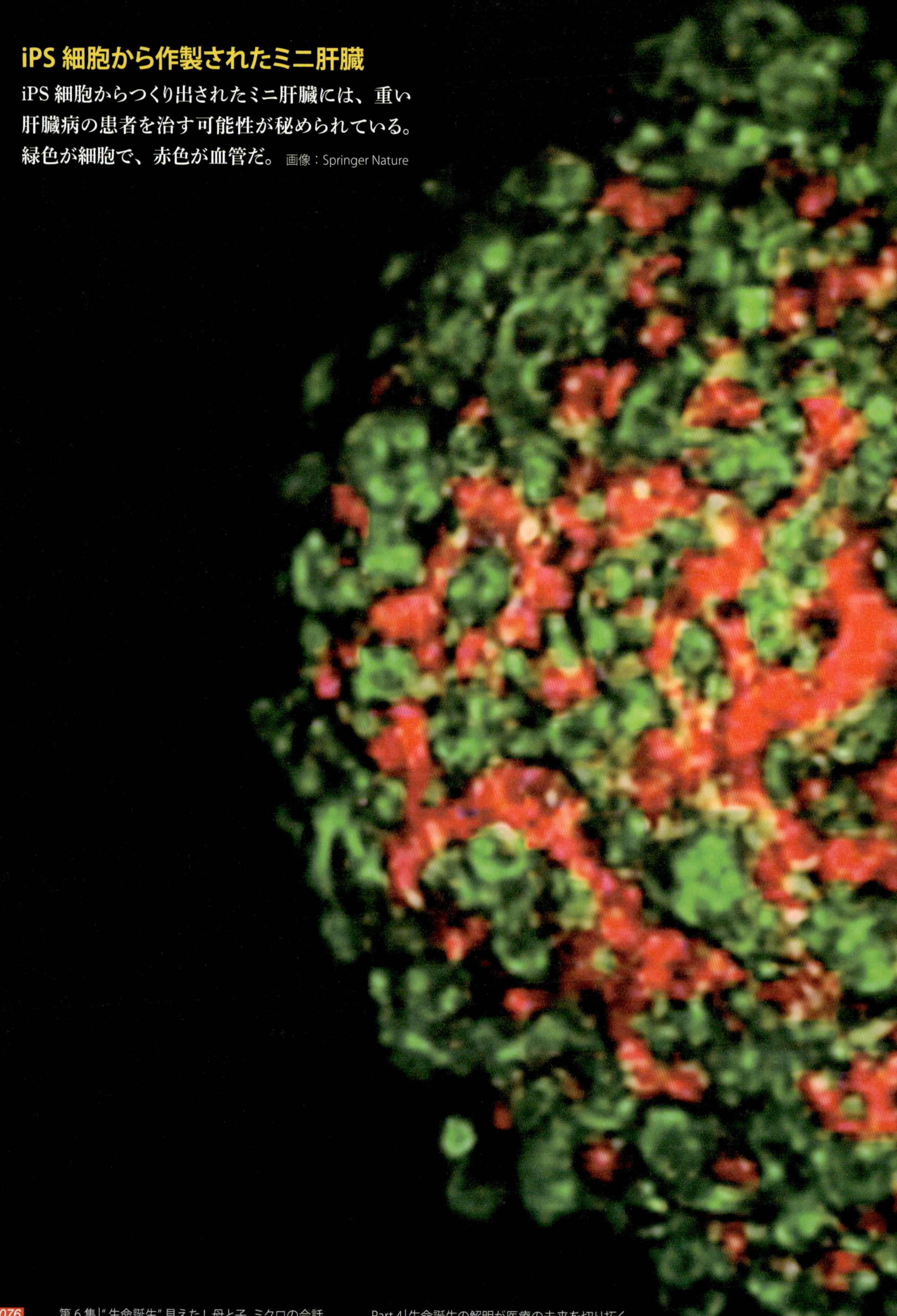

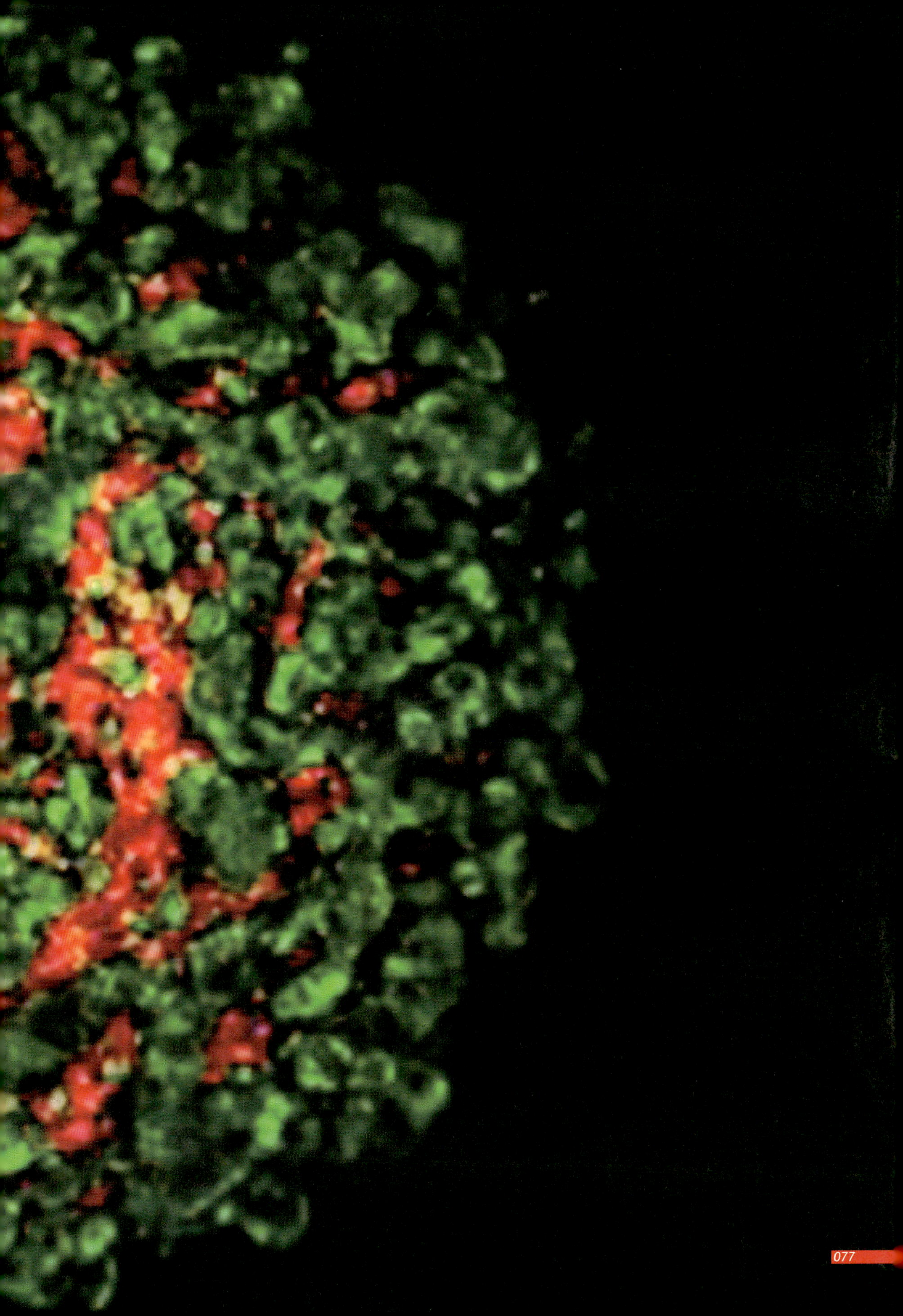

あなたが生まれてきた“奇跡”

メッセージ物質によって、母と子で交わされるさまざまな会話。そのどれもがお腹の赤ちゃんの成長に欠かせないものだ。その過程を見ていくと、生命の誕生は“奇跡”のようにも思えてくる。だが、この“奇跡”は、あなたに、そしてすべての人に起きた物語なのだ。

（右下の写真は、番組で取材したM子さんの娘さん）

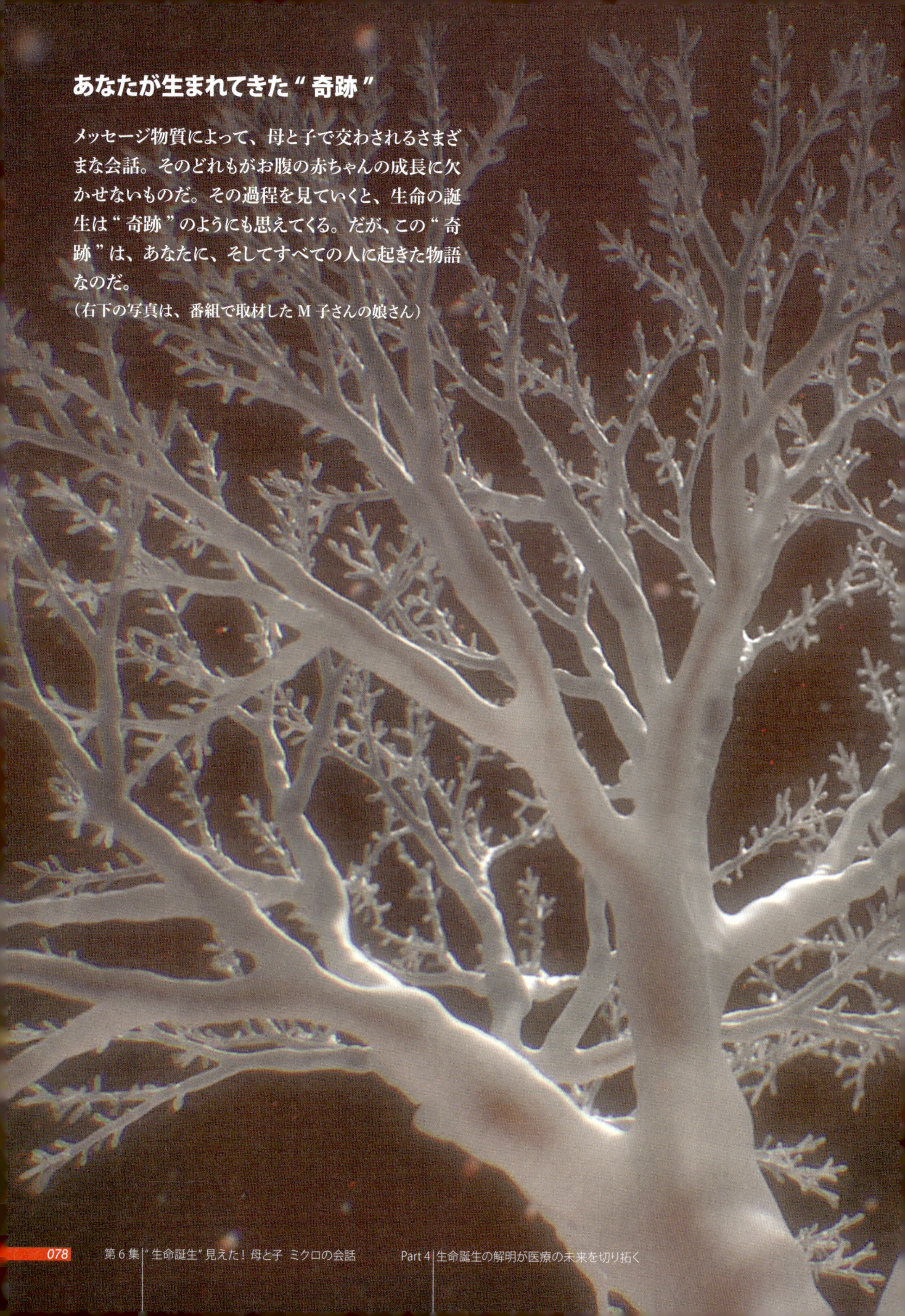

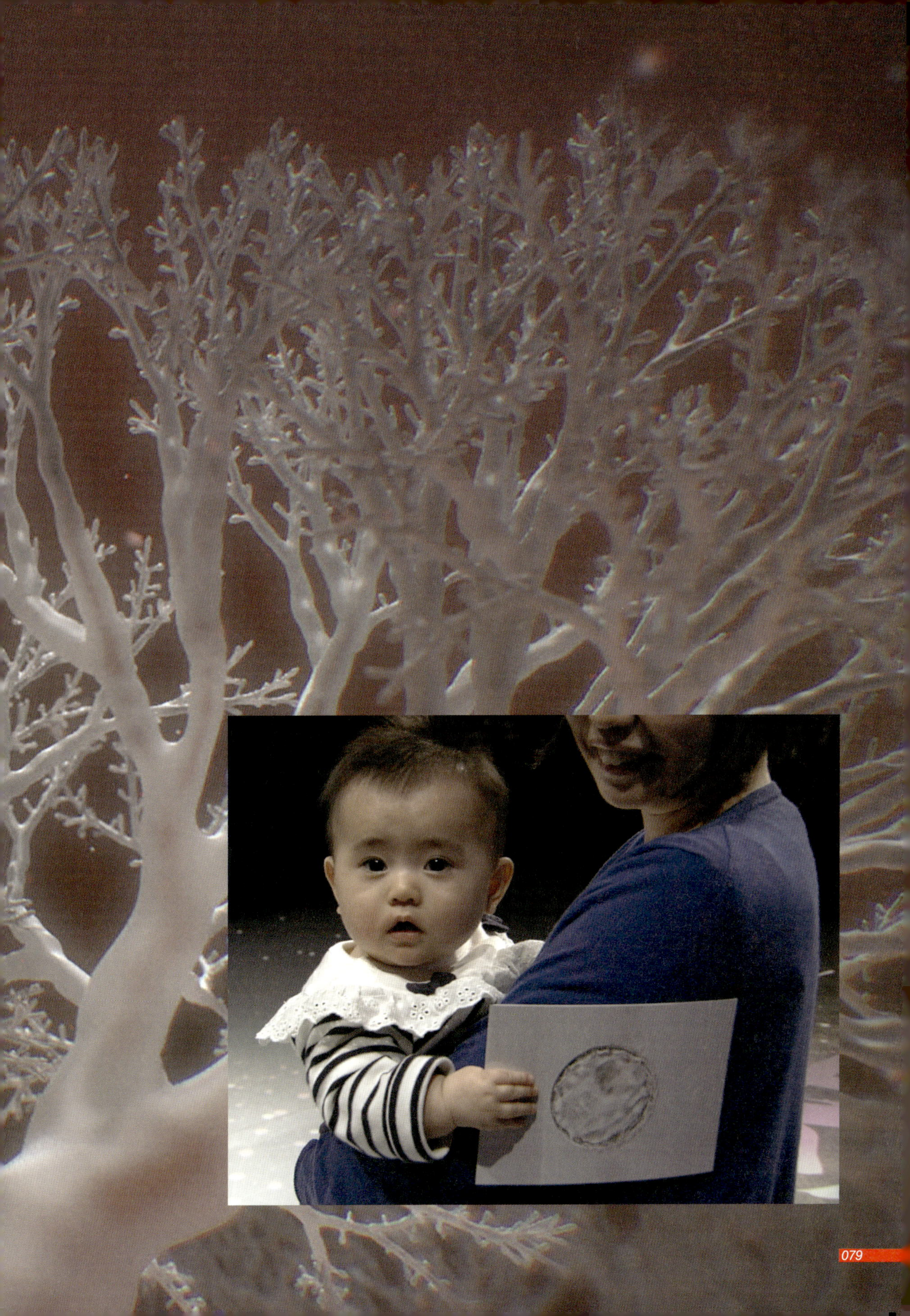

臓器づくりに欠かせない細胞同士の会話

細かく枝分かれして入り組んだ肺の「気管支」や、毛細血管が球状になった腎臓の「糸球体（しきゅうたい）」など、人体の中には非常に複雑な形を持った臓器がたくさんある。それらの臓器は、一体どのようにして形づくられていくのだろうか——。

気管支の枝分かれの秘密

九州大学大学院医学研究院系統解剖学分野教授の三浦岳（みうらたかし）博士の研究グループは、複雑な気管支の枝分かれ構造が生まれる仕組みをコンピュータシミュレーションで探っている。ヒントにしたのは、イギリスの天才数学者であるアラン・チューリング博士が1950年代に提唱した理論だ。

この理論は、「2つの物質が生物の体内で反応し合いながら拡散するとき、そこに物質の濃淡の波ができ、その波が生物の形や模様をつくり出す」というもの。しかし、長らく実際の生物では証明できず、否定的な評価が大半を占めていた。

ところが1995年、大阪大学大学院生命機能研究科教授の近藤滋（こんどうしげる）博士らが、タテジマキンチャクダイという表皮が縞模様の魚を使って検証し、チューリング理論の正しさを証明した。さらにその後、黒色と黄色の模様を持つゼブラフィッシュを用いた研究で、興味深い事実が明らかになった。ゼブラフィッシュの模様をつくる黒い細胞と黄色い細胞は、互いに相手の細胞を増やしたり、減らしたりするという、相反する2つの作用を持っていたのだ。この2つの作用の働く度合いによって、斑点や縞といった多様な模様がつくられることが分かってきた。

三浦博士は、肺の気管支の枝分かれもこのチューリング理論で説明できるのではないかと考えた。気管支は、胎児の成長とともに徐々に枝分かれして育っていくが、このとき、周囲の細胞が出すFGF（線維芽細胞増殖因子）という「成長因子」が気管支の細胞に働きかけることが分かっている。成長因子は、細胞に「伸びなさい」と伝えるメッセージ物質なのだ。しかし、それだけで気管支の枝分かれを再現しようとすると非常に複雑なプログラムが必要だった。

そこで三浦博士は、肺の中で放出されているもう1つのメッセージ、「抑制因子」を関与させることにした。抑制因子を出すのは、気管支の細胞自身だ。周囲の細胞に作用してFGFを減らす働きがある。つまり、「あまり伸びたくない」という気管支の細胞からのメッセージといえる。

三浦博士らが、2つの因子を用いてシミュレーションを行ったところ、比較的単純な条件でも、実際の気管支の枝分かれによく似た構造がひとりでに現れた。まず、成長因子の濃度が高いところが伸びていき、突起となる。突起の部分でも成長因子の濃度が高いところと低いところができ、高いところだけ伸びて新たな突起となる。突出する部分ほど抑制因子の濃度は低くなるため、他と比べてどんどん伸びていく。それがやがて気管支の複雑な構造を形づくっていく。

気管支の形成は、一方的に「導かれていく」のではなく、細胞同士がメッセージ物質を介して互いに「相談する」ことで、複雑な構造を比較的単純につくり出している可能性が浮かび上がってきた。気管支の細胞が

気管支と肺の発生

胎児が成長していくにつれて気管支は枝分かれを繰り返し、肺を形づくっていく。

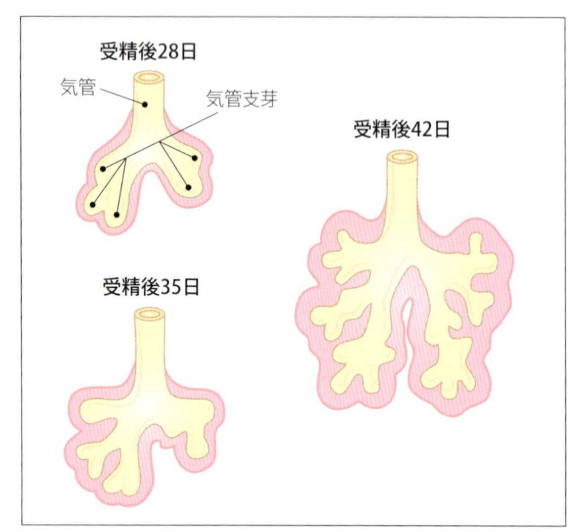

Keith L. Moore/ T.V.N. Persaud（原著）/ 瀬口春道ほか（訳）『ムーア人体発生学 原著第８版』（医歯薬出版）をもとに作成

気管支の枝分かれの仕組み

成長因子と抑制因子の濃淡の波（濃度の割合の違い）が、気管支の枝分かれをつくり出すと考えられる。

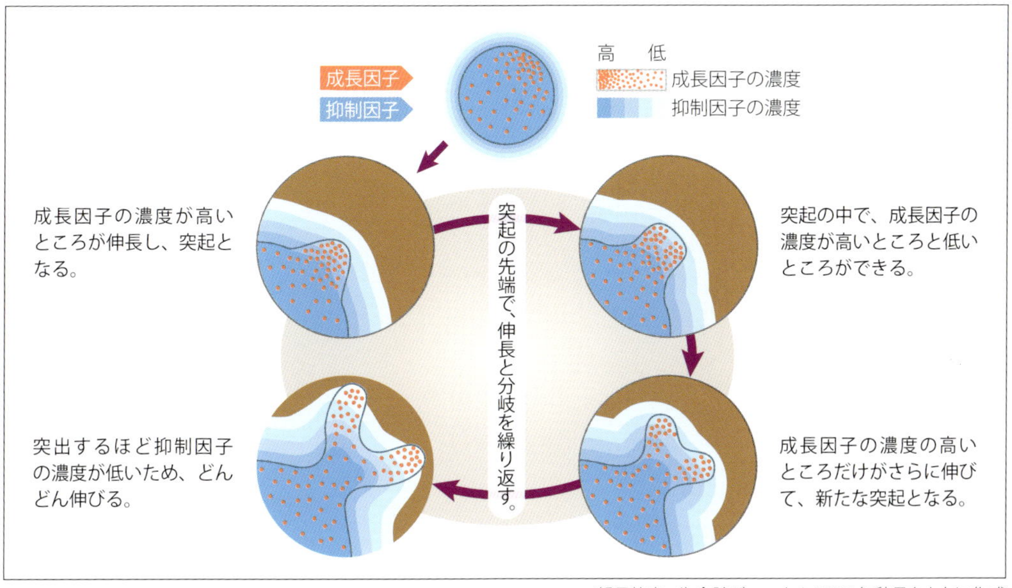

望月敦史：生命誌ジャーナル 2007 年秋号をもとに作成

出す抑制因子にはいくつかの候補があるが、三浦博士はShh（ソニック・ヘッジホッグ）と呼ばれる物質がその1つであると考えている。

細胞の配置が決まる仕組み

さらに、臓器を完成させるうえで重要な課題がある。それは臓器の中に、さまざまな種類の細胞をどう配置していくか？ というものだ。いわば、建設が終わった後の“内装工事”のようなものともいえる。この細胞の配置が決まる仕組みにも、細胞同士のメッセージのやりとりが深く関わっている。

例えば呼吸器。酸素の取り入れ口となる鼻や口から肺の奥まで1本の管としてつながっており、気管、気管支、細気管支（さいきかんし）、肺胞（はいほう）という各領域に分かれているが、体の中に進むにつれて役割が異なってくるため、それぞれの表面の細胞（上皮細胞）の種類も変わっていく。

喉（のど）の下にある気管は「毛でゴミを運ぶ細胞」（繊毛（せんもう）細胞）が主体で、外から入ったゴミや細菌、ウイルスを粘液と絡めて排除する働きを担っている。奥の気管支になると繊毛細胞は減り、「分泌液を出す細胞」（クラブ細胞）が増えてくる。クラブ細胞が分泌する液体は微生物を殺菌したり、吸気に

肺の気管支内部（電子顕微鏡画像）

緑色の部分が、異物を外に出す働きを担う「繊毛細胞」。紫色の部分は分泌液を分泌する「クラブ細胞」。
※ラットで撮影。白黒画像にイメージで彩色。

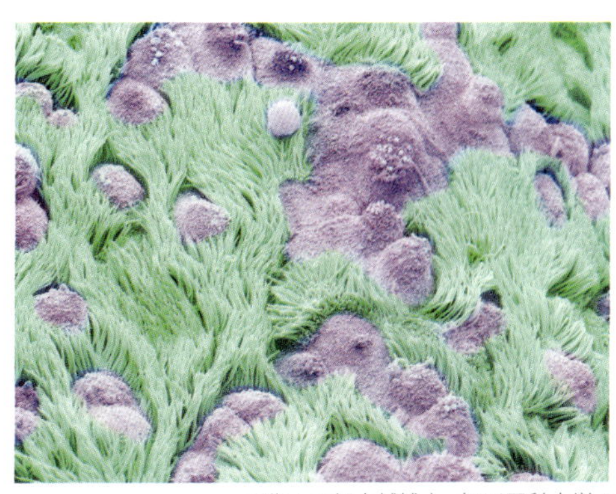

画像：甲賀大輔博士・旭川医科大学／日立ハイテクノロジーズ／NHK

湿気を与えたり、細い気管支がくっついて閉じないようにする働きを持つ。こうした細胞がそれぞれの領域の表面において、絶妙な割合で正しく並んでいないと、各々の役割を果たすことができない。

この細胞の配置が決まるメカニズムの解明に取り組んでいるのが、理化学研究所多細胞システム

呼吸器の構造と上皮細胞の分布パターン

呼吸器の表面は、数種類の上皮細胞で構成されている。気管では、表面に細かい毛を持つ「繊毛細胞」が多く、気管支、細気管支へと進むにつれて、「クラブ細胞」の割合が増える。領域ごとに上皮細胞の分布パターンを変えることで、その領域に特化した機能を実現している。

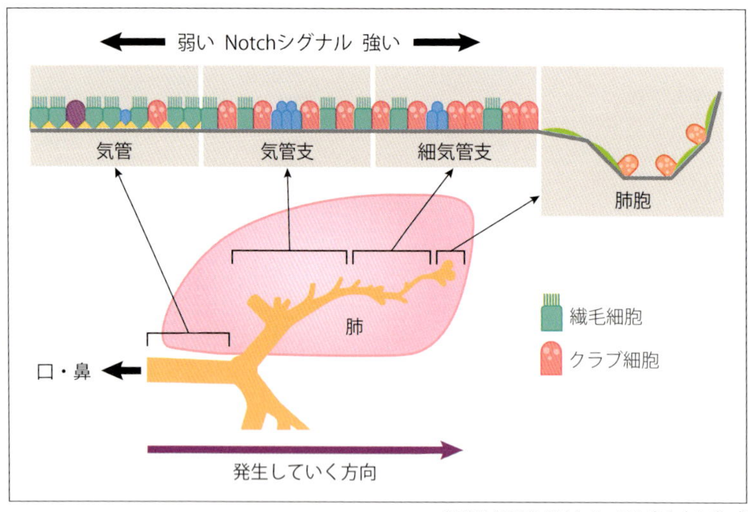

RIKEN NEWS 2016, No.421 をもとに作成

森本博士らは、この細胞間の"会話"が、「Notch（ノッチ）シグナル」と呼ばれる隣り合う細胞同士で働く特別な情報伝達の仕組みによって行われていることを見出した。森本博士らはまず、Notchシグナルが働かないマウスを作製した。すると、つくられるすべての細胞が繊毛細胞になり、クラブ細胞はつくられなかった。さらに研究を進めると、Notchシグナルが働いた場合、隣り合った細胞は一方が繊毛細胞に、もう一方がクラブ細胞になることも分かった。呼吸器の入り口から肺の奥にいくにつれて、このNotchシグナルの強さが変化し、隣の細胞に伝える「自分とは別の種類の細胞になって!」というメッセージが多くなっていく。その結果、気管支では2種類の細胞が交互に並ぶようなパターンが生まれて、絶妙な細胞の配置ができあがると考えられている。

形成研究センター呼吸器形成研究チームの森本（もりもと）充（みつる）博士だ。

気管支ができていくとき、伸びていく先端部分には、細胞は1種類しかない。しかし、先端から少し離れたところになると管の細胞同士の"会話"が始まる。細胞が隣の細胞に「自分とは別の種類の細胞になって!」というメッセージを伝え始めるのだ。

腎臓の糸球体（電子顕微鏡画像）

糸球体では血液がこし取られ、尿のもとがつくられる。
※ラットで撮影。白黒画像にイメージで彩色。

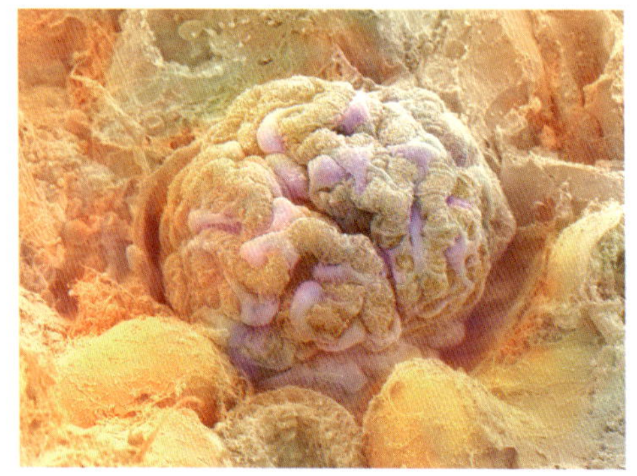

画像：甲賀大輔博士・旭川医科大学 / NHK

腎臓を人工的につくり出す

人体の中で最も複雑な臓器といわれる腎臓でも、その構造ができる仕組みの解明が進んでいる。腎臓は「ネフロン」と呼ばれる特殊な構造が約100万個集まってできている。ネフロンは、毛細血管が球状に絡まった「糸球体」と、そこから伸びる細長い管の「尿細管」で構成され、尿細管はさらに「集合管」につながっている。

腎臓の複雑な構造ができあがるためには、胎児期の腎臓において、ネフロンのもとになる「ネフロン前駆細胞（ぜんくさいぼう）」、集合管のもとになる「尿管芽（にょうかんが）」、腎臓内のすき間を埋める支持組織のもとになる「間質前駆細胞（かんしつぜんくさいぼう）」という3種類の細胞が必要なことが分かっている。これらが互いにメッセージ物質を出し合い、コミュニケーションすることで、複雑な立体

多能性幹細胞などから腎臓の複雑な構造を再現する方法

熊本大学の西中村隆一博士らは、マウスのES細胞から作製した「ネフロン前駆細胞」「尿管芽」と、マウスの胎児から採取した「間質前駆細胞」を混ぜ合わせて培養し、腎臓の主な構造を立体的に再現することに成功した。

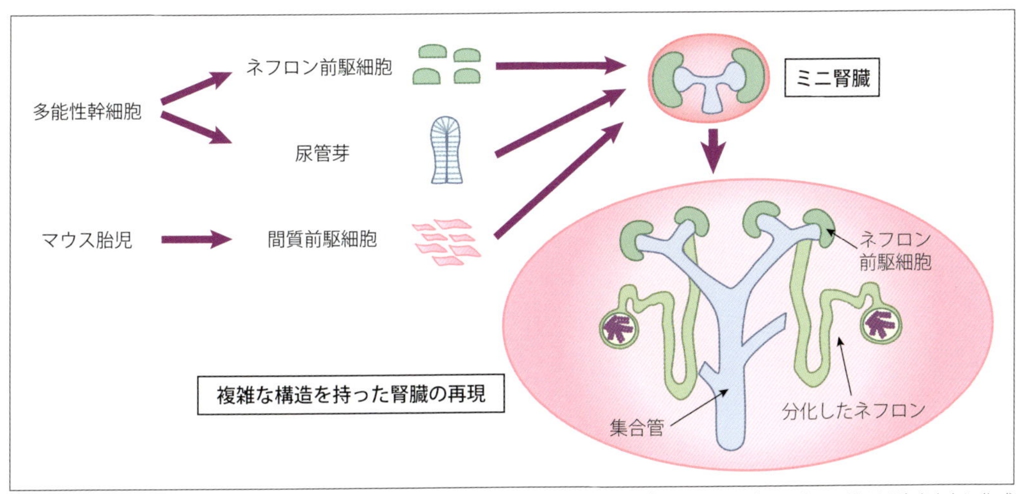

熊本大学発生医学研究所のプレスリリース（2017年11月10日）をもとに作成

構造ができあがると考えられている。

熊本大学発生医学研究所腎臓発生分野教授の西中村隆一（にしなかむらりゅういち）博士の研究グループは2013年、多能性幹細胞（マウスES細胞やヒトiPS細胞）からネフロン前駆細胞をつくる方法を確立し、そこから糸球体や尿細管を含むネフロンを作製することに成功した。しかし、尿管芽、間質前駆細胞が含まれていなかったため、ネフロンの一部は再現できたものの、腎臓本来の複雑な構造を構築することはできなかった。

そこで、次に尿管芽に着目し、2017年には多能性幹細胞からこの細胞を作製することに成功。さらに、マウスES細胞から作製したネフロン前駆細胞と尿管芽に、マウスから採取した間質前駆細胞（ES細胞からの作製技術が未完成のため）を混ぜ合わせて培養すると、実際の腎臓に近い構造を再現することができた。

もし、間質前駆細胞も含めてヒトiPS細胞から作製することが可能になれば、将来的には、実際に機能するヒトの腎臓組織を再現することも期待できる。そのとき再生医療が、人工透析や腎移植に代わる腎不全治療の切り札として、大きな注目を集めることになるだろう。

このように、複雑な人体の構造がつくり上げられていくあらゆる場面で、メッセージ物質が大きな影響を及ぼしていることが分かってきた。人体の1つ1つの臓器は、細胞たちがメッセージを出し合い、目には見えない“ミクロの会話”を交わすことで生まれてきている。

ヒトiPS細胞から作製した糸球体と尿細管の構造

ピンク色の部分が「糸球体」で、青色の部分が「尿細管」。多能性幹細胞の作製技術の進歩と臓器づくりにおけるメッセージ物質の役割の解明により、多くの臓器がつくられ始めている。

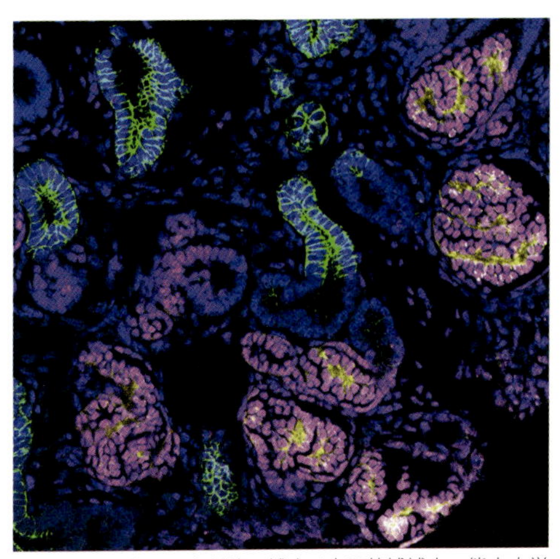

画像：西中村隆一博士／太口敦博博士・熊本大学

第７集
“健康長寿”究極の挑戦

超高齢社会を迎えた日本では、健康を保って「ピンピン」と長生きし、寝たきりになることなく「コロリ」と人生の最期を迎える、「ピンピンコロリ」が理想的な生き方の１つといわれている。
しかし、病気にならず健康な状態のまま生き続けられる「健康寿命」と「平均寿命」を比較すると、女性では12歳（73.62–86.30）、男性では９歳（70.42–79.55）の差がある。この差は何らかの病気にかかっていたり、介護を必要としたりする期間を表している。平均寿命だけでなく、健康寿命をさらに延ばしていくことが、これからの医療に求められる課題といわれている。それを阻むのが、現代人を悩ませるさまざまな病気といえる。なかでも大敵なのが、日本人の三大疾病と呼ばれている「がん」「心臓病」「脳卒中」である。
これらの病気に立ち向かうため、いま、全く新しい治療戦略が開発されようとしている。カギを握るのは、人体の中で臓器同士や細胞同士が繰り広げている会話、いわば人体の「情報ネットワーク」という視点である。“健康長寿”をかなえるための究極の挑戦がいま、始まっている。

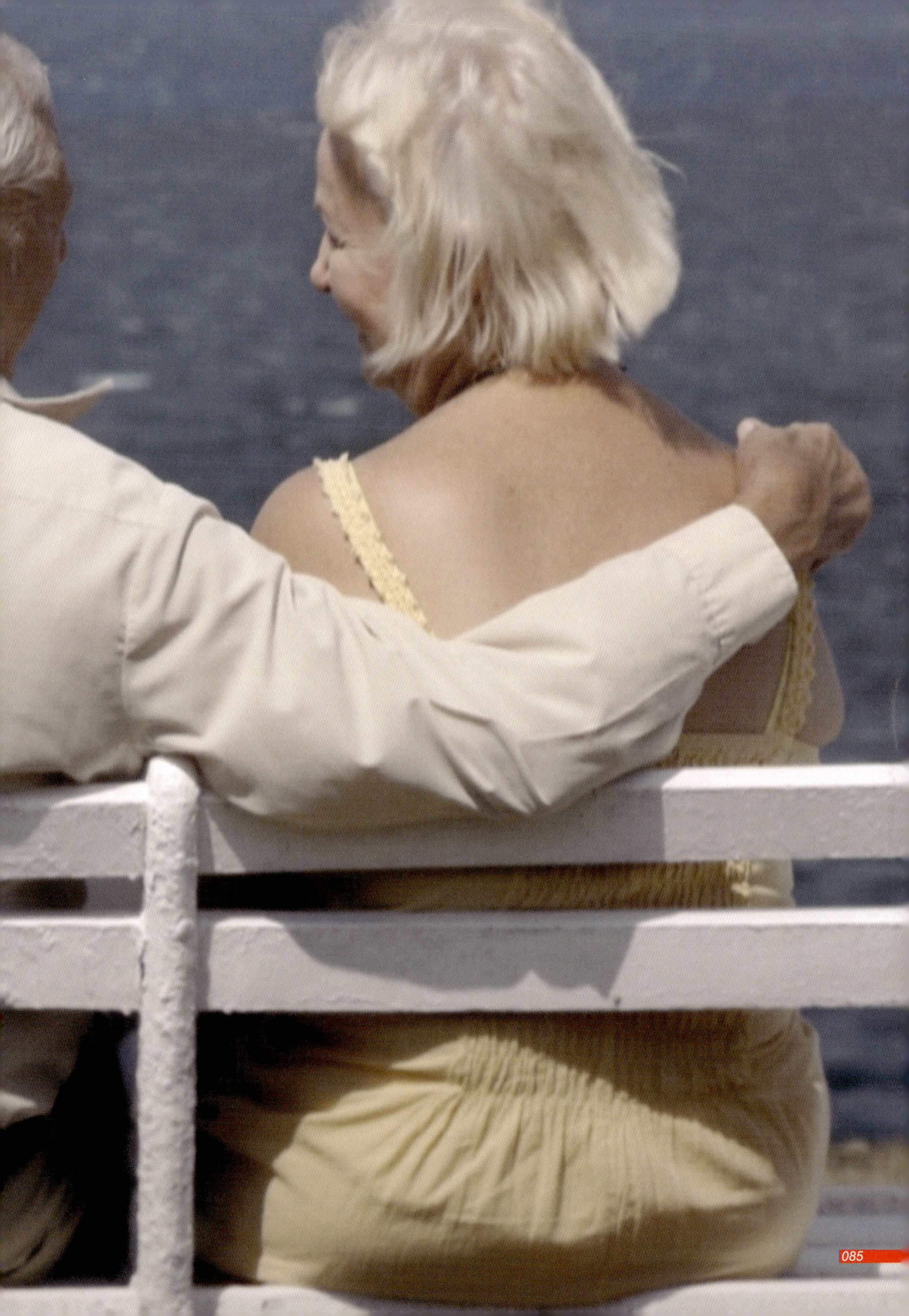

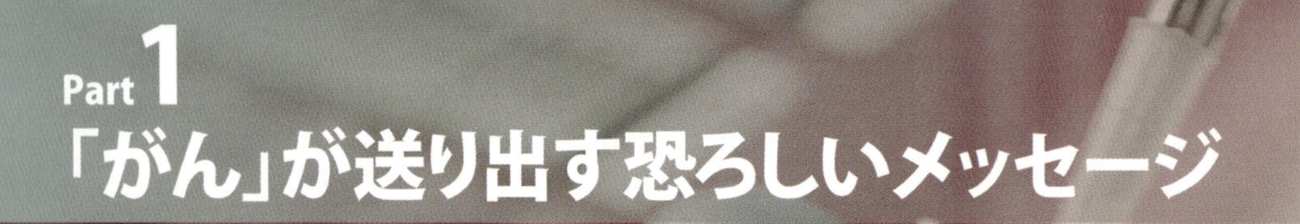

Part 1 「がん」が送り出す恐ろしいメッセージ

「がん」はどうやって体の中で増殖し、広がっていくのか——。いまだ多くの謎に包まれたそのメカニズムが解き明かされようとしている。それは、人体の「情報ネットワーク」を悪用するという、巧妙かつ恐ろしい手口だった。がんは、「エクソソーム」というカプセルの中の「特殊なメッセージ物質」を駆使して、自らの生存を図っていた。

日本人の死因第1位のがん

日本人の"健康長寿"を阻む、さまざまな病気。なかでも、最も多くの人が発症し、死因の第1位となっているのが「がん」だ。現在の日本では2人に1人ががんを発症し、3人に1人ががんで亡くなるといわれている。

そもそもがん細胞は、私たちの体にある正常な細胞の遺伝子に何らかの原因で傷がつくことにより発生する。実は健康な人の体内でも日々、がん細胞はつくり出されているのだが、通常は免疫の働きにより体から排除される。しかし、なかには遺伝子の傷が積み重なり、免疫細胞の監視をくぐり抜けて増殖を始めるものがある。

正常な細胞だった頃の役割を忘れ、無限に増殖を繰り返すがん細胞は、周囲の組織を押しのけて腫瘍を形成する。増殖が止まらず制御不能となる状態こそが、がんという病気の大きな特徴だ。

何度取り除いても発症するがん

日本でおよそ100万人を超えるとされる、がん患者。医療技術の発達で早期発見し、社会復帰を果たすがん患者も多い一方、がんの暴走を抑えることができず、病院通いを続けている患者もいる。今回、その経験を語ってくれたのが、村串栄一（むらくしえいいち）さん、69歳だ。

新聞記者として主に司法の分野で活躍してきた村串さんは、定年退職した後も書籍や雑誌などで執筆活動を続けている。そんな村串さんの胃にがんが見つかったのはまだ新聞社勤めだった54歳のとき。手術で胃のほとんどを切除し、一時は経過も良好だった。

ところが、その後、がんは村串さんの体の中で

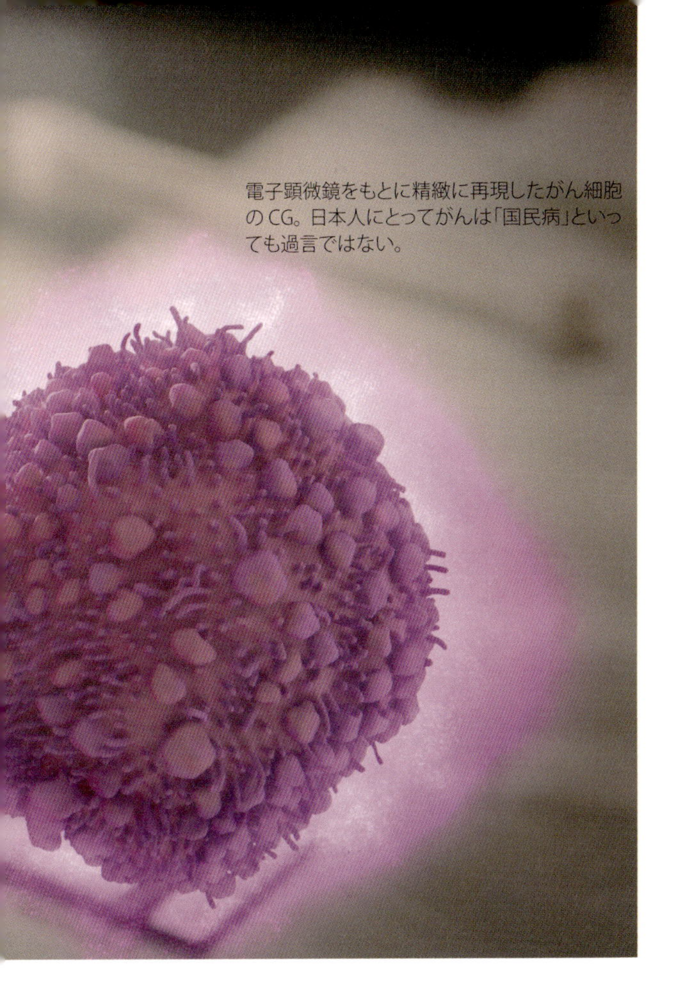

電子顕微鏡をもとに精緻に再現したがん細胞のCG。日本人にとってがんは「国民病」といっても過言ではない。

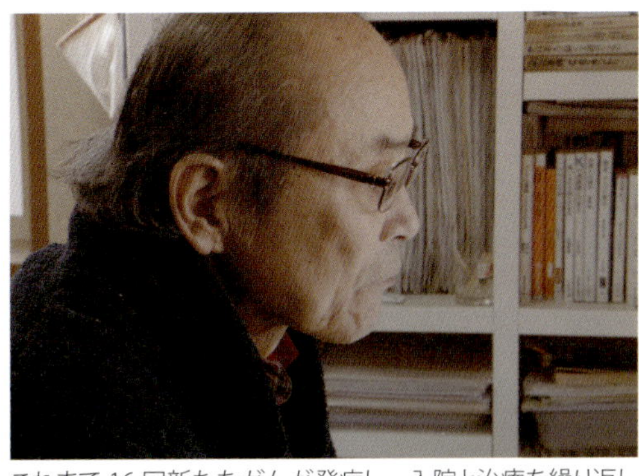

これまで16回新たながんが発症し、入院と治療を繰り返してきた村串栄一さん。村串さんのように、がんを複数回発症し、苦しんでいる患者は少なくない。

暴走を始める。胃がんと同時に食道がんが見つかり、その後も、喉、舌など、まるで村串さんの体全体を支配するかのように、次々とがんが発症していったのだ。

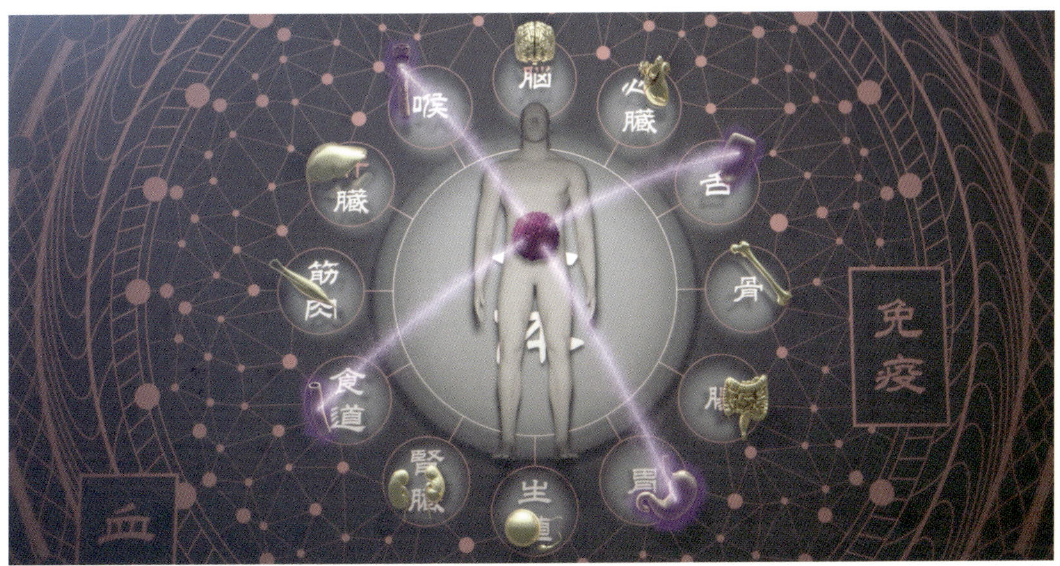

次々と違った臓器で発症を繰り返す村串さんのがん。胃、食道、喉、舌と、まるで人体のネットワークを支配しているかのようだ。

増殖するがん細胞

画像：理化学研究所 宮脇敦史シニア・チームリーダー

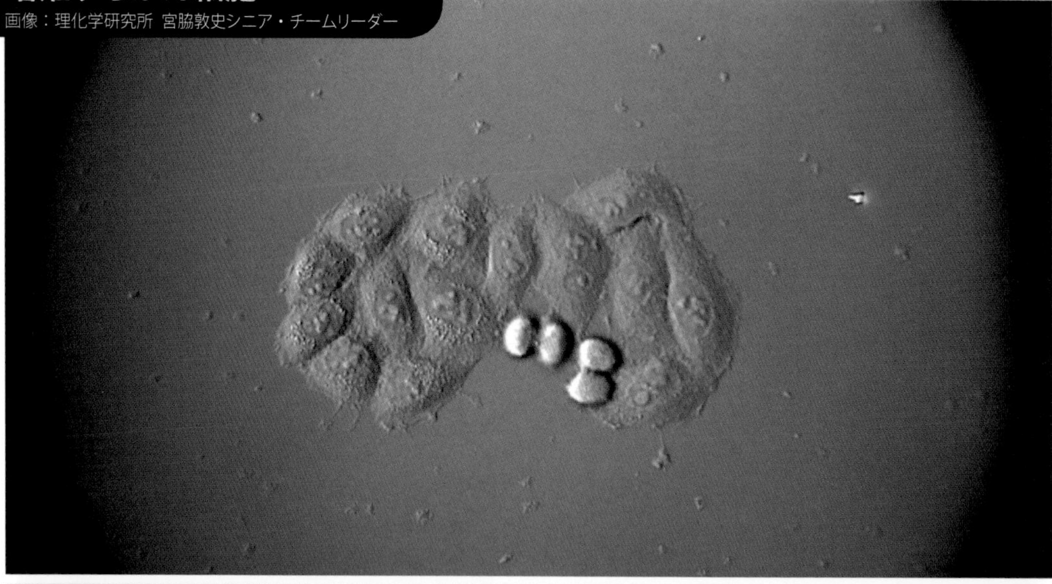

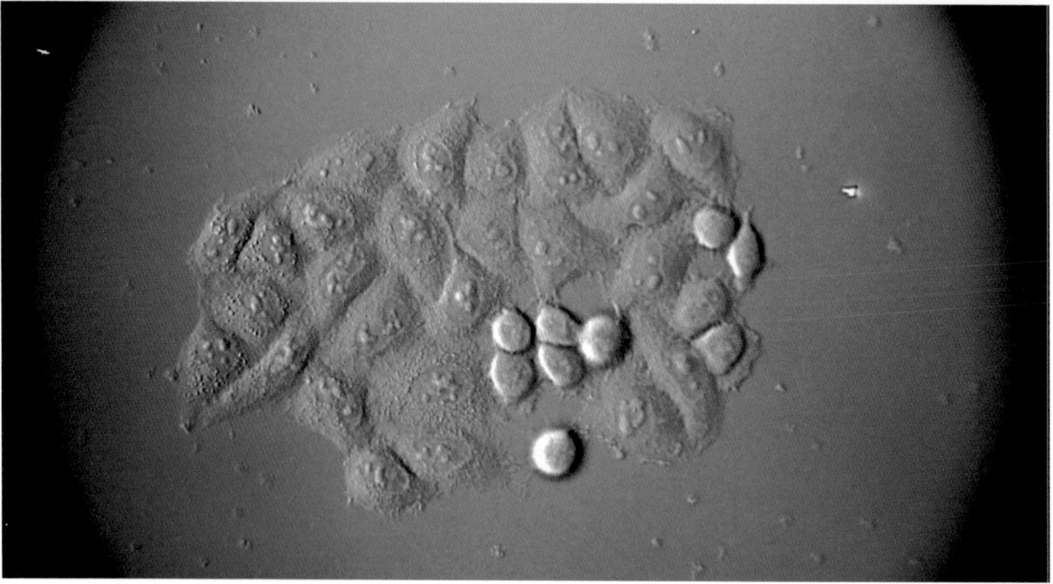

細胞は通常、限られた回数しか分裂することができない。あらかじめ遺伝子にそのようにプログラミングされているからだ。しかし、遺伝子に異常をきたしたがん細胞は、際限なく分裂し始める。

村串さんは新しいがんを発見するたびに、手術、抗がん剤、放射線治療で取り除いてきたが、がんの発症を止めることはできず、14年間に実に16回も新たながんが見つかっている。

まるで“いたちごっこ”のように、がんの発見と治療を繰り返す村串さんは、現在の胸の内をこう語ってくれた。

「1年に何回もがんができれば、それは心穏やかじゃないですよ。あんな思いは二度としたくない、病院に二度と行きたくない、そう思っていても行かざるを得ないわけですからね。早くこの病気から解放されたいと願うだけです」

がんは、ある意味で現代病ともいえる。食生活や生活環境の変化、そして医学の進歩によって平均寿命が延びたことと比例するように患者が増えているからだ。村串さんのように、人生

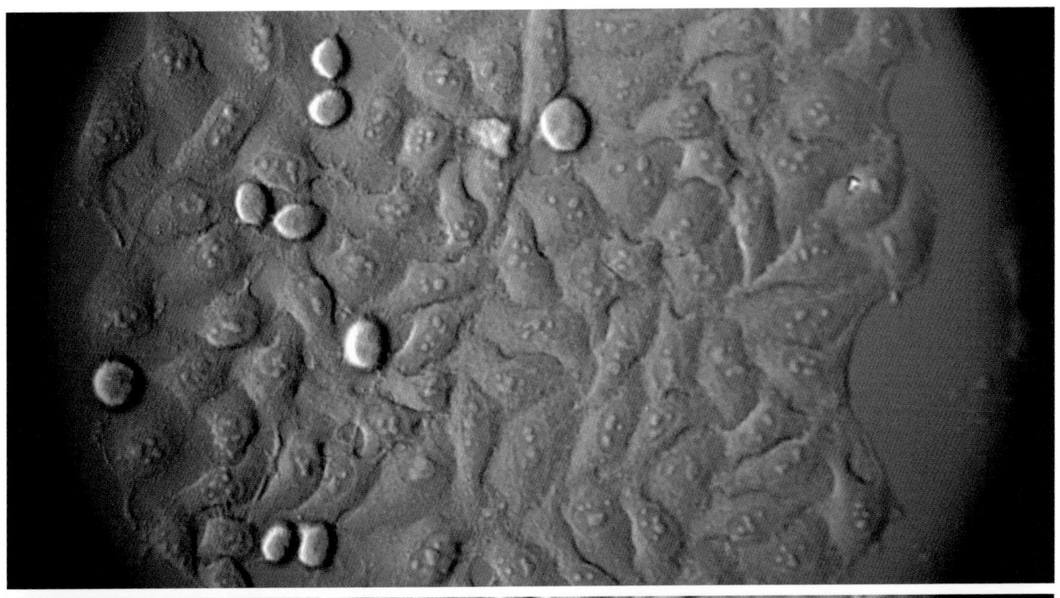

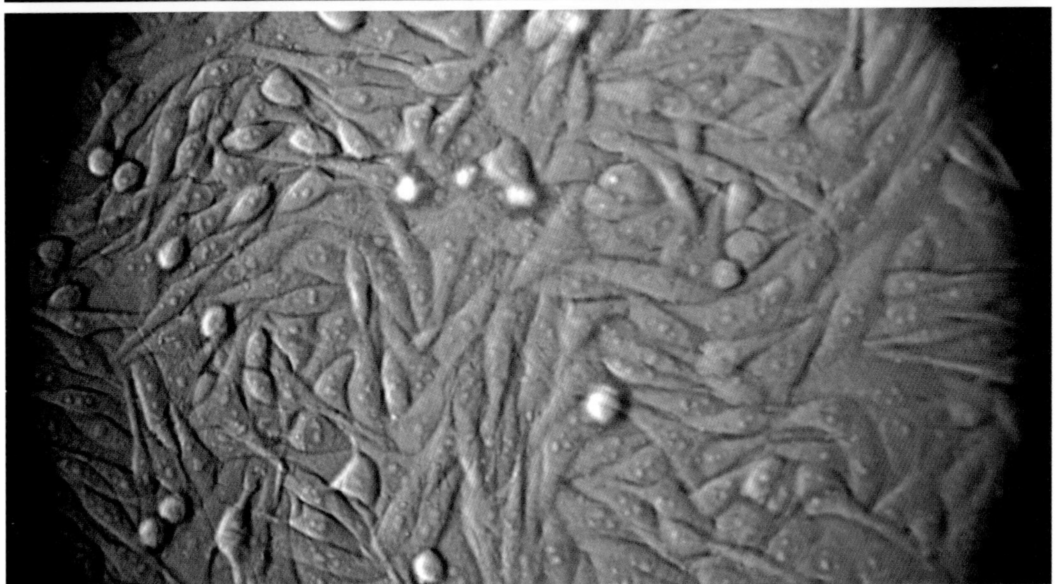

がん細胞は正常な細胞だったときの役割を忘れて増殖を続け、やがて周囲の組織をも乗っ取っていく。

の中で幾度もがんに苦しめられる患者は決して少なくない。

映像が捉えたがん細胞の増殖

では、がんはどうやって増殖を繰り返し、体の中で広がっていくのか。そのメカニズムは、これまで多くの謎に包まれていた。しかし最新の科学によって、がんが広がっていく恐るべきメカニズムを映像で捉えることができるようになった。

まずは、がんの増殖から見ていこう。およそ100分の1ミリメートルのがん細胞は、肉眼ではまず確認することができない。しかし、近年、体の中の組織を可視化する生体イメージング技術が進歩し、がん細胞が実際に活動する姿を立体的に、かつ鮮明に映し出すことが可能となってきた。

細胞内を高速かつ高い解像度で観察できる「格子光シート顕微鏡」が捉えたがん細胞は、まるでウニのような表面の棘（とげ）をうねうねと動かしながら、うごめいていた。周囲のたんぱく質の間を縫うようにして自由自在に動き回っている姿も観察できる。

また、光と超音波を用いて生体内の 3D 画像を体の中を傷つけることなく映し出す「光超音波 3D イメージング」という技術がある。この技術によって可視化されたヒトの乳房の映像では、乳房全体に血管が枝状に広がっているのが分かる（次頁の画像）。

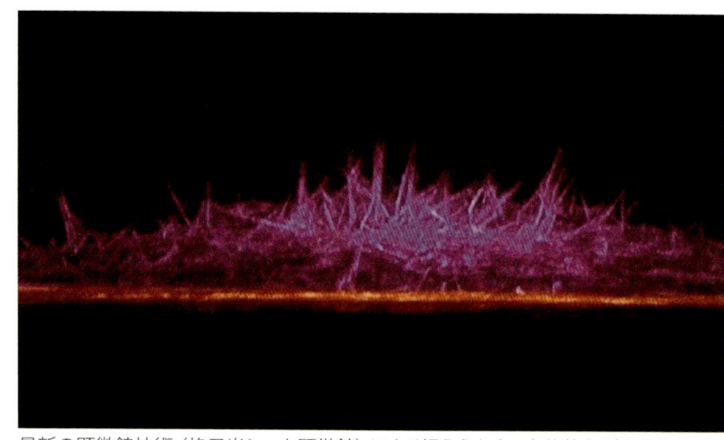

最新の顕微鏡技術（格子光シート顕微鏡）により捉えられた、立体的ながん細胞の姿。
画像：Betzig Lab,HHMI/Janelia Research Campus

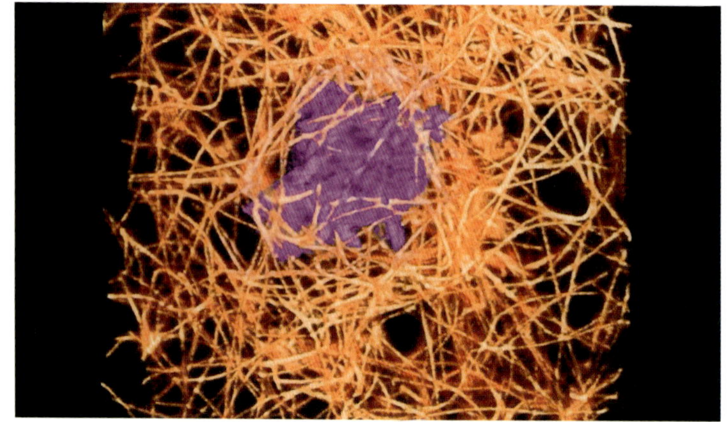

がん細胞（紫色）は、周りを囲んでいるたんぱく質の網の目を縫うように動き回ることができる。
画像：Betzig Lab,HHMI/Janelia Research Campus

例えば、乳がんができると、いびつな形の血管ががんの周りを取り囲むように伸びていく。このいびつに伸びる血管、実はがん細胞が血管の細胞に働きかけ、わざわざ自分の近くに引き寄せているのだ。

がん細胞は増殖するために、通常の細胞よりも多くの栄養を必要とする。そこで、栄養を血液中からより多く奪い取るため、がん細胞は自らの周囲まで新しい血管を呼び寄せるのだ。こうした新しい血管がつくられることを「血管新生（けっかんしんせい）」という。

がん細胞が血管を引き寄せる仕組み

これまで「人体」シリーズでは、体中の臓器や細胞が数々のメッセージ物質を使って、私たちの命や健康を支えていることを紹介してきた。しかし、不思議なことに、私たちの健康を脅かすがん細胞もまた、血管新生を引き起こすためにさまざまなメッセージ物質を利用していることが分かっている。その 1 つが VEGF（血管内皮増殖因子）と呼ばれるたんぱく質だ。VEGF は、細胞や組織に酸素などが足りなくなると増加し、血管をつくっている細胞に働きかけて血管新生を促す作用がある。

VEGF は、けがによってできた傷が治るときや女性の妊娠に伴う子宮内膜の血管新生などでも重要な役割を担っているが、がん細胞もこの仕組みを使って血管をつくっている。つまり、増殖するために栄養を補う必要があるがん細胞は大量の VEGF を放出し、それを受け取った血管はがん細胞に向けて新たな血管を伸ばし始める。その血管から栄養を得て、がん細胞は増殖するのだ。

乳房の血管（光超音波 3D イメージング）

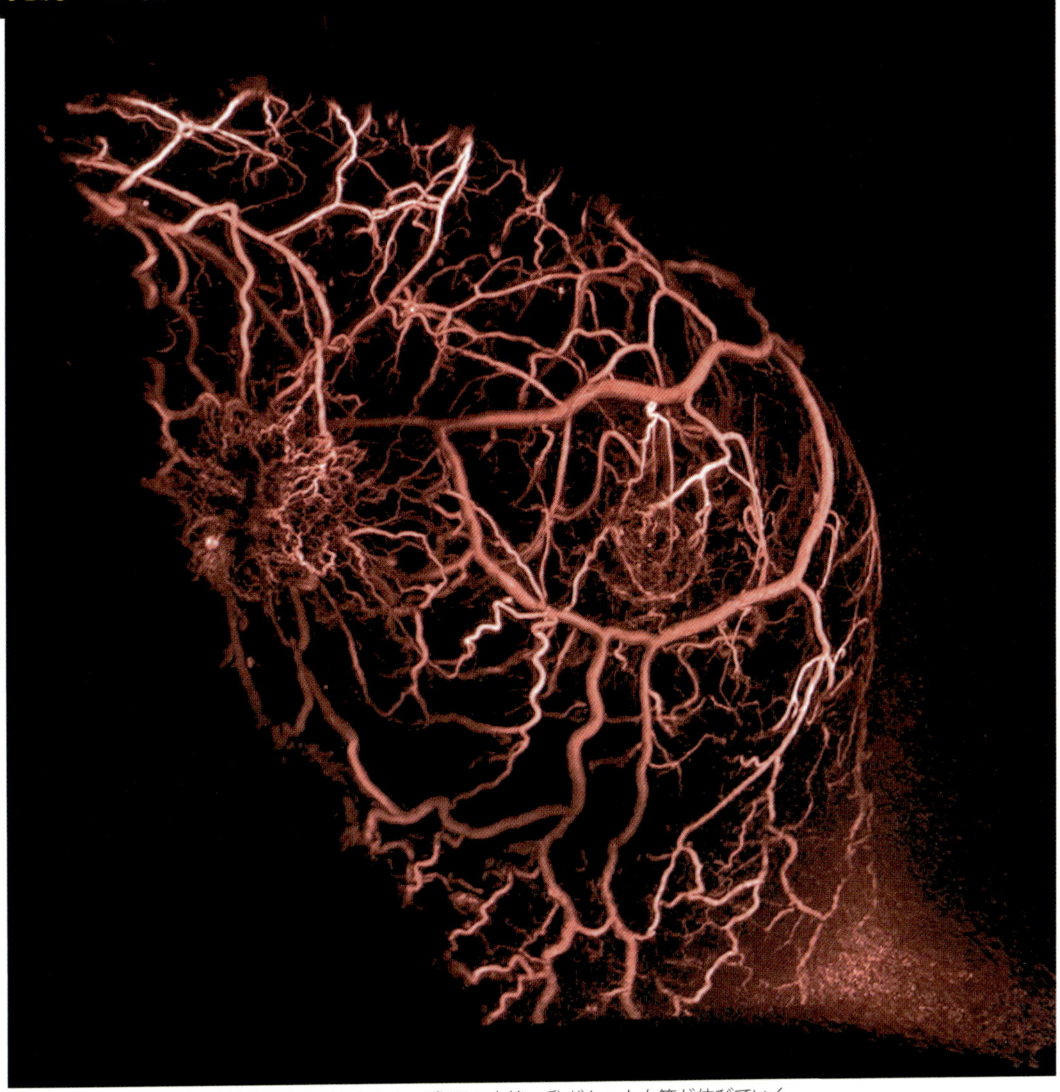

光超音波 3D イメージング技術により捉えられた、乳房の血管。乳がんへと血管が伸びていく。
画像：京都大学大学院医学研究科乳腺外科学（協力：内閣府 ImPACT 八木プログラム、キヤノン）

血管新生は、本来ならば人体の健康を支える大切なメッセージ物質を、がん細胞が悪用する典型的なケースといえる。

特殊なメッセージ物質、エクソソーム

さらに最近の研究で、がん細胞が、VEGF のような従来知られていたメッセージ物質とは異なる、ある「特殊なメッセージ物質」を体の中で分泌していることも分かってきた。

がん細胞が、その特殊なメッセージ物質を放出している瞬間の映像を世界で初めて捉えたのは、オランダにあるアムステルダム自由大学病院がんセンター准教授のミヒャエル・ペヘテル博士を中心とする研究グループ。

ペヘテル博士らの映像からは、がん細胞の表面から白い光がパッと放たれる様子が見て取れる。（P92 参照）。この白く輝く光の中に、がん細胞が分泌する特殊なメッセージ物質が含まれている。

このメッセージ物質を電子顕微鏡で拡大する

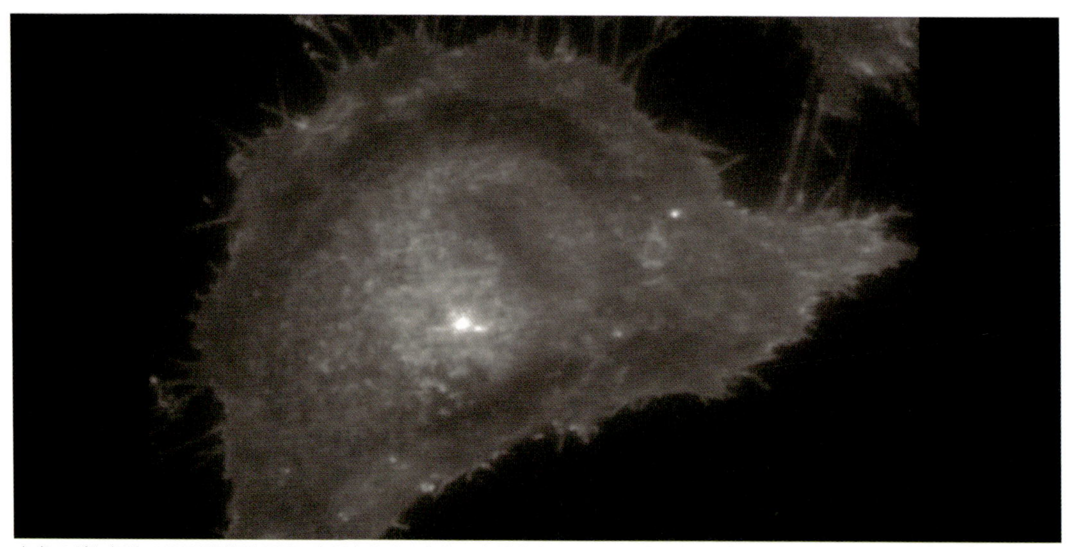

皮膚のがん細胞の電子顕微鏡写真。表面から次々と白い光が放たれる。その光の中にがん細胞のメッセージ物質が潜んでいる。
画像：F.Verweij.M.Bebelman.R.Toonen.M.Pegtel/VUMC

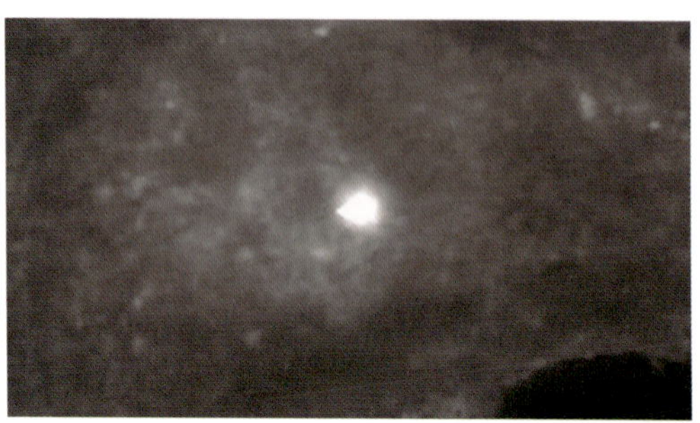

この白く輝く光が、がん細胞から放出されたメッセージカプセル「エクソソーム」。
画像：F.Verweij.M.Bebelman.R.Toonen.M.Pegtel/VUMC

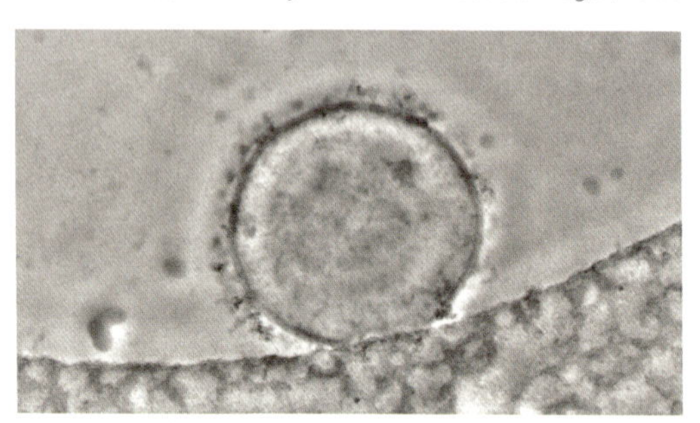

電子顕微鏡が捉えたエクソソーム。大きさはおよそ１万分の 1mm。　画像：国立がん研究センター研究所 落谷孝広博士

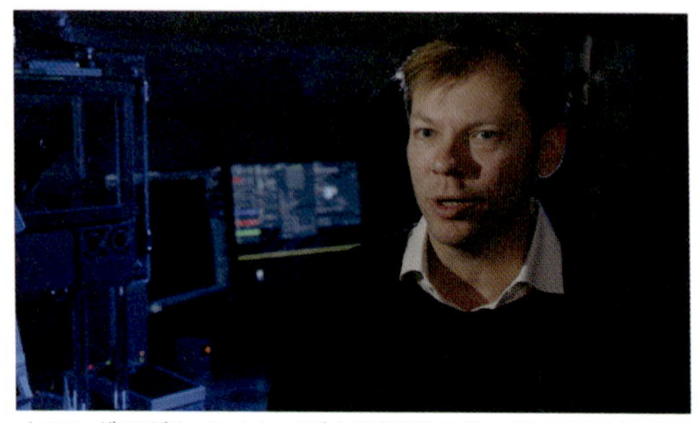

オランダでがんのメカニズムを研究する、アムステルダム自由大学病院がんセンター准教授のミヒャエル・ペヘテル博士。

と、直径わずか１万分の１ミリメートル（100ナノメートル）ほどのごく小さな球体が現れた。表面にはたくさんの突起を持ち、内部に情報物質を詰め込んだカプセルのような物質、これがエクソソームだ。エクソソームは 1980 年代に発見された構造体で、当時は細胞にとって不要な“ゴミ箱”のような存在だと考えられた。いまのように詳しい解析手法がなく、調べても老廃物しか見つからなかったからだ。そのため、長い間、あまり注目されることがなかったのだが、2007 年になって状況が一変した。内包しているのは RNA という遺伝物質だと分かったからだ。研究は一気に進むようになり、いまでは、さまざまな細胞がエクソソームを細胞外に放出していること、放出されたエクソソームが血液、唾液、尿、羊水などを介して体内を巡り、離れた細胞や組織に情報を伝令していることなどが分かっている。

さらに驚くべきことに、がん細胞もまた情報のやりとりにエクソソームを使っていることが分かってきた。「エクソソームはまだ十分に解明されて

がん細胞が放出するエクソソーム（CG）

がん細胞が発するエクソソームは、周りの細胞を支配するための強力な“武器”となる。

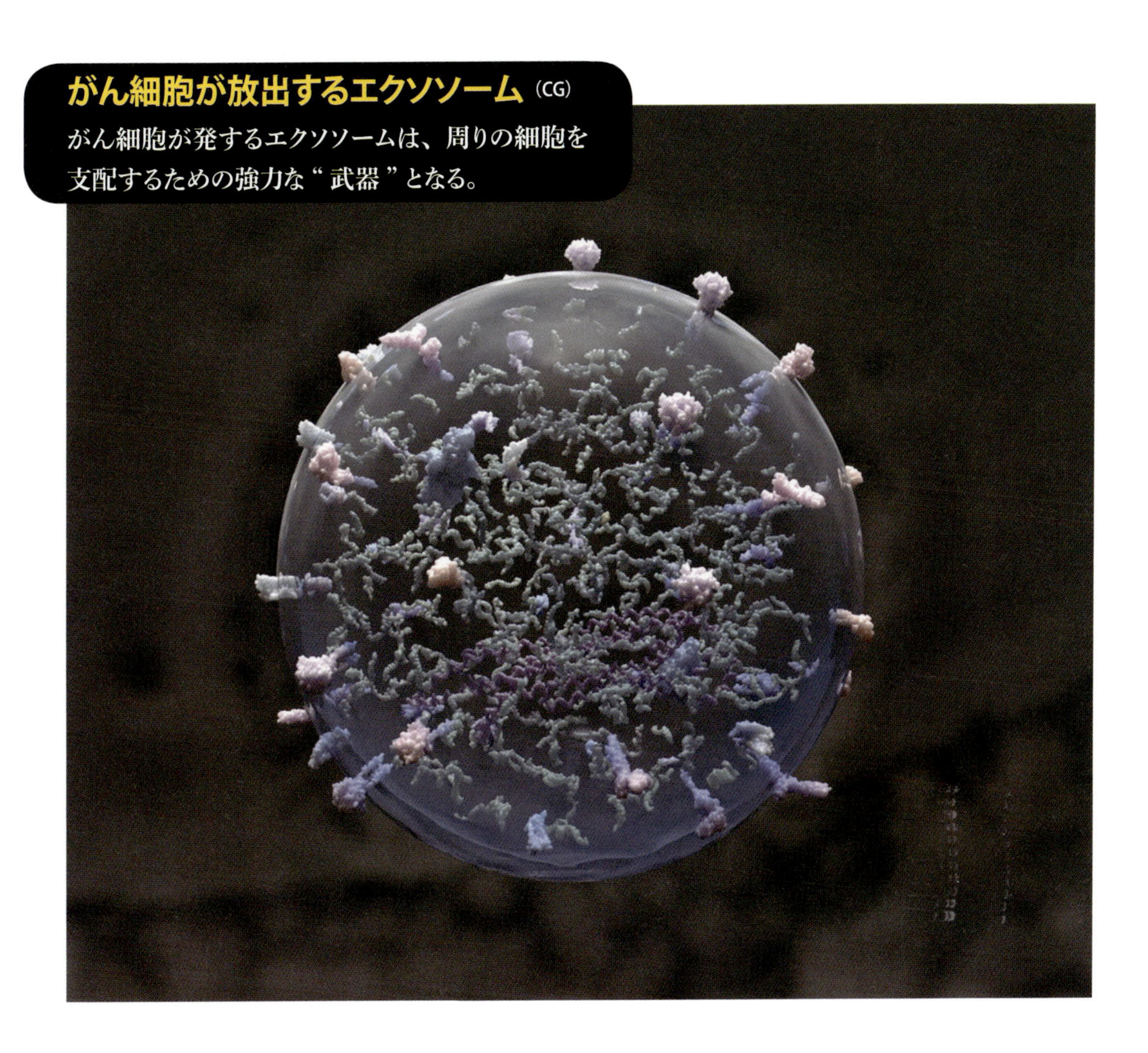

いるとはいえず、謎も多く残されています。近い将来、エクソソームによってこれまでの常識を覆すような組織や臓器同士の会話が明らかになるでしょう」。ペテル博士はそう語る。

それはメッセージの宝箱だった

エクソソーム内にRNAが含まれていることを発見したのは、スウェーデン・ヨーテボリ大学教授のヤン・ロトバル博士だ。そのRNAは1,000塩基を超える長いmRNAとは異なり、約22塩基からなるごく短いマイクロRNAだった。細胞内では、mRNAがDNAの情報を写し取り、たんぱく質合成装置であるリボソームに結合して情報を伝える。さらに、別のRNA(tRNA)が、その情報に応じたアミノ酸をつかまえてリボソームまで運んでくる。

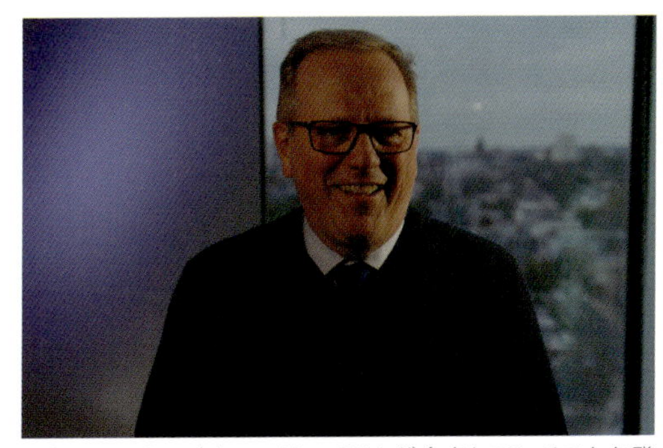

エクソソームの中にマイクロRNAが含まれていることを発見した、ヨーテボリ大学教授のヤン・ロトバル博士。

一方のマイクロRNAにこのような機能はない。発見されたのは1993年で、当初は、細胞の中にとどまる存在だと考えられた。ところが2007年にロトバル博士がマイクロRNAはエクソ

エクソソームに含まれるメッセージ物質 (CG)

「メッセージカプセル」とも呼ばれるエクソソームの中には、RNA やマイクロ RNA のほか、DNA やたんぱく質など、さまざまな物質が詰め込まれている。

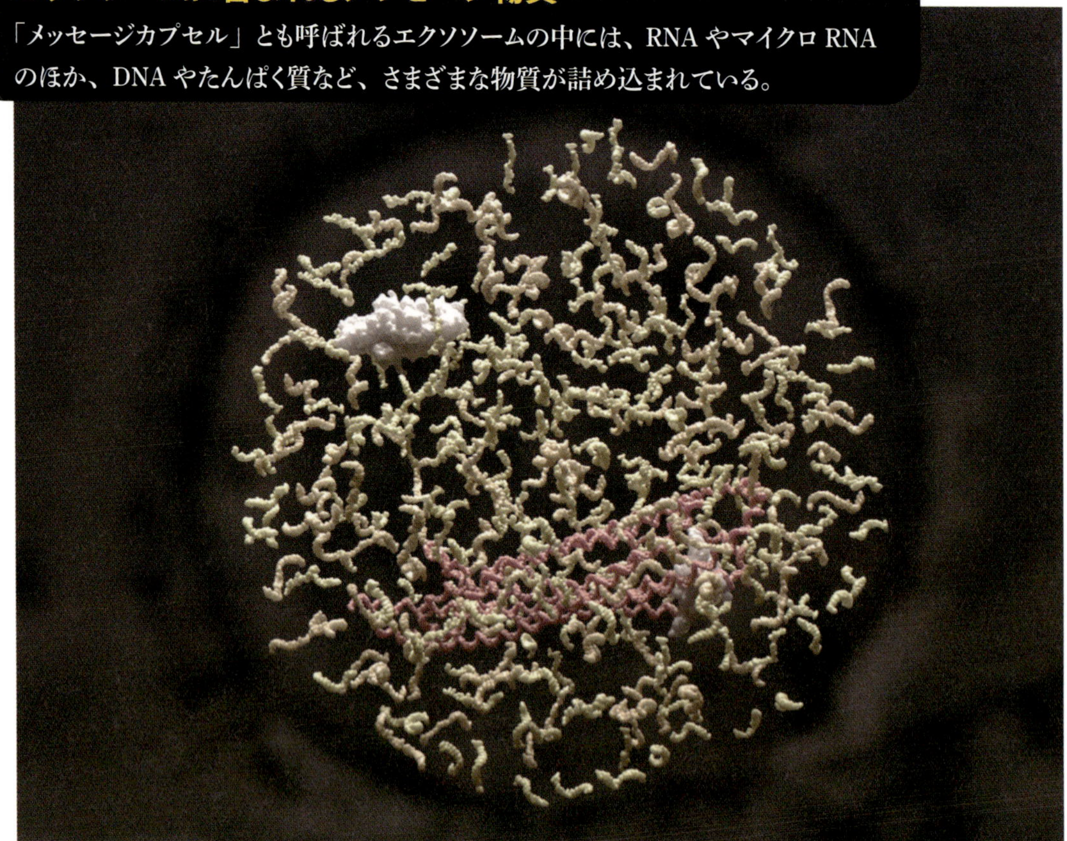

ソームに包まれて細胞の外へ放出されることを突き止め、世界中があっと驚いた。細胞外へ放出されたマイクロ RNA は、エクソソームというカプセルに内包された状態で血流などに乗り、遠く離れた組織や臓器に運ばれ、そこでの遺伝子の働き方を調節する役割を担っていると分かったのだ。その後、世界中で新たなマイクロ RNA 探索が進み、現在までに 2,600 種類以上が見つかり、人体でも約 500 種類の存在が確認されている。私たちの体の中では、日々、マイクロ RNA による約 500 のメッセージが体内の遺伝子の働きを調節していることになる。

ロトバル博士はマイクロ RNA がエクソソームに含まれていることを突き止めたときの心境を「有頂天になり、鳥肌が立ちました」と話し、その意義を次のように強調する。「私の発見が、細胞同士の情報交換の概念を覆しました。エクソソームの中のマイクロ RNA が、受け取る細胞を根幹から変え得るのです。エクソソームは、生物学の概念に新たな扉を開く、実にエキサイティングな存在です」

エクソソームの中に大量のマイクロ RNA が含まれている——。この発見により、エクソソームは“ゴミ箱”ではなく、さまざまなメッセージが詰まった“宝箱”へと変わったのだ。

宝箱を悪用するがん細胞

世界中でエクソソーム研究が進むようになったが、特に注目されているのは、エクソソームと病気との関連についてである。私たちの細胞は常にエクソソームを分泌しているが、病気になるとその分泌量や種類が変化すると分かってきたからだ。こうしたエクソソームの特徴を生かせば、病気の診断や治療に応用できるかもしれない。

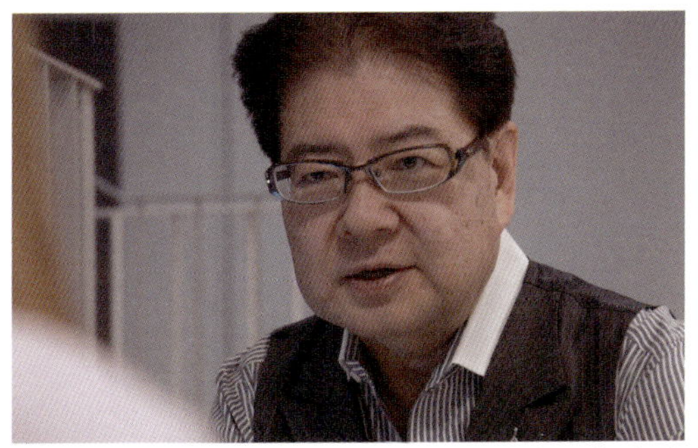

国立がん研究センター研究所の落谷孝広博士。がん細胞から出されるエクソソームの研究で世界をリードする。

世界中で激しい研究競争が繰り広げられる中、特に目覚ましい成果を上げているのが、先ほど紹介したがんの分野である。

実は、エクソソームとがん研究において世界をリードするのは日本だ。中心となるのは、東京・築地にある日本のがん研究の拠点、国立がん研究センター研究所の主任分野長落谷孝広博士（現在、東京医科大学医学総合研究所教授)。2010年、落谷博士の研究グループは、エクソソームの中のマイクロRNAが、受け取った細胞での遺伝子の働きを変えることを報告した。落谷博士は、エクソソームが細胞と細胞の間のメッセージ物質として機能することを見出した人物の１人なのだ。その後も精力的に研究を進め、がん細胞が増殖するための手段にエクソソームを使っていることなども解明している。

「がんが周辺の正常細胞とさまざまな情報をやりとりして存在していることは、以前から分かっていました。さらにエクソソームの存在が明らかになったことで、がん細胞がエクソソームを周囲の特定の細胞に届け、その部位での遺伝子の働きを変えて自分の有利になるように導き、ヒトの体内で生き延びる。そんながん細胞の仕組みの一端が浮かび上がってきたのです」と落谷博士。

さらに落谷博士の研究により、先に紹介したがん組織における血管新生でも、VEGFだけでなくエクソソームが関与していることが明らか

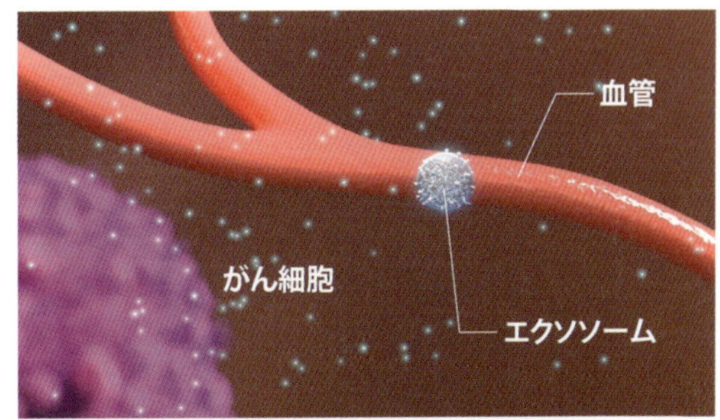

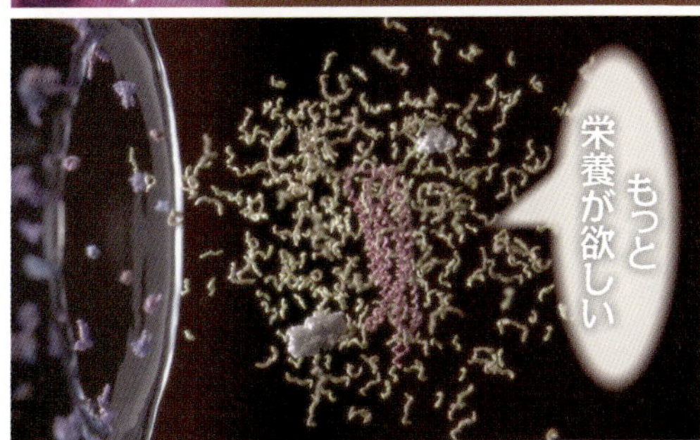

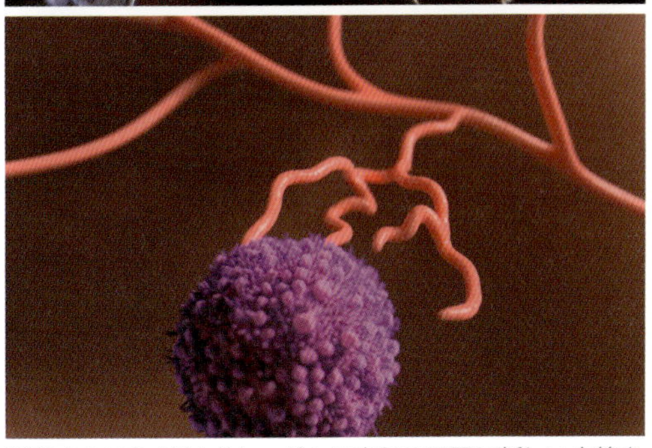

栄養をより多く得ようと、がんは自らの周囲に新しい血管を引き寄せる。そこに関わるのは、がん細胞が血管に向けて送った、「もっと栄養が欲しい」というメッセージだ（CG)。

にされた。がん細胞は、エクソソーム内に特定のマイクロRNAを詰め込み、メッセージ物質として血管へと送り出す。血管に到達したエクソソームは、血管を構成する血管内皮細胞の中へと潜り込み、カプセル内のマイクロRNAを放出する。そのマイクロRNAには「もっと栄養が欲しい」という、がん細胞からのメッセージが込められている。するとメッセージを受け取った血管内皮細胞は、正常な細胞からのメッセージと勘違いして、がん細胞に向かって新たな血管を伸ばし始めるというのだ。なお、VEGFとエクソソームのどちらがより大きな役割を果たすのか、といったことはいまも解明が進められている。

免疫細胞も手なずけるがん細胞

自らの増殖のために新たな血管を引き寄せるがん細胞——。さらに、なんと、がん細胞は、本来は敵であるはずの免疫細胞までをも手なずける術(すべ)を持っている。

人間の体には、細菌やウイルスなど「自分の体の細胞」ではないものを異物と認識し、攻撃したり排除したりして体を守る免疫という仕組みが備わっている。免疫には白血球をはじめとする各種の免疫細胞が関与している。本来、がん細胞についても免疫細胞は異物として認識し、退治しようと攻撃する。その瞬間を格子光シート顕微鏡で撮影した映像がある。その映像には、免疫細胞がまるで大きな口を開けるようにしてがん細胞に食らいつき、赤い粒のような攻撃物質を放出して、がん細胞を破壊しようとしている様子が鮮明に映し出されている。

こうした免疫細胞を手なずけてしまうメカニズムはこうだ。

がん細胞を攻撃しようと迫ってくる免疫細胞に対し、がん細胞はエクソソームの中にメッセージ物質を詰め込んで送り届ける。そのメッセージは、いわば「攻撃するのをやめて」というもの。すると、免疫細胞はがん細胞を味方だと勘違いして瞬く間に手なずけられ、攻撃をやめてしまうというのだ。がん細胞は、私たちの体内にある大切なネットワークを知り尽くし、そのシステムを乗っ取るかのようにして、増殖を繰り返していると考えられる。

がん細胞を攻撃する免疫細胞

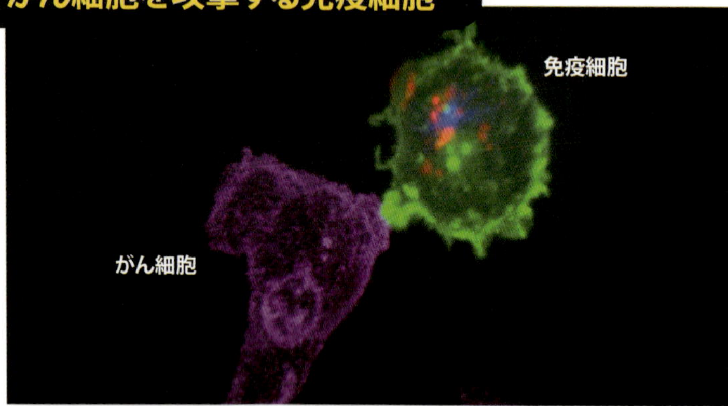

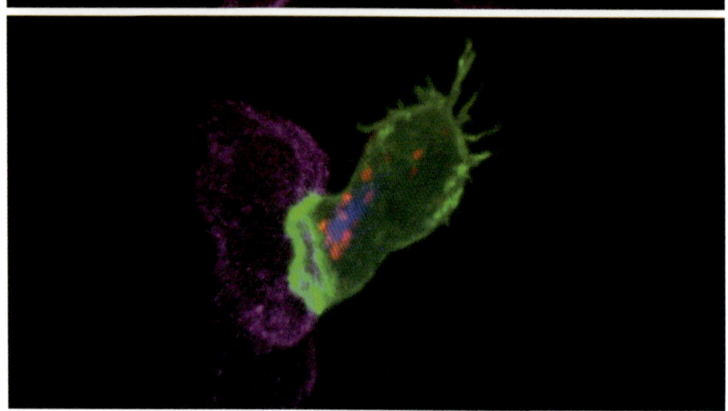

格子光シート顕微鏡で捉えた、がん細胞(紫色)と戦う免疫細胞(緑色)の様子。がん細胞に近づいた免疫細胞(上)は、がん細胞に食らいつき、攻撃物質(赤色)を発射して退治しようとする(下)。

画像:University of Cambridge G.GRIFFITHS,Y.ASANO,A.RITTER

エクソソームががんの転移のカギを握る

がん細胞がエクソソームをはじめとしたメッセージ物質を駆使して増殖を繰り返した末に起きるのが、がん患者にとって最も恐ろしい「転移」である。がんが最初に発生した臓器から他の臓器へ転移してしまえば治療が困難となり、発症してからの5年生存率も下がってしまう。まさに命に関わる深刻な状態だ。この転移の過程でもがん細胞がエクソソームを巧みに操っていることが分かってきた。

その転移のメカニズムのうち、最新の研究によって明らかになってきたのが、卵巣がんの腹膜への転移である。女性の子宮の奥に位置する卵巣は親指の先くら

免疫細胞をあざむくがん細胞

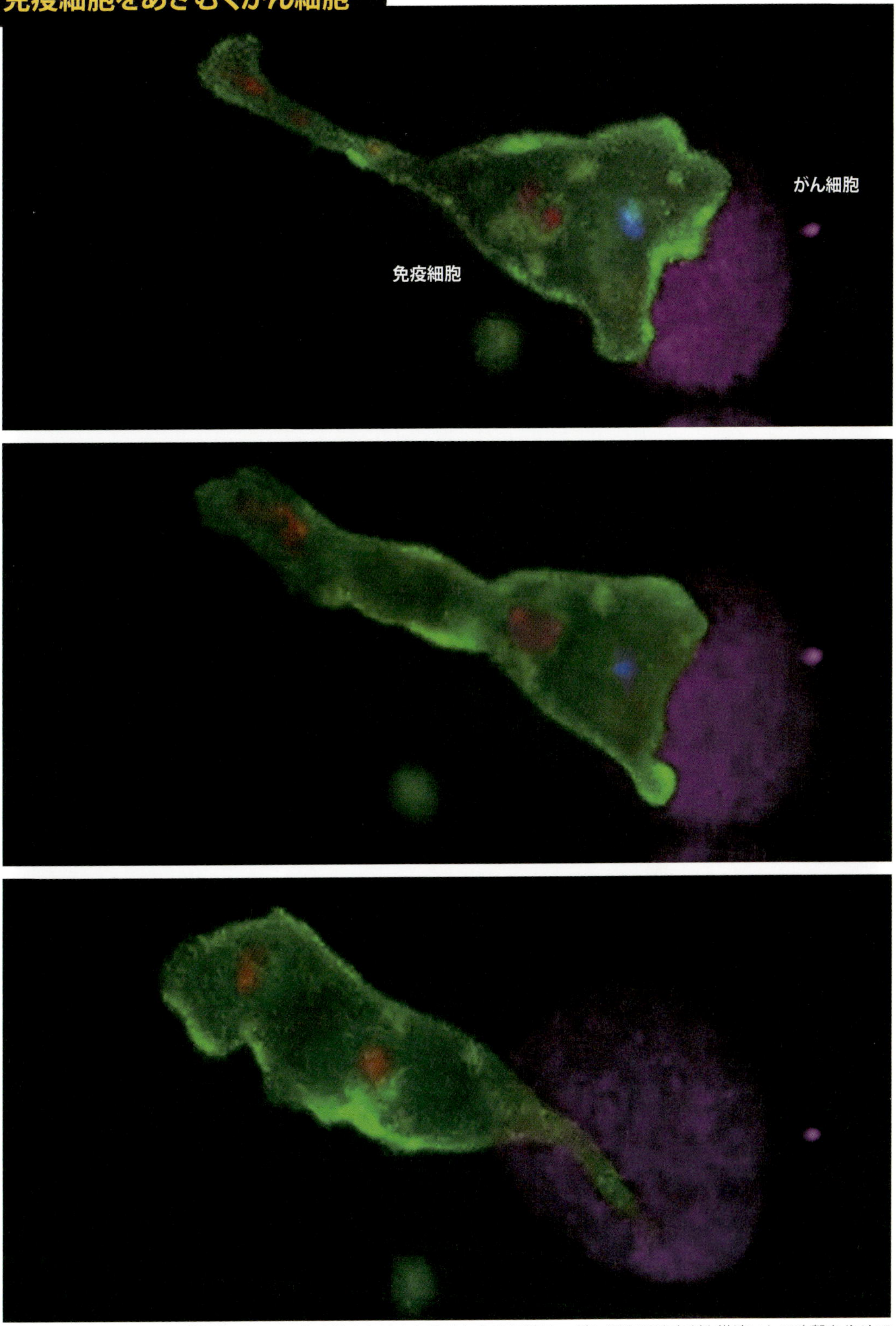

がん細胞

免疫細胞

がん細胞からのメッセージ物質によって“ある働きかけ”を受けた免疫細胞は、がん細胞を味方だと勘違いして攻撃をやめてしまう。このとき、がん細胞が駆使しているのがエクソソームだ。　画像：University of Cambridge G.GRIFFITHS,Y.ASANO,A.RITTER

いの大きさしかなく、がんができても痛みを感じず、気づきにくいといわれている。その結果、知らず知らずのうちに内臓の表面を覆っている腹膜に転移するケースが知られている。がんが腹膜に転移すれば、腹膜内のあちらこちらに広がる「播種」と呼ばれる状態が起き、治療は困難になってしまう。

実はこれまで、卵巣がんが腹膜に転移するメカニズムは謎に包まれていた。腹膜の表面には、毛足の長い絨毯のような突起物（微絨毛）がびっしりと敷き詰められ、異物の侵入を防ぐバリアの役割を果たしているからだ。そのため、このバリアをがん細胞が一体どうやって突破しているのかが分からなかった。

その謎を世界で初めて解き明かしたのが、国立がん研究センターの落谷博士と同中央病院の婦人腫瘍科の加藤友康博士の研究グループだった。カギを握るのは、あのエクソソームだという。落谷博士らが考える、卵巣がんの腹膜への転移のメカニズムは次のようなものだ。

卵巣がんの細胞から大量のエクソソームが放出され、腹膜へと向かう。エクソソームは腹膜の表面の微絨毛をかき分け、難なく腹膜を形づくる細胞へとたどり着き、その中へ融け込んでしまう。なぜなら、エクソソームを包むカプセルは脂質二重膜という構造をしているが、これは人間の体の一般的な細胞の膜と同じ構造・成分をしているからだ。

腹膜の細胞に取り込まれたエクソソームは、カプセルからメッセージ物質を放出する。その

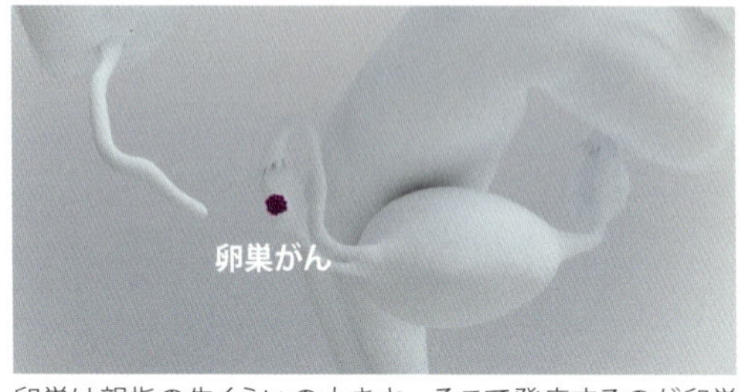

卵巣は親指の先くらいの大きさ。そこで発症するのが卵巣がんである（CG）。

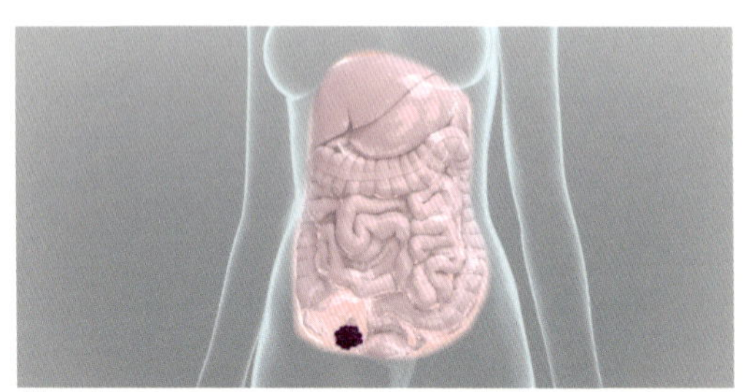

卵巣がんは、内臓の表面を覆って保護している腹膜に転移しやすい（CG）。

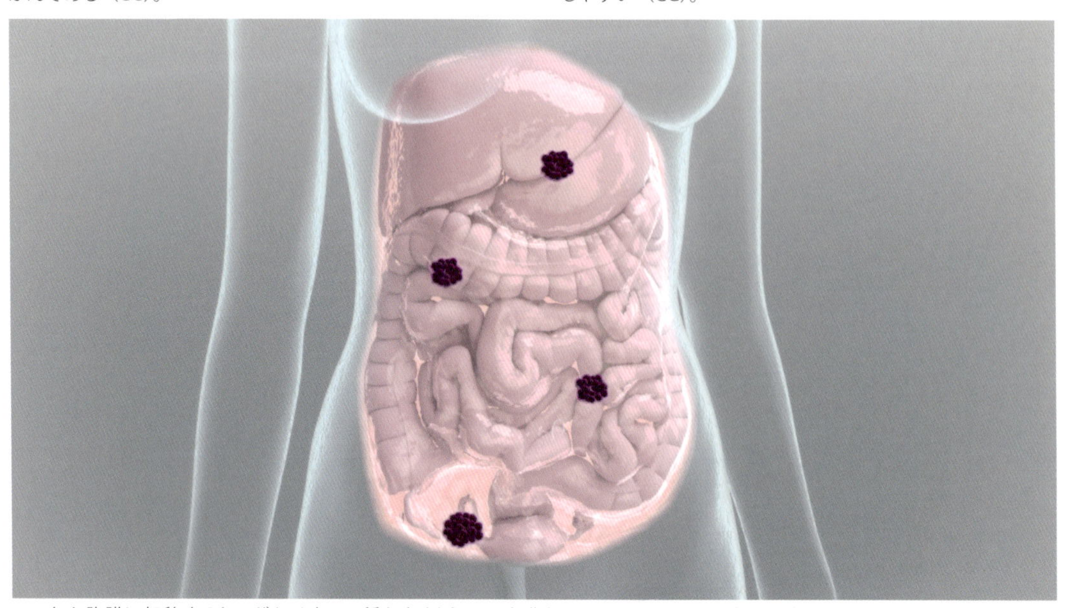

いったん腹膜に転移すると、がんはまるで種をまくように、腹膜内のあちらこちらに広がる（播種）。その結果、治療箇所が分散され、対処が難しくなる（CG）。

1つが、卵巣がんからの「あなたの役割はもう終わり」というメッセージだ。このメッセージを受け取った腹膜の細胞は役目を終えたと勘違いし、一部が死滅し始める。

こうしたやりとりが何度も繰り返されるうち、腹膜の表面にはクレーターのような大きな穴がいくつもできる。そこにやってくるのが、メッセージの送り主である卵巣がんの細胞だ。がん細胞は腹膜に空いた大きな穴からたやすく中に入り込んで、増殖を繰り返していくと考えられている。

腹膜の表面

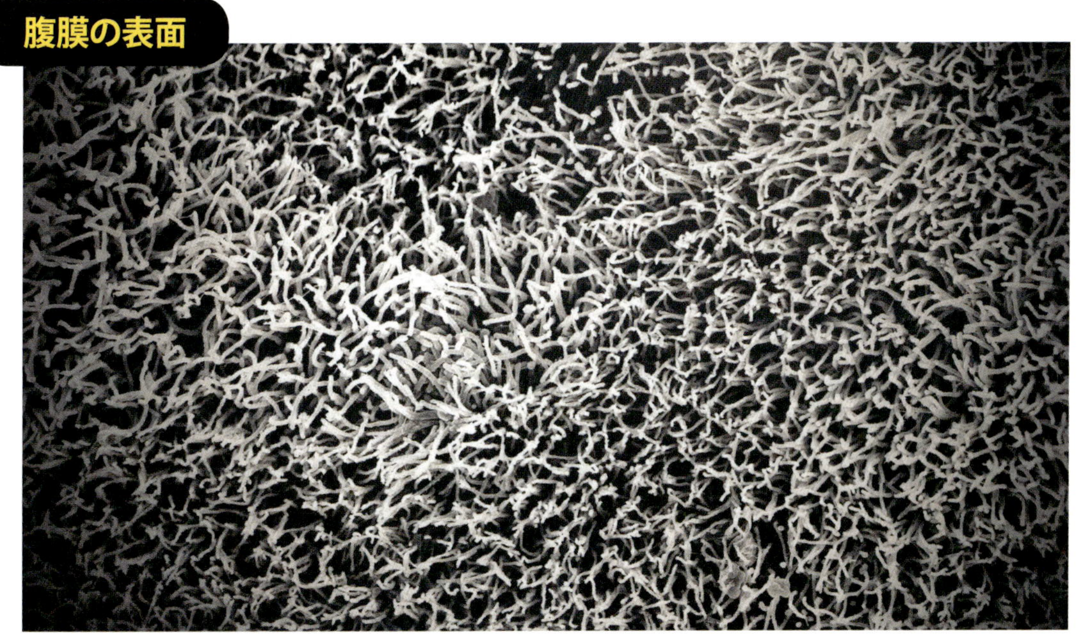

腹膜の表面をびっしりと覆う突起物。異物の侵入を防ぐバリアの役割を果たしている。

卵巣がんのエクソソームによって破壊された腹膜

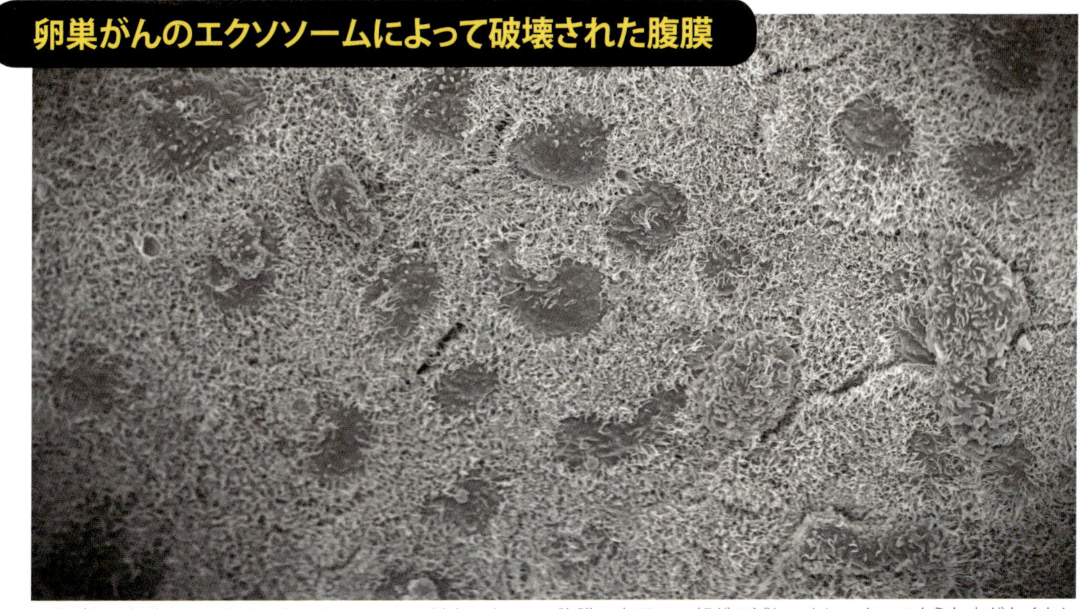

卵巣がんの細胞から分泌されたエクソソームの働きによって、腹膜の表面の一部が死滅し、クレーターのような穴がたくさん空いている。卵巣がんの細胞はここに付着し、増殖すると考えられる。　画像（上下）：国立がん研究センター研究所 落谷孝広博士

転移のための環境を整えるがん細胞

この腹膜転移のメカニズムについて、落谷博士は、「これはおそらく、すべてのがんの転移に関わる基本的なメカニズムではないかと思われます」と話し、次のように続けた。「がんは遠隔の臓器に転移する過程において、まずは自分の分身としてエクソソームを分泌し、目的の臓器に先遣隊として送り届け、転移のための環境を整えるのです。つまり、体のあらゆるバリア機能を破壊し、破綻させるという機能がエクソソームにあるということになります」

がん転移におけるエクソソームの関与は、既に多くの種類のがんで確認されている。がんには種類ごとに転移しやすい臓器があるが、必ずしも周辺の臓器に転移しやすいわけではない。乳がんは脳に転移しやすい、前立腺がんは骨に転移しやすい、といったように、離れた部位に転移しやすいがんもある。こうした「遠隔地に転移しやすい仕組み」にもエクソソームが一役買っていると考えられる。エクソソームの表面には、届け先を特定する、いわば“荷札”のようなものがつけられていて、目的とする特定の細胞に取り込まれる仕組みがあるらしいのだ。

さらに、「エクソソームがどのようにして標的とする細胞にたどり着くのか」、「脳には異物を入れないようにするバリア（血液脳関門）があるのに、エクソソームはどのようにして突破するのか」といったことの詳細も少しずつ分かってきている。（『NHKスペシャル人体』第1巻P59～参照）。

体内のエクソソームは100兆個以上

既に述べたように、私たちの体のすべての細胞がエクソソームを出しており、血液などのさまざまな体液中でその存在が確認されている。一定の血液中に含まれるエクソソームの数から逆算すると、私たちの血液の中にはなんと100兆個以上のエクソソームが流れていると推定される。

エクソソームは、受精や発生においても重要な役割を担っていることが分かってきた。例えば、受精時の卵子はエクソソームを膜の表面上に放出することで、膜を保護するとともに、精子が侵入する際に精子の膜と融合しやすくするという役割を果たしている。このような知見は、卵子の老化を防いだり、精子と卵子との膜融合を促したりする技術の開発にもつながるため、不妊治療にも応用できるのではないかと期待されている。また、赤ちゃんが飲む母乳にもエクソソームが含まれていることが分かっている。こうしたエクソソームに含まれるマイクロRNAには、病原体などの異物を攻撃する免疫細胞を活性化するなど、未成熟な赤ちゃんの免疫力を高める作用があると考えられている。

さらにエクソソームには、肌の老化、しみやそ

エクソソームとしみ、そばかすの関連性を分析し、それをもとにした化粧品を開発しているフランス大手化粧品会社のマリーエレーヌ・レアさん。

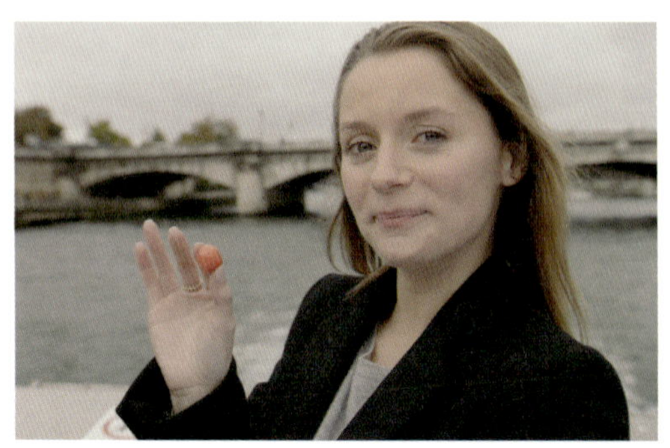

アセロラを手にする女性。肌の細胞が出すエクソソームを阻害する物質は、植物のアセロラから得られたものだという。

ばかすとの関連性があるとの報告もある。皮膚を構成する「ケラチノサイト」という細胞は、紫外線を浴びるとエクソソームを放出する。そこに含まれるマイクロRNAには、「肌を守れ」というメッセージが込められているらしいのだ。「メラノサイト」という別の細胞がこのメッセージを受け取ると、皮膚を黒くして紫外線から守るための「メラニン」という物質を分泌する。このメラニンが沈着した結果が、しみやそばかすなのだ。

マイクロ RNA を内包したエクソソームによる皮膚細胞の情報交換について解明したのは、フランスの大手化粧品会社だ。同社は独自の研究をもとに、エクソソームの放出を阻害し、メラニン分泌を抑える物質を植物（アセロラ）から抽出するなどした化粧品も開発している。

内包するマイクロ RNA を臨機応変に変えることで、生命を維持するための多様な情報のやりとりを可能にし、人体という巨大な情報ネットワークを形づくるために働くエクソソーム。いま、世界中の研究者が、エクソソームの情報を解き明かすことで病気の診断や治療に生かそうと努力を重ねている。

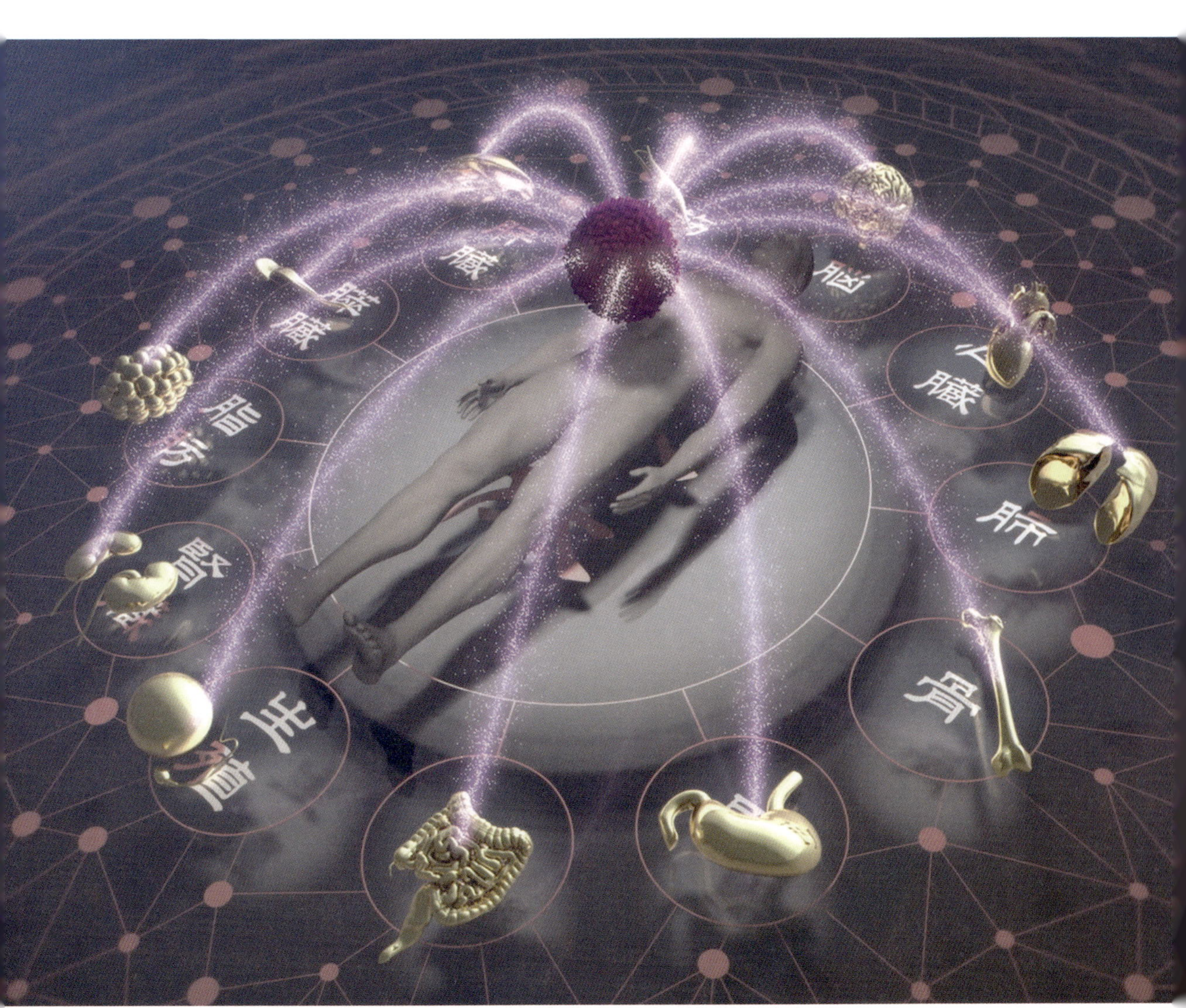

がんがどのように増殖し、さまざまな臓器へ転移していくのかはまだ完全には解明されていない。しかし、エクソソームなどのメッセージ物質の解明によって、新たなメカニズムが見出されつつある。

がんが新たな血管を引き寄せる仕組み 1（CG）

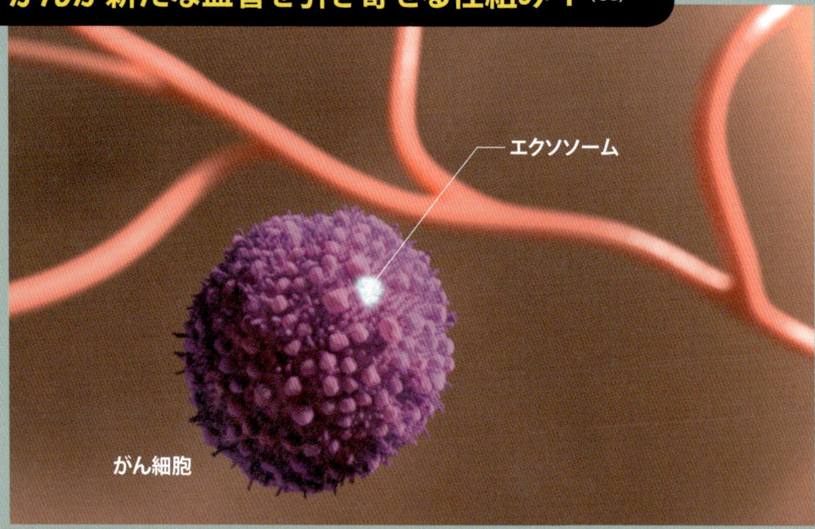

1.
がん細胞から、カプセル状の「エクソソーム」が放出された。

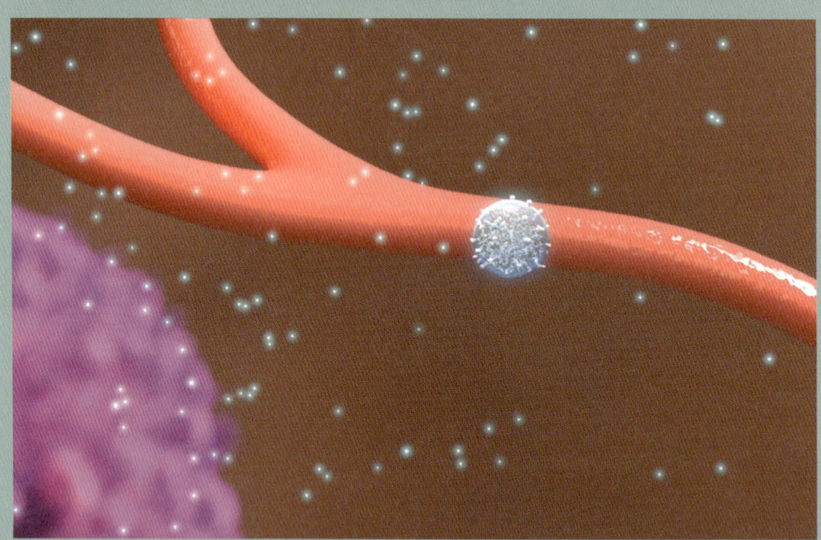

2.
放出されたエクソソームは血管へと向かっていく。

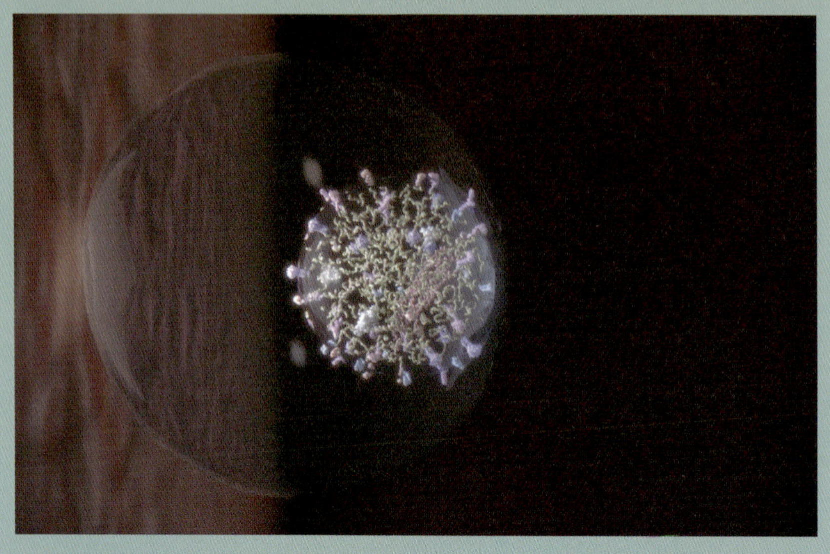

3.
血管の壁にたどり着いたエクソソーム。エクソソームを構成する二重膜は血管の壁の細胞膜と同じ成分でできている。

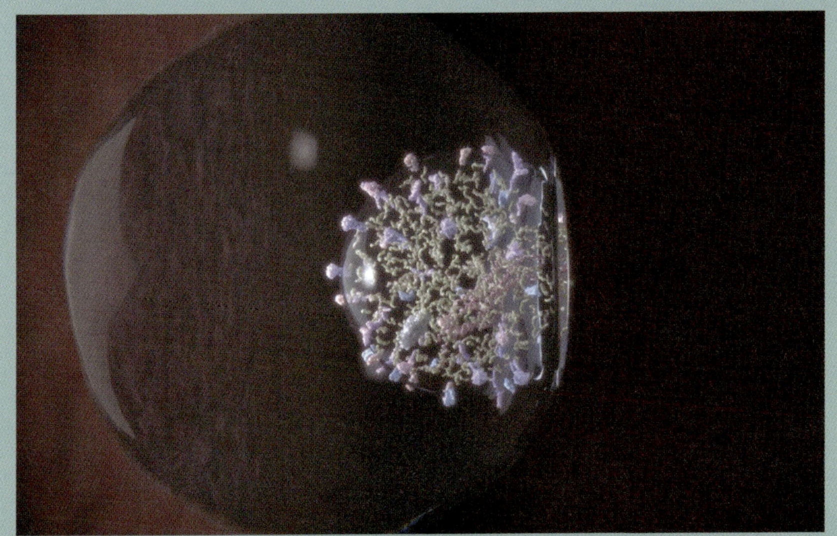

4.
血管の壁の血管内皮細胞の中に入り込んだエクソソームは、カプセルに潜ませていたメッセージ物質を放出する。

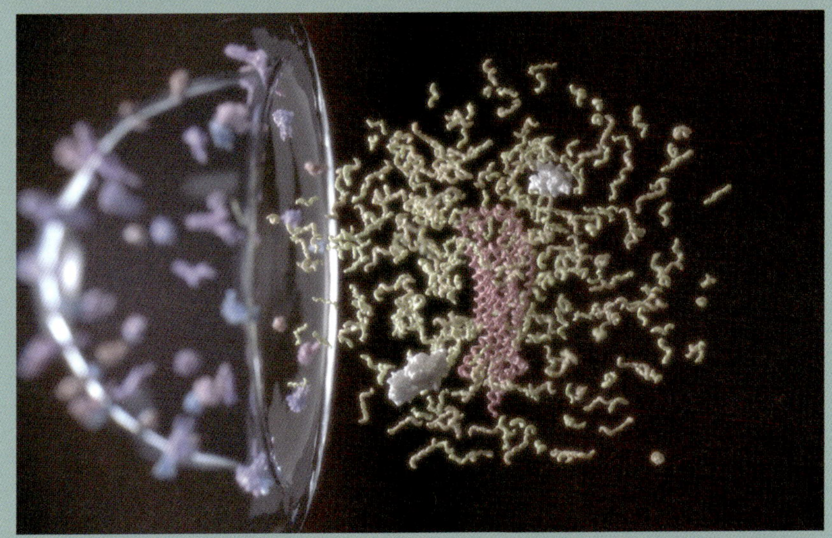

5.
中にはさまざまなメッセージ物質が含まれている。

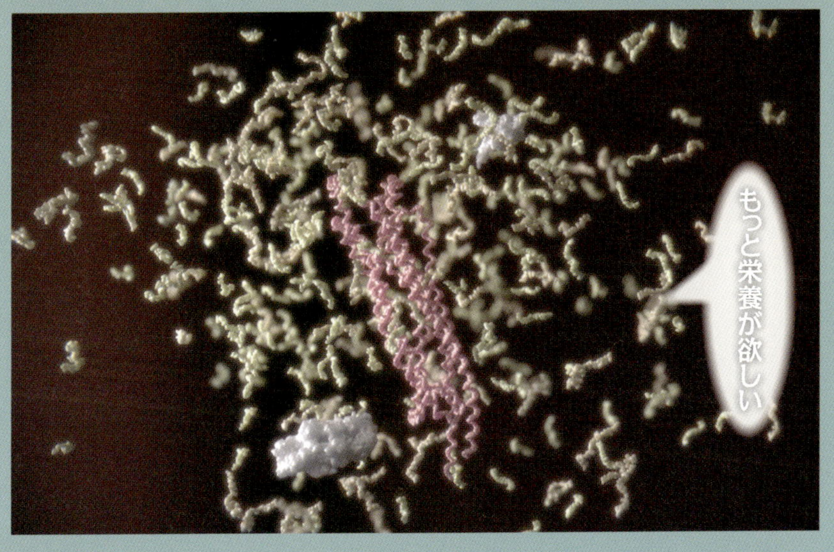

6.
血管に働くのは「もっと栄養が欲しい」というメッセージ。

がんが新たな血管を引き寄せる仕組み 2 (CG)

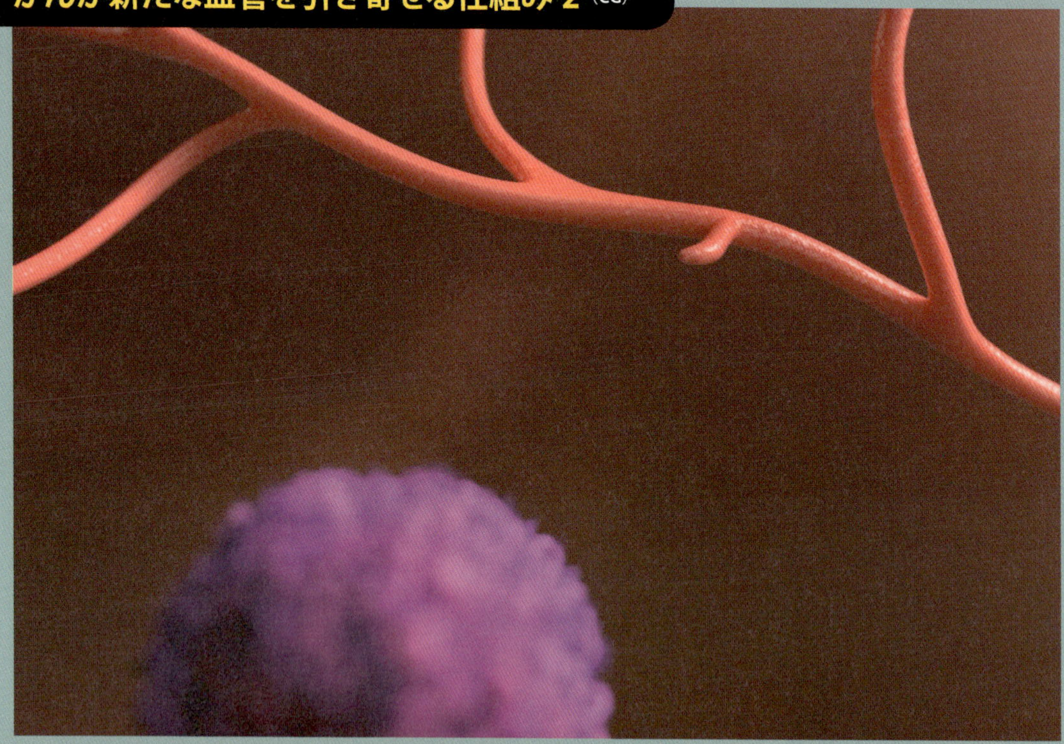

7. 血管をつくる役割を担う血管内皮細胞は、「もっと栄養が欲しい」というメッセージを正常な細胞からのものだと勘違いして、新しく血管を伸ばし始める。

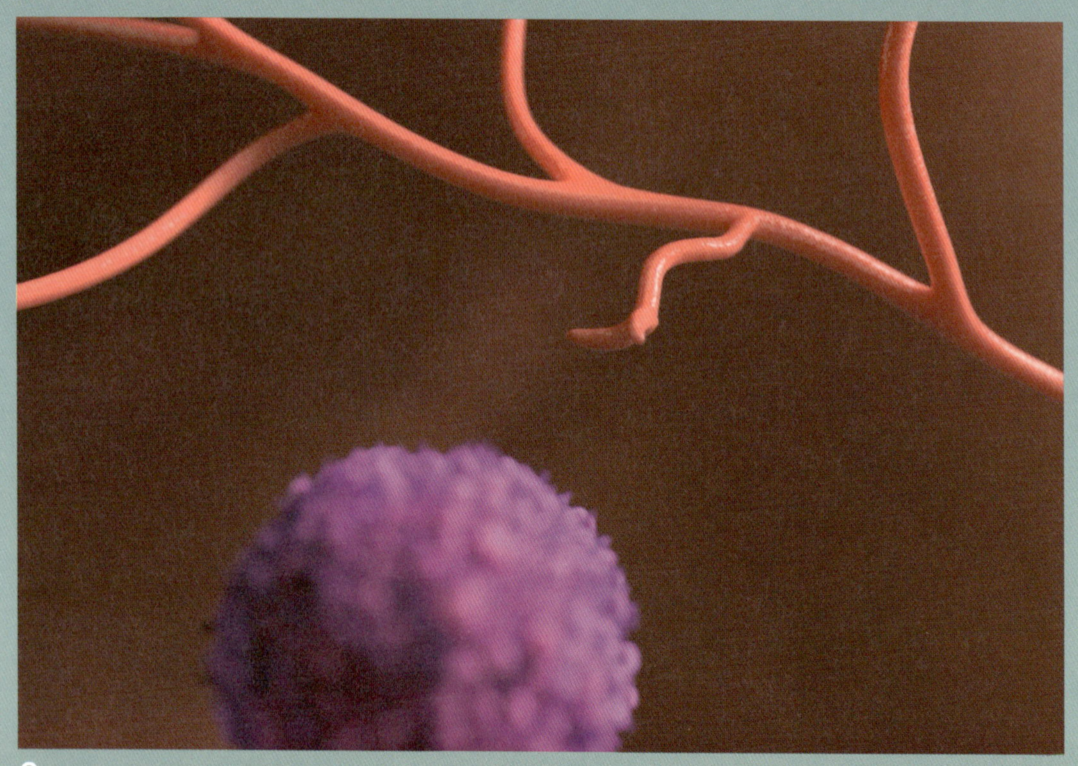

8. がん細胞に向かって引き寄せられるように伸びていく新しい血管。

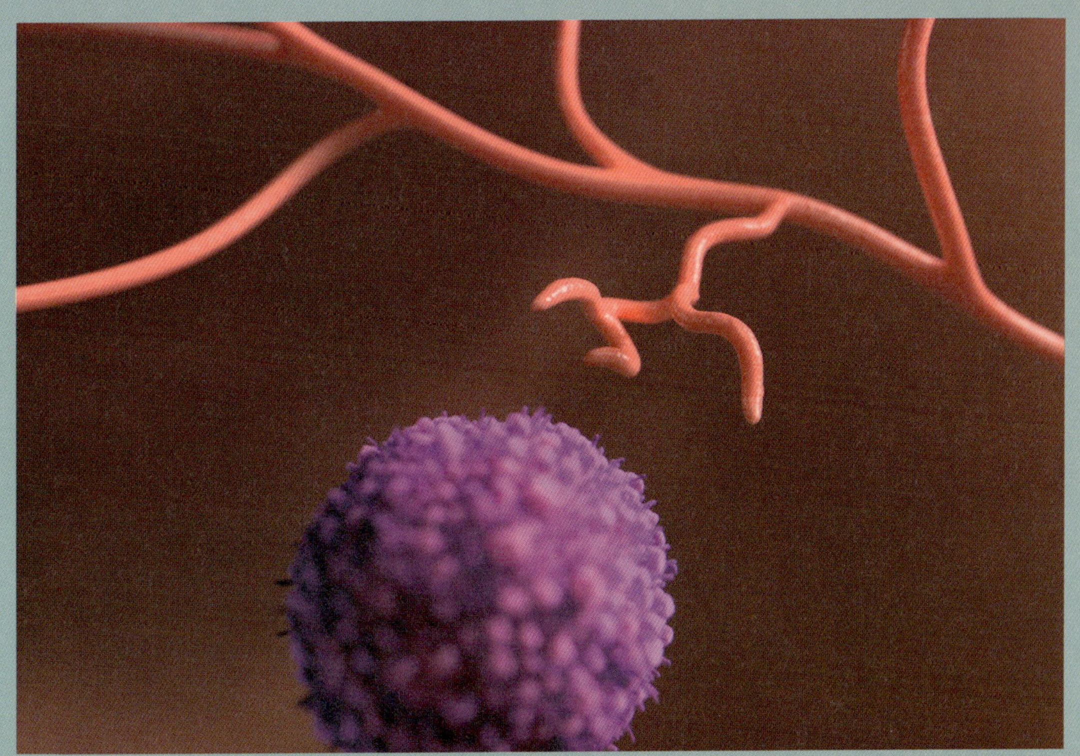

9. がんが血管を引き寄せるメカニズムには、エクソソーム以外にも、VEGF などが関わっていることが明らかになっている。

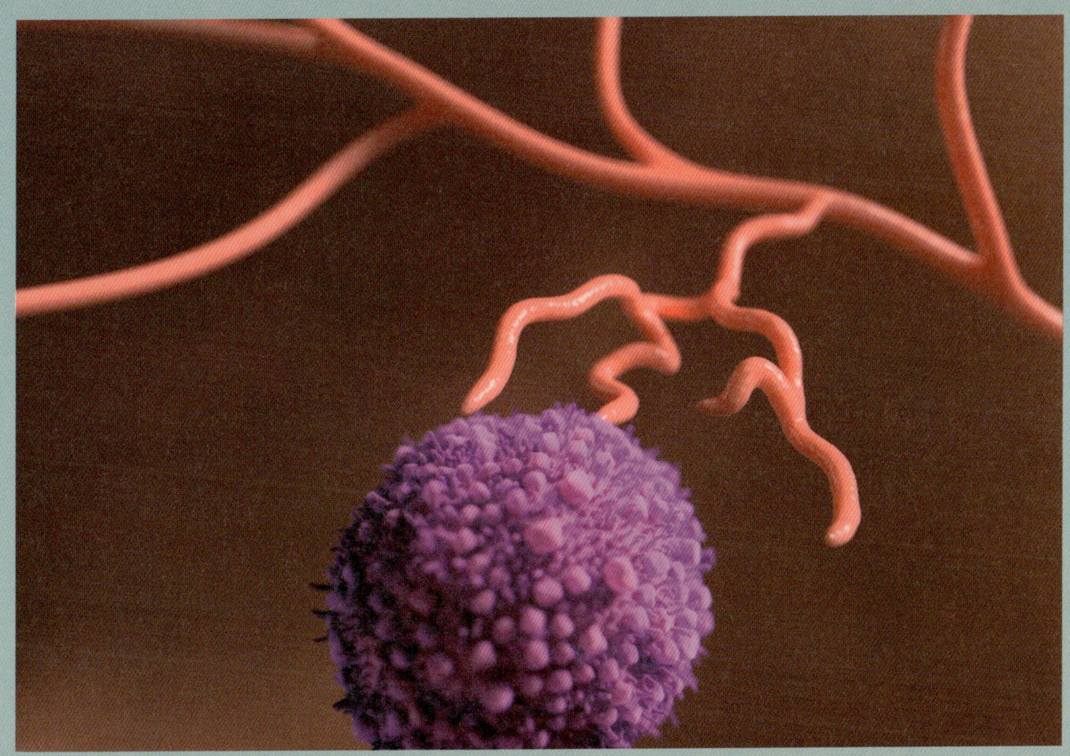

10. 自らの周りに血管を引き寄せたがん細胞。こうして、新しい血管からより多くの栄養を受け取ることができると考えられている。

免疫細胞の攻撃を抑制するがん細胞 1 (CG)

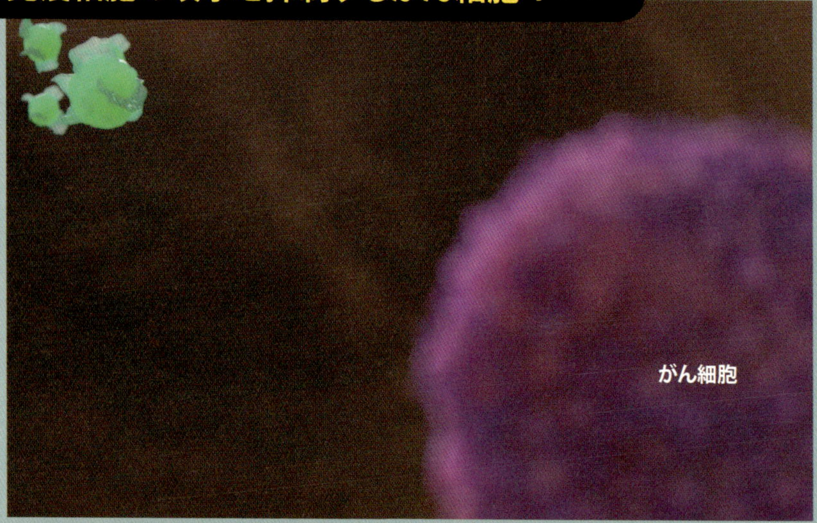

1.
がん細胞(紫色)に向かって何かがやってきた。

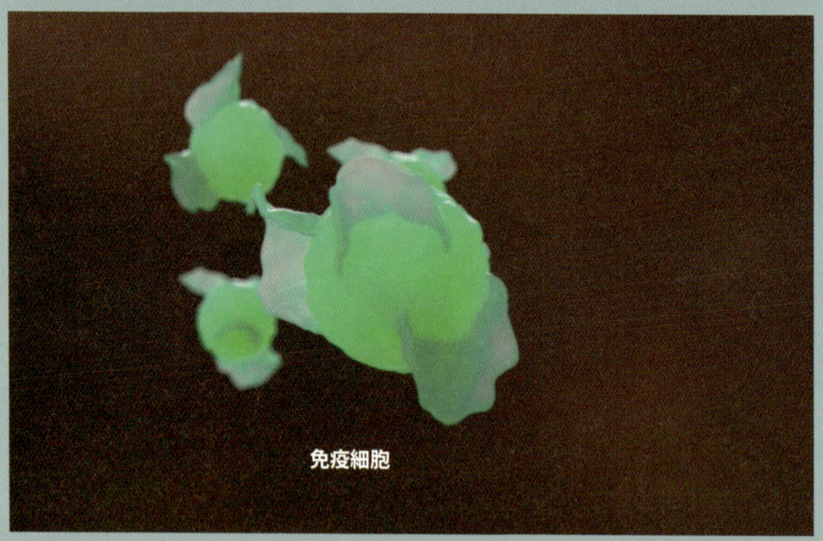

2.
現れたのは、体の"防衛隊"の役割を担っている免疫細胞。

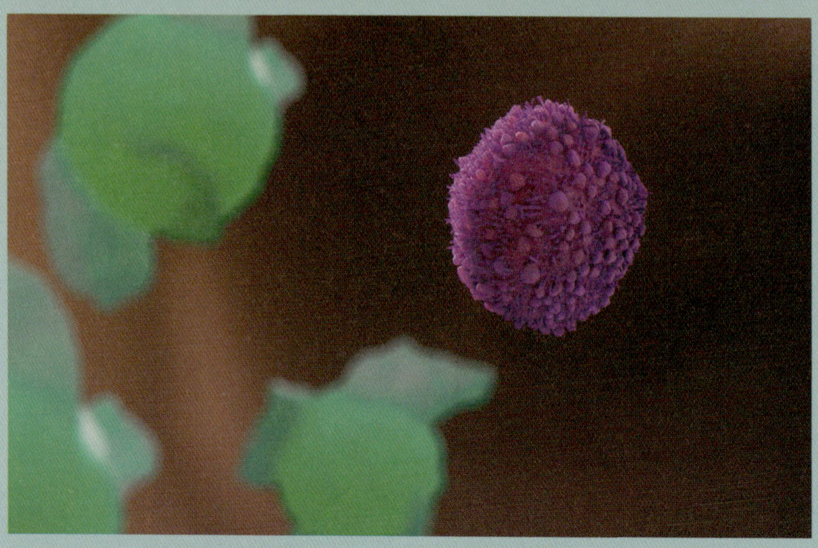

3.
免疫細胞ががん細胞に攻撃をしかけようと近づいていくと――。

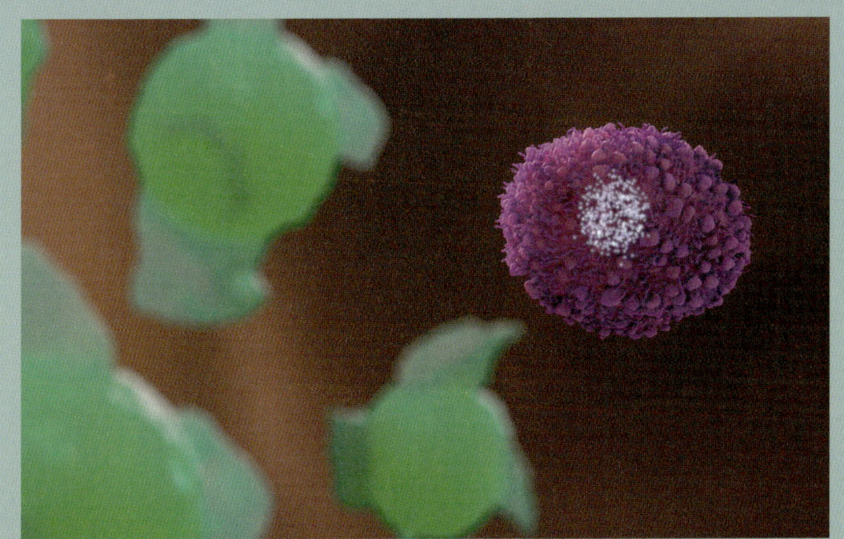

4.
がん細胞から免疫細胞に向かって、何かが放出された。

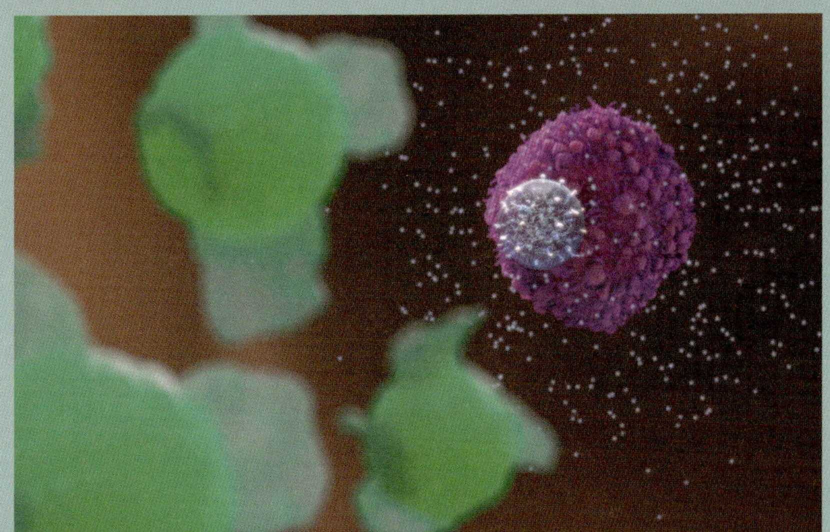

5.
がん細胞が出したのはメッセージカプセルであるエクソソームだ。

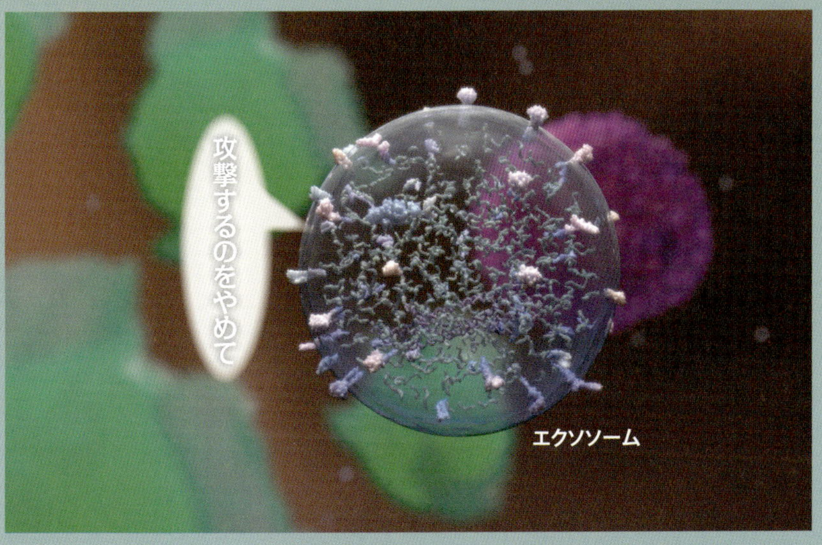

6.
エクソソームに潜ませたがん細胞のメッセージは「攻撃するのをやめて」というもの。

免疫細胞の攻撃を抑制するがん細胞 2（CG）

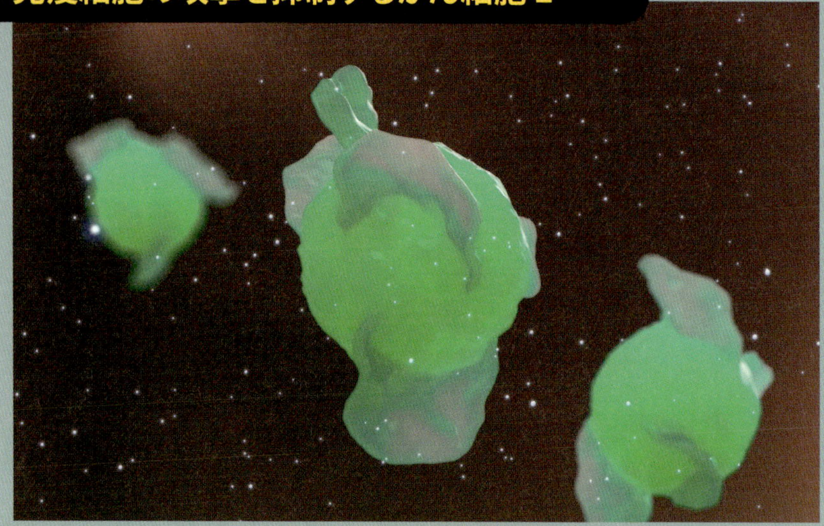

7.
免疫細胞に対して、がん細胞からの攻撃を抑えるメッセージが届けられると――。

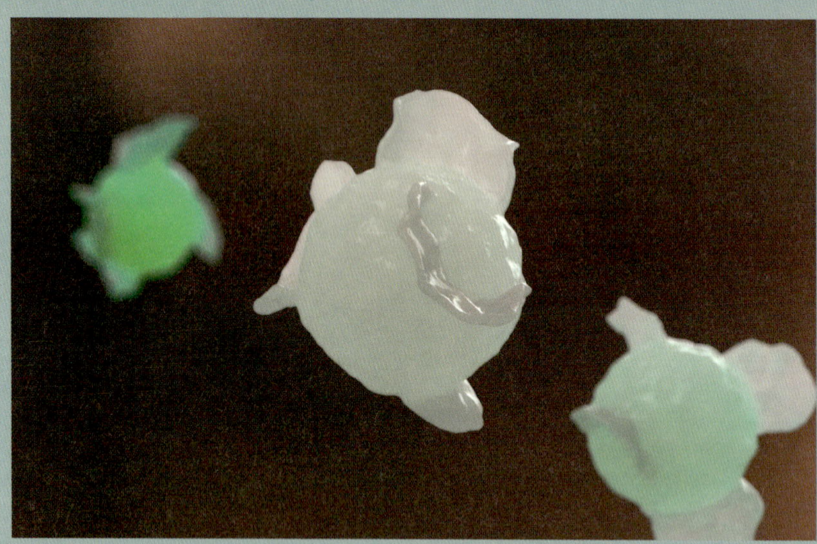

8.
免疫細胞は正常に機能することができなくなってしまう。

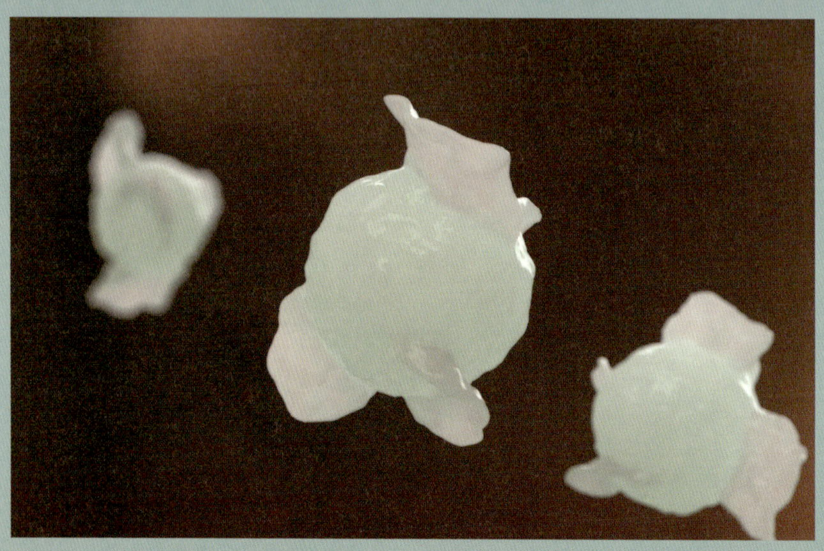

9.
メッセージを受け取った免疫細胞は瞬く間に手なずけられて、がん細胞への攻撃をやめてしまうのだ。

がん細胞から離れていく免疫細胞

画像：University of Cambridge G.GRIFFITHS,Y.ASANO,A.RITTER

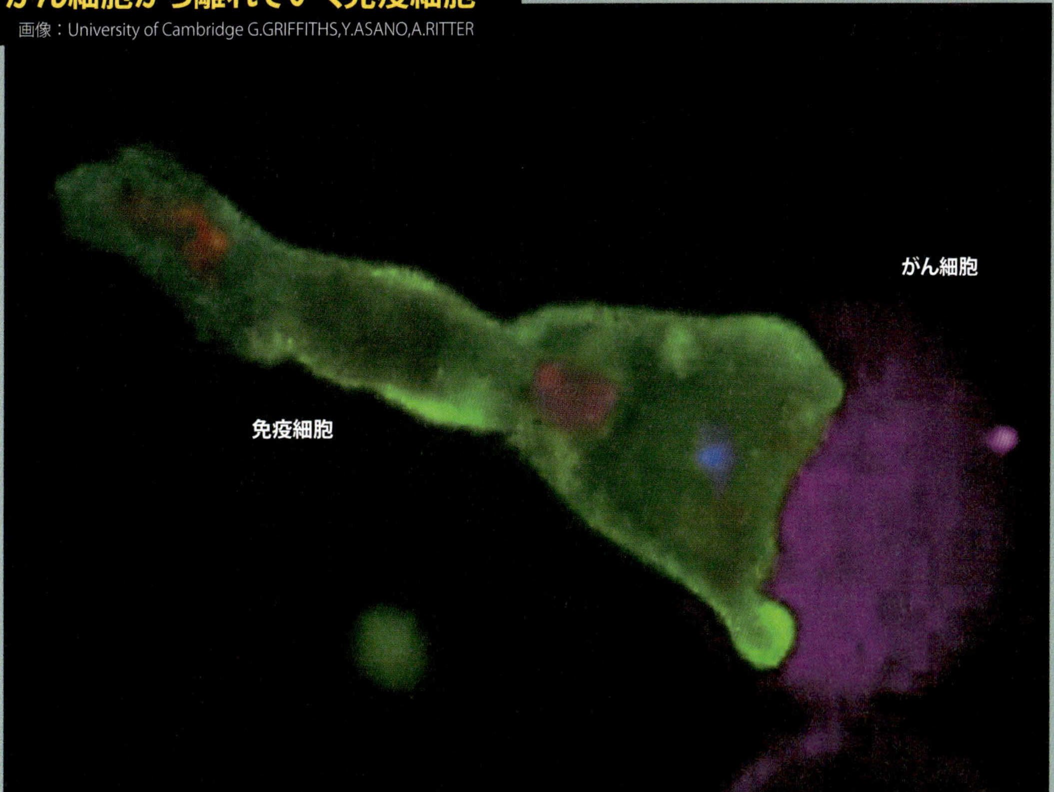

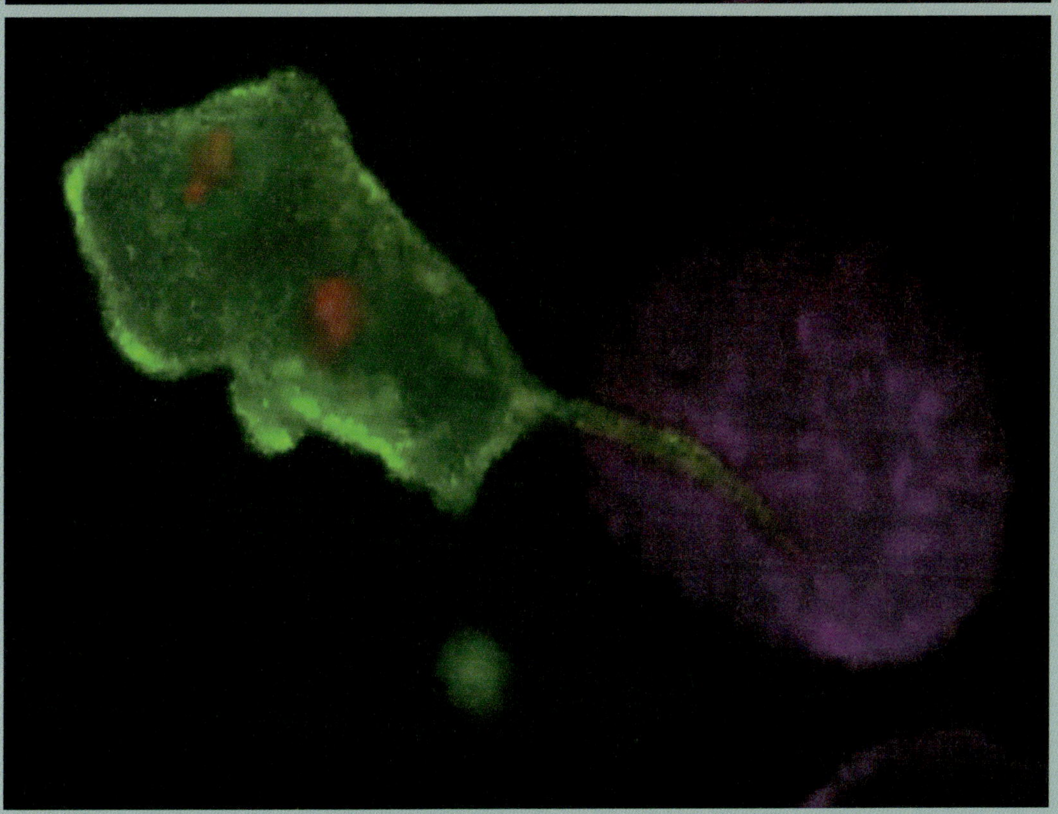

がん細胞が免疫細胞に発する「攻撃するのをやめて」というメッセージは、本来は体内の細胞同士が間違って戦わないようにするために使われているもの。がん細胞はそれを悪用して、"仲間のふり"をして生き残ろうとする。

卵巣がんによる腹膜転移のメカニズム 1 (CG)
（落谷博士の仮説に基づく）

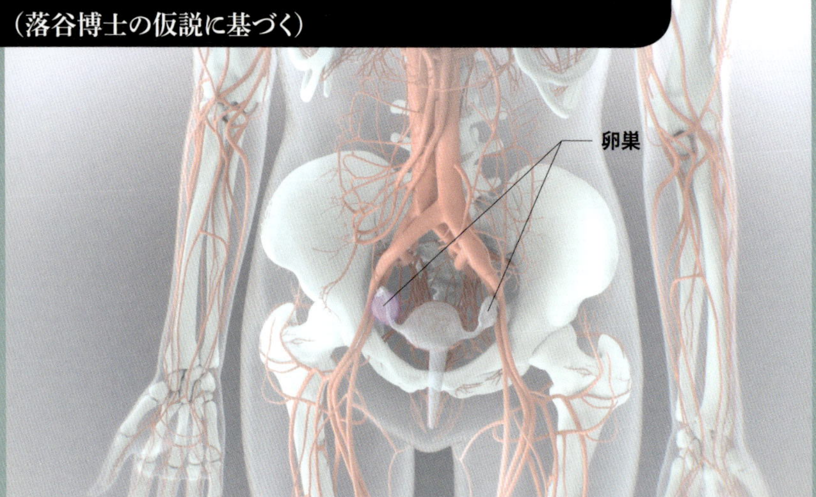

1.
卵巣は、親指の先くらいの大きさで、子宮の両側に１つずつある楕円形の臓器。

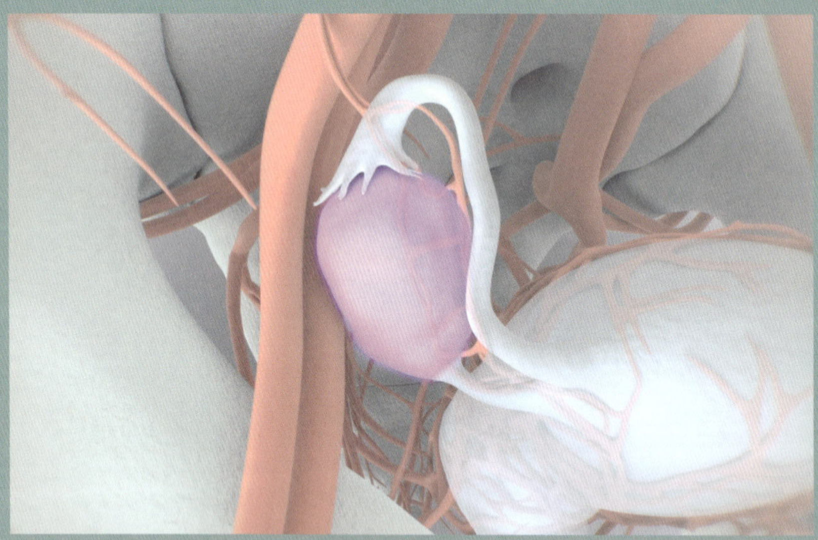

2.
卵巣のうちの１つを拡大してみると──。

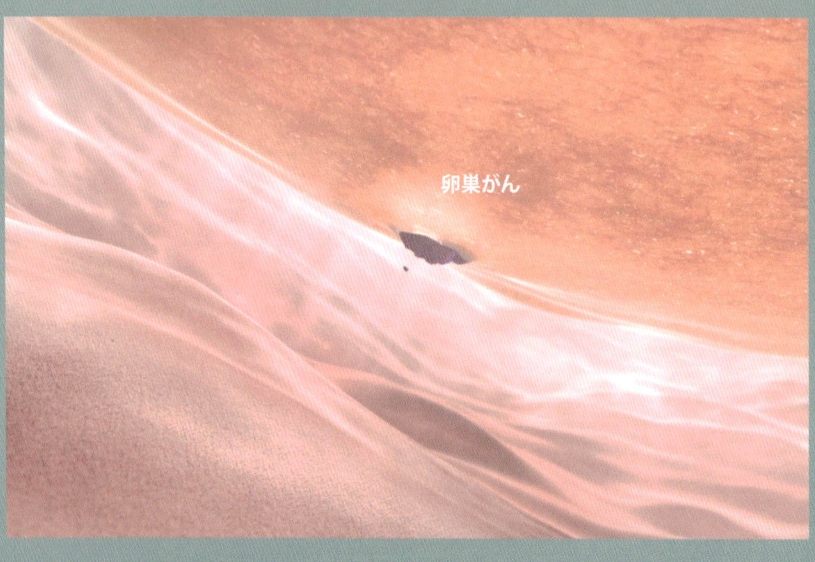

3.
卵巣の表面に紫色の塊が見えてきた。これが卵巣がんだ。

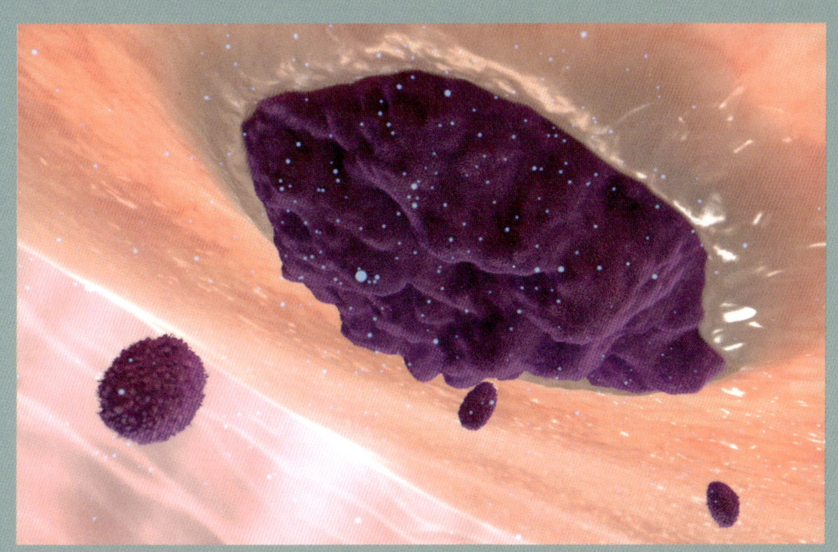

4.
卵巣がんから、何か小さな物質が大量に放出されている。

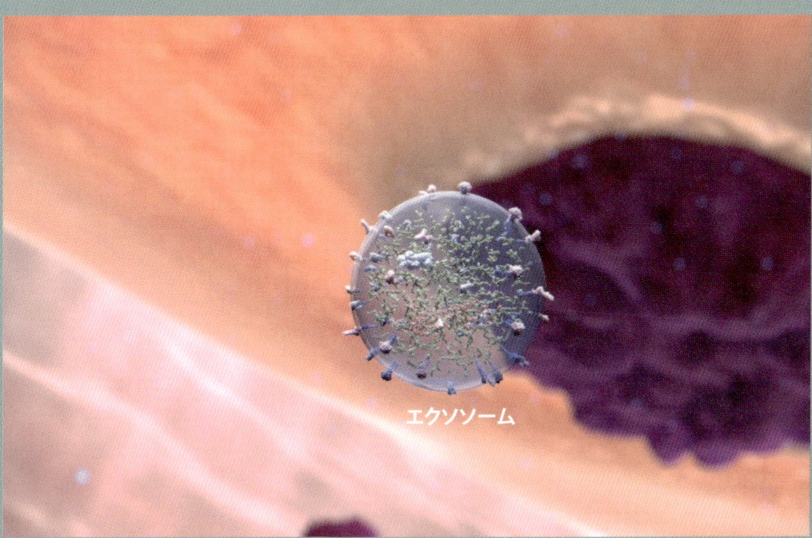

5.
小さな物質の正体は、卵巣がんの細胞が出すエクソソームだ。

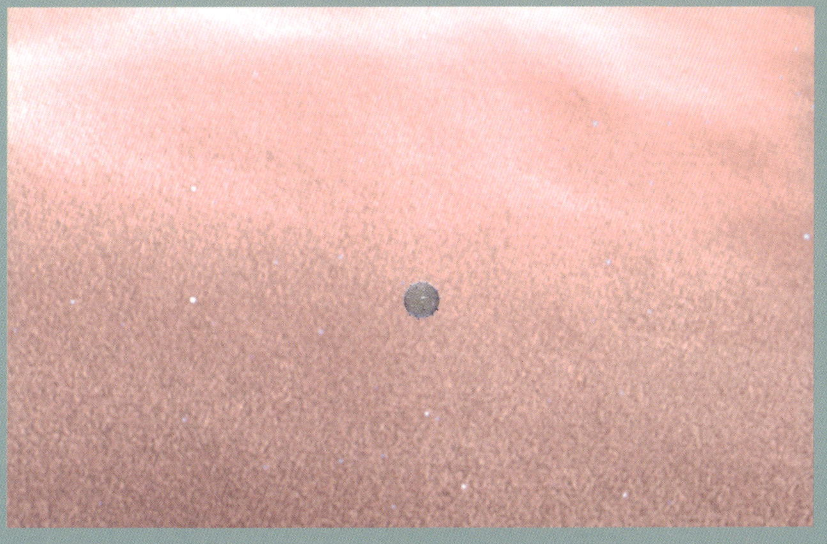

6.
エクソソームは、内臓を覆っている腹膜へと向かっていく。

卵巣がんによる腹膜転移のメカニズム２（CG）
（落谷博士の仮説に基づく）

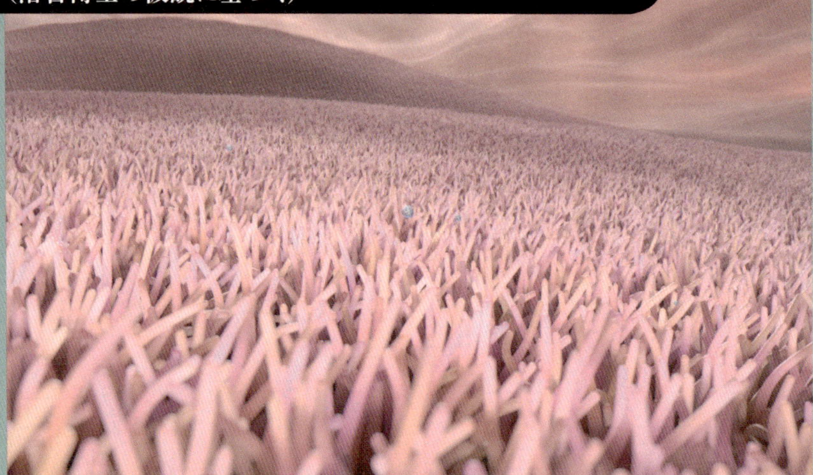

7.
腹膜の表面には、微絨毛と呼ばれる突起物がびっしりと敷き詰められている。

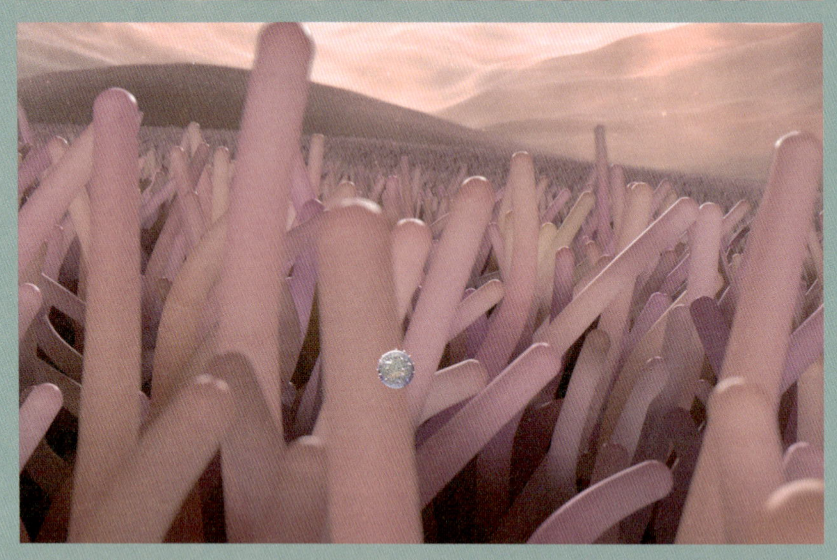

8.
突起物は異物の侵入を防ぐバリアの役割を果たしている。

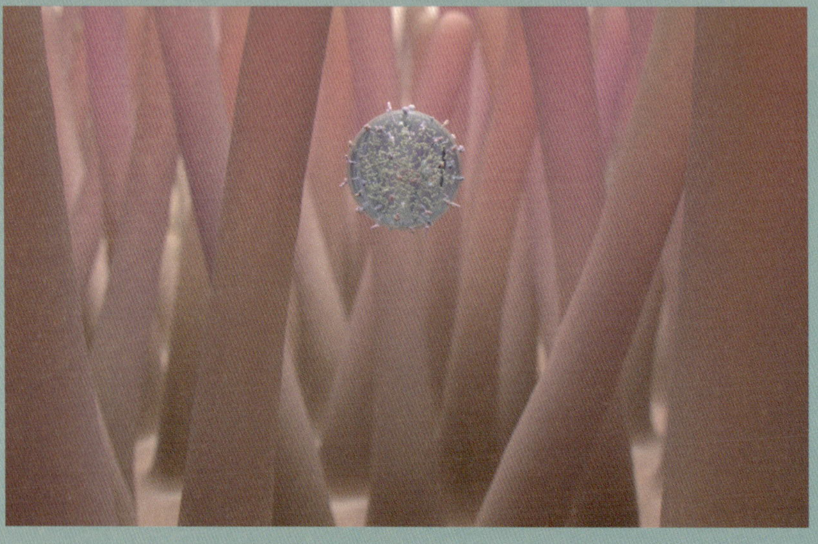

9.
しかし、突起物よりもはるかに小さいエクソソームは、突起物をかき分けて進むことができる。

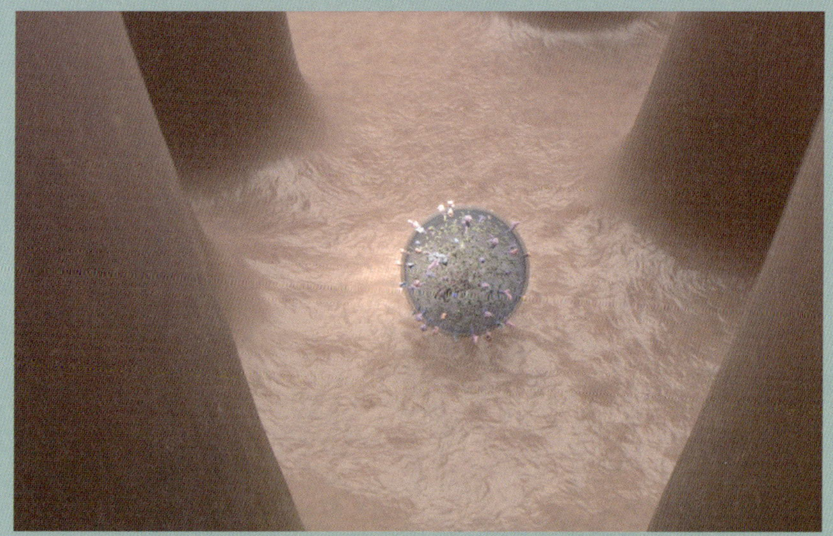

10.
腹膜の表面の細胞に着地したエクソソーム。

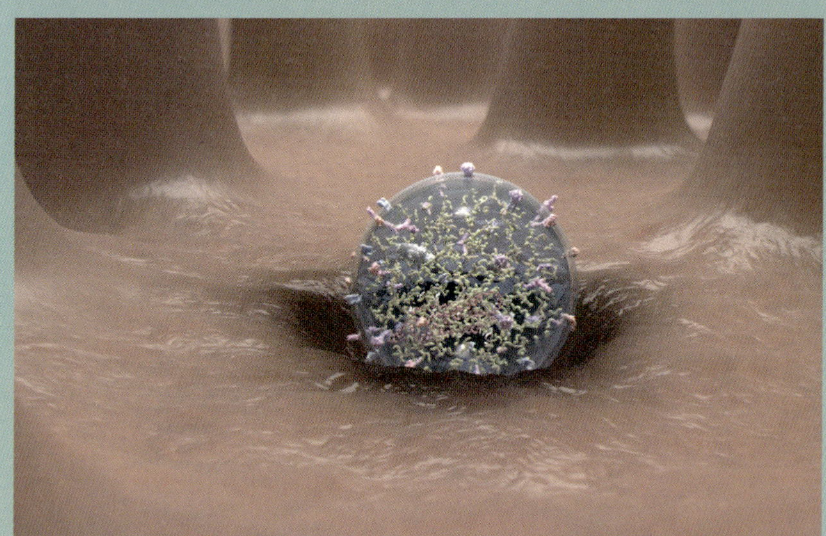

11.
表面の細胞とエクソソームを構成する膜は、同じ成分でできているため、腹膜はエクソソームを仲間だと勘違いして受け入れてしまう。

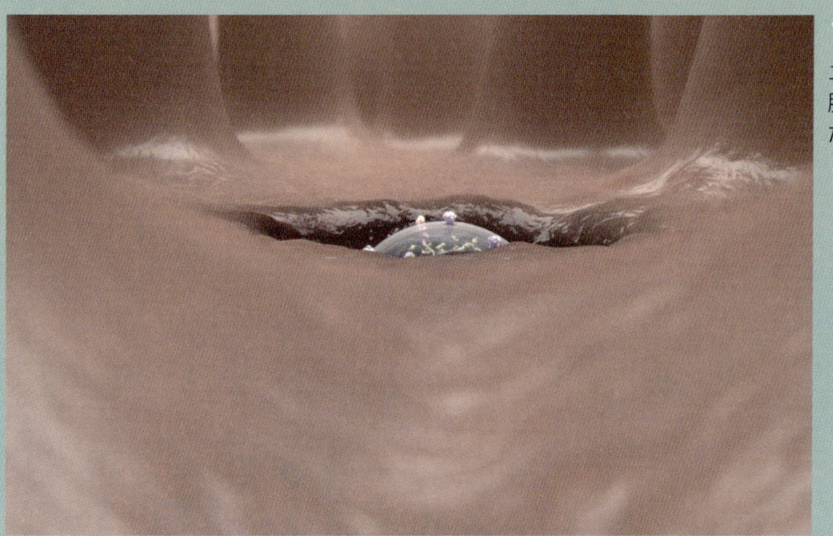

12.
エクソソームは、難なく腹膜の中へと侵入を果たす。

卵巣がんによる腹膜転移のメカニズム 3 (CG)
（落谷博士の仮説に基づく）

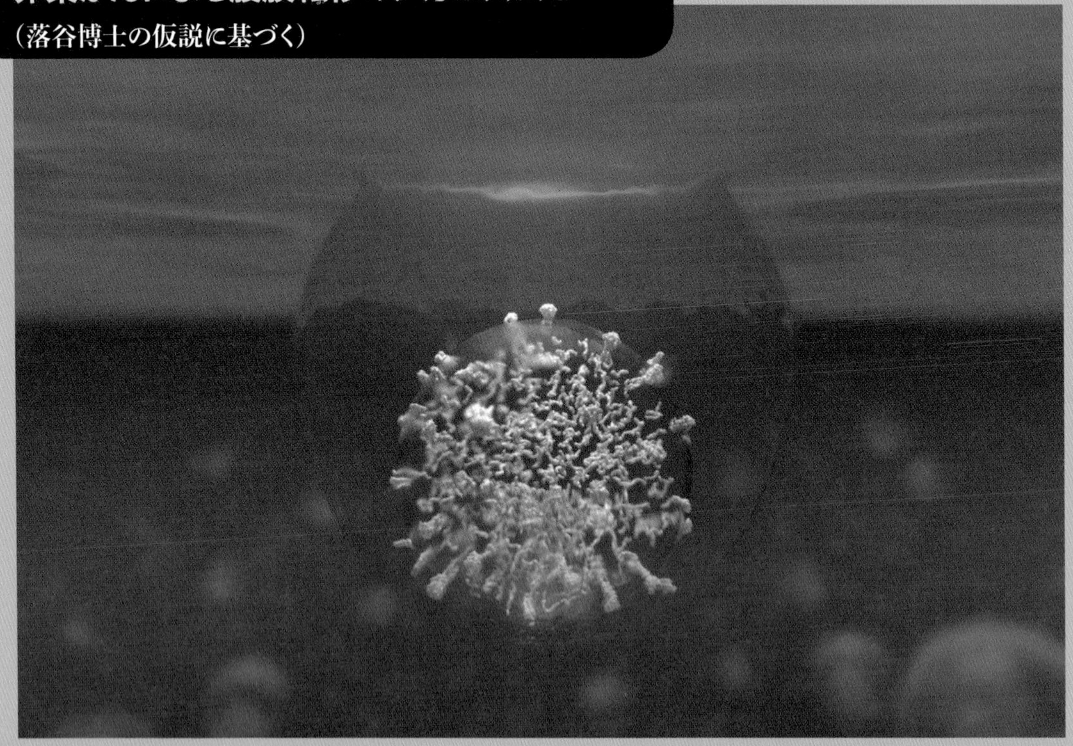

13. 腹膜の内側に入り込んだエクソソーム。

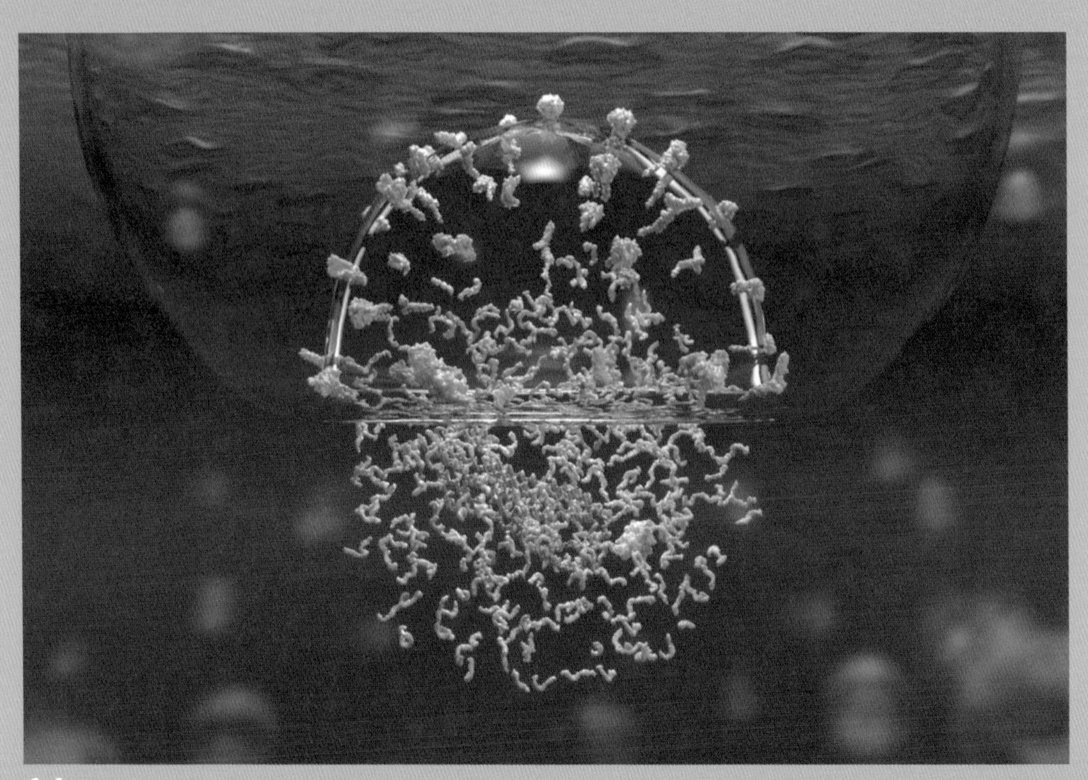

14. エクソソームの中には、卵巣がんからのたくさんのメッセージ物質が詰め込まれている。

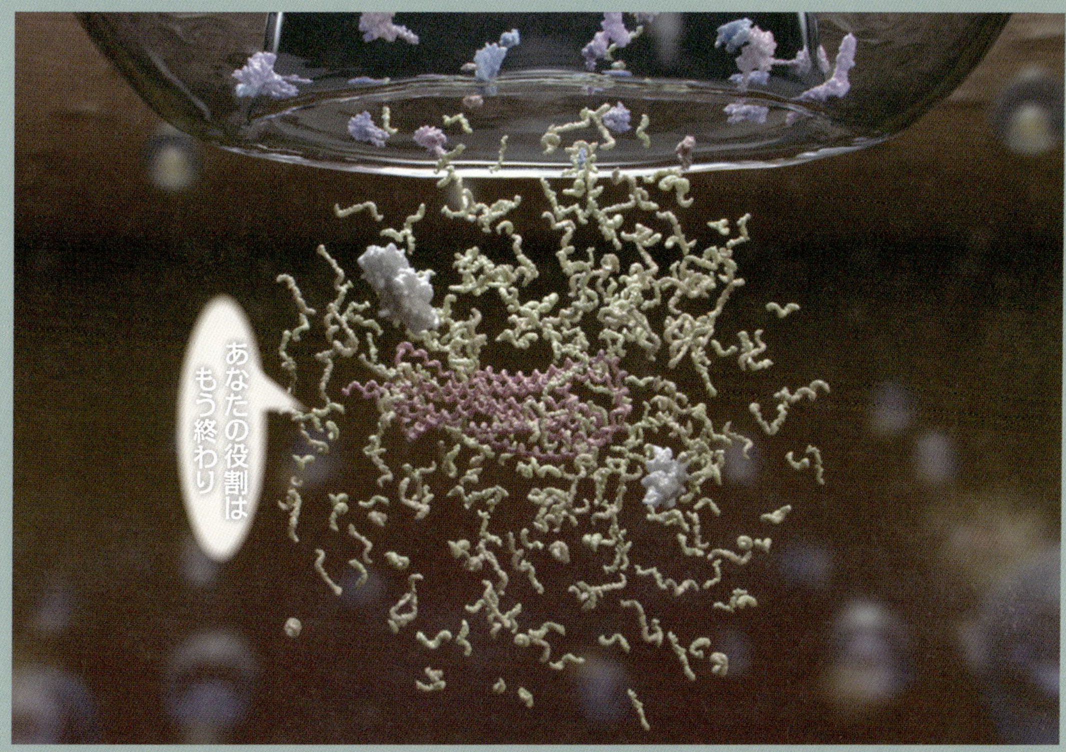

15. 腹膜を形づくる細胞の中で、エクソソームがメッセージ物質を放出する。中にあったのは、「あなたの役割はもう終わり」というメッセージ。

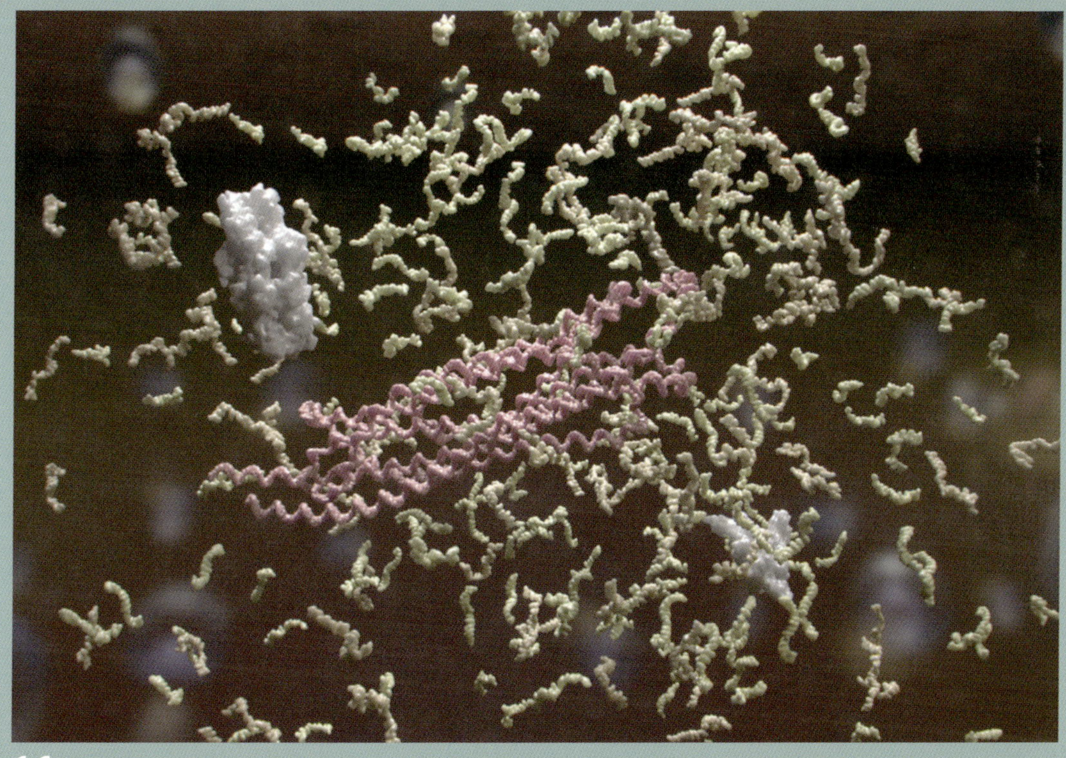

16. このメッセージ物質の働きが、卵巣がんの腹膜への転移を可能にする。

卵巣がんによる腹膜転移のメカニズム 4 (CG)
（落谷博士の仮説に基づく）

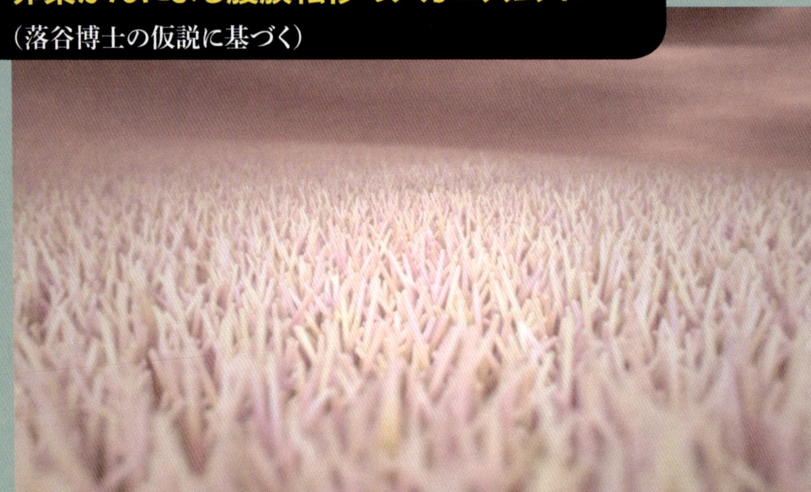

17.
こちらは、卵巣がんからのメッセージを受け取った腹膜の表面。

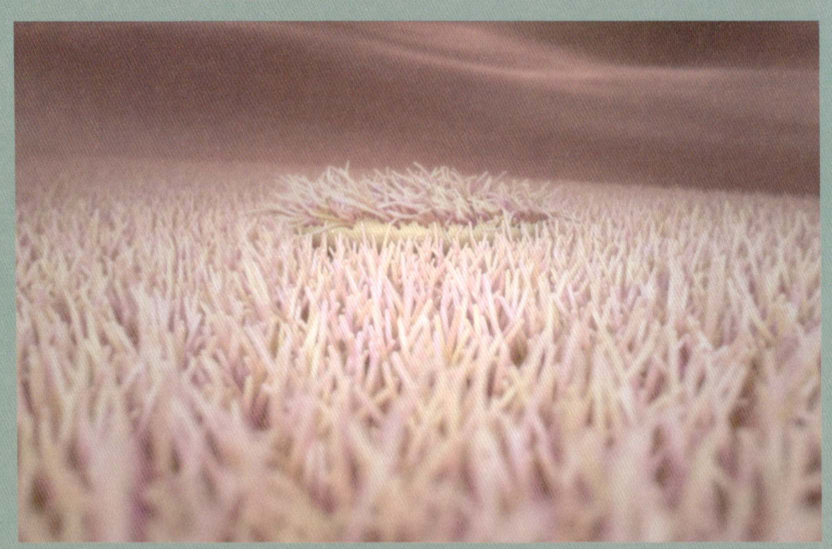

18.
腹膜の表面の細胞の一部が、突起物とともに丸くなり剥がれ始める。

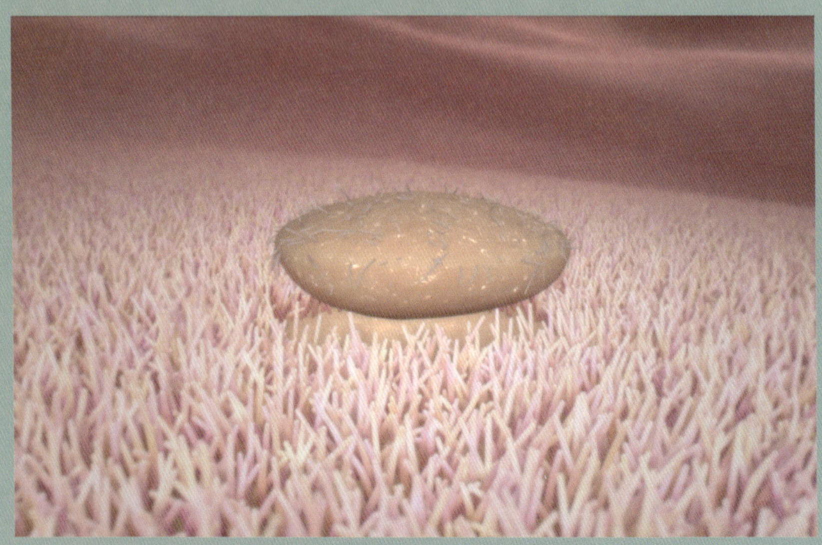

19.
やがて、ひと塊となった細胞は――。

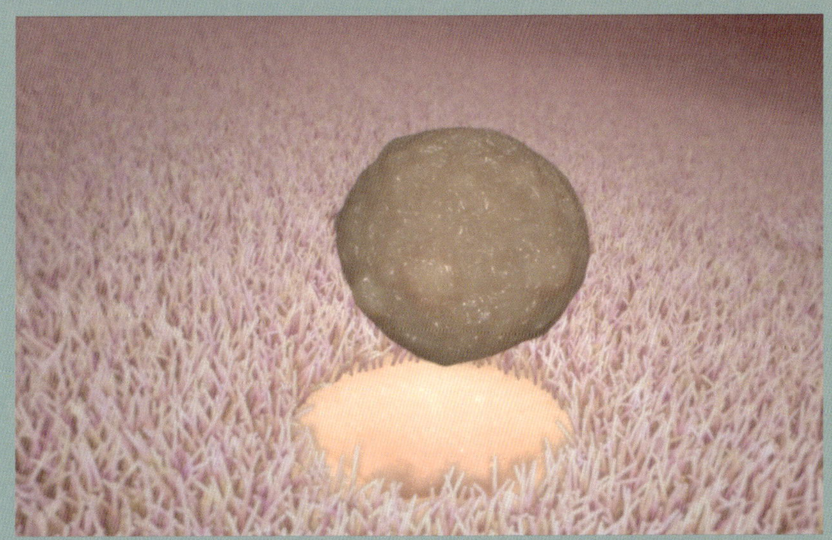

20.
腹膜の表面から剥がれてしまう。

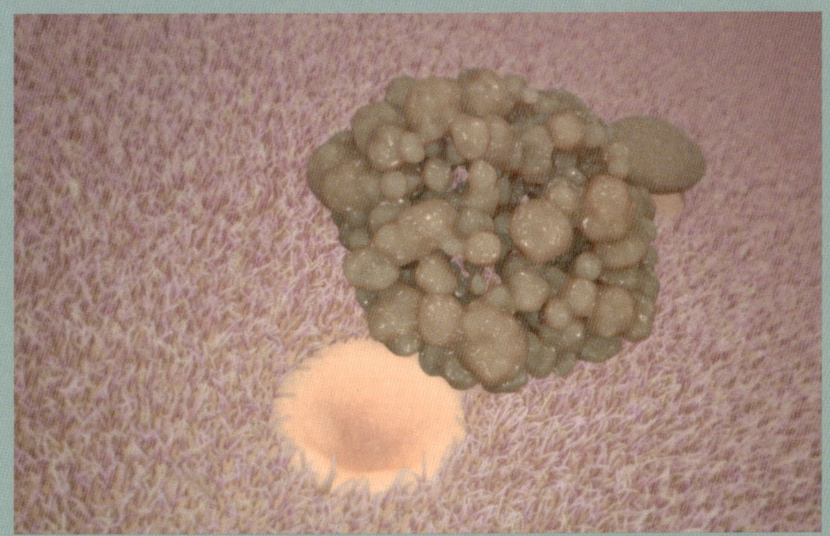

21.
すると、剥がれた細胞に変化が――。

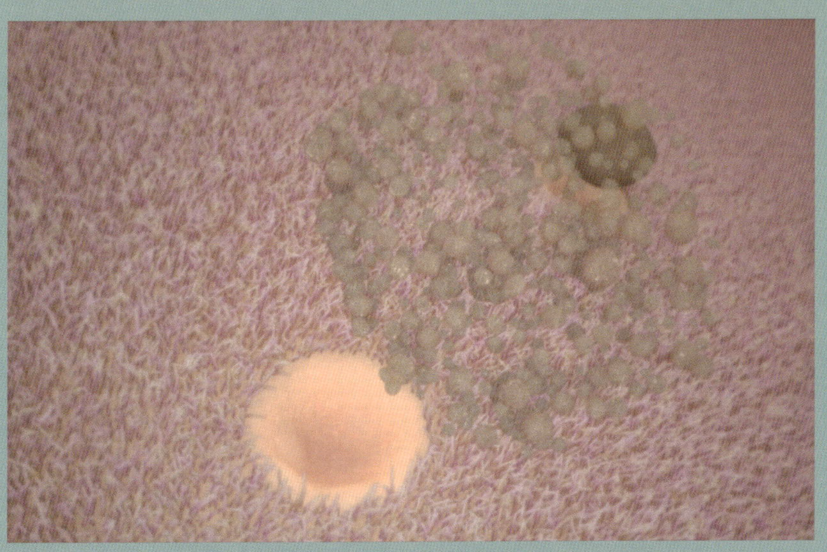

22.
細胞は死滅してしまった。

卵巣がんによる腹膜転移のメカニズム 5 (CG)
(落谷博士の仮説に基づく)

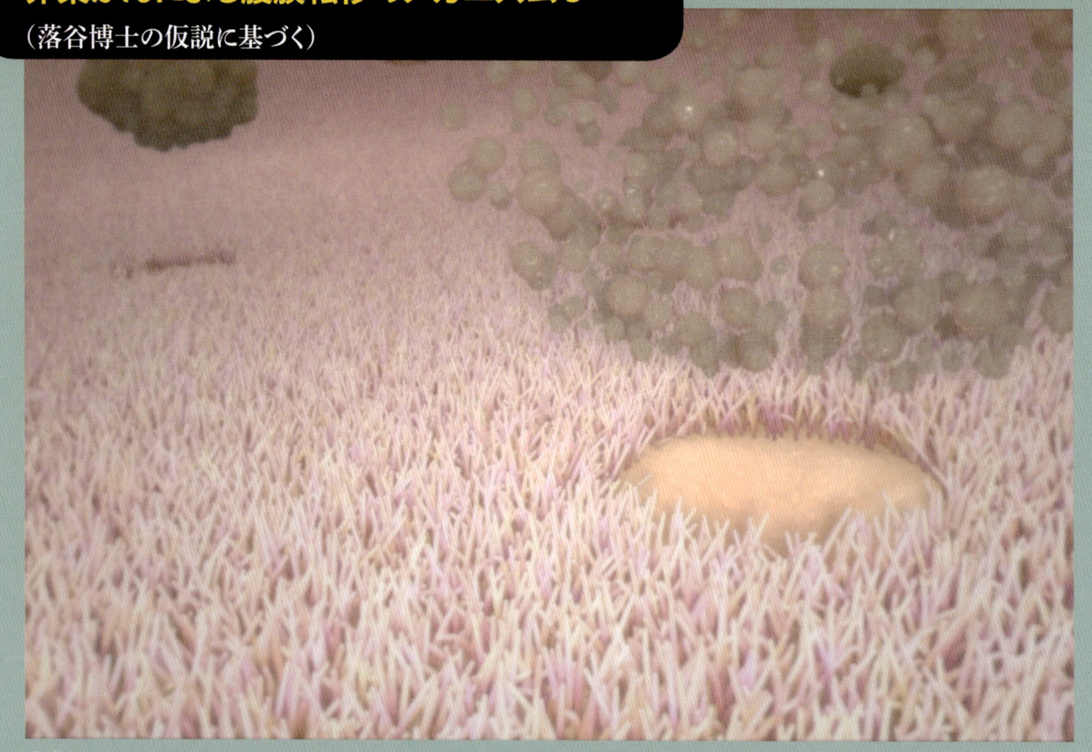

23. 腹膜の表面の細胞が死滅した跡は、クレーターのような穴になっている。

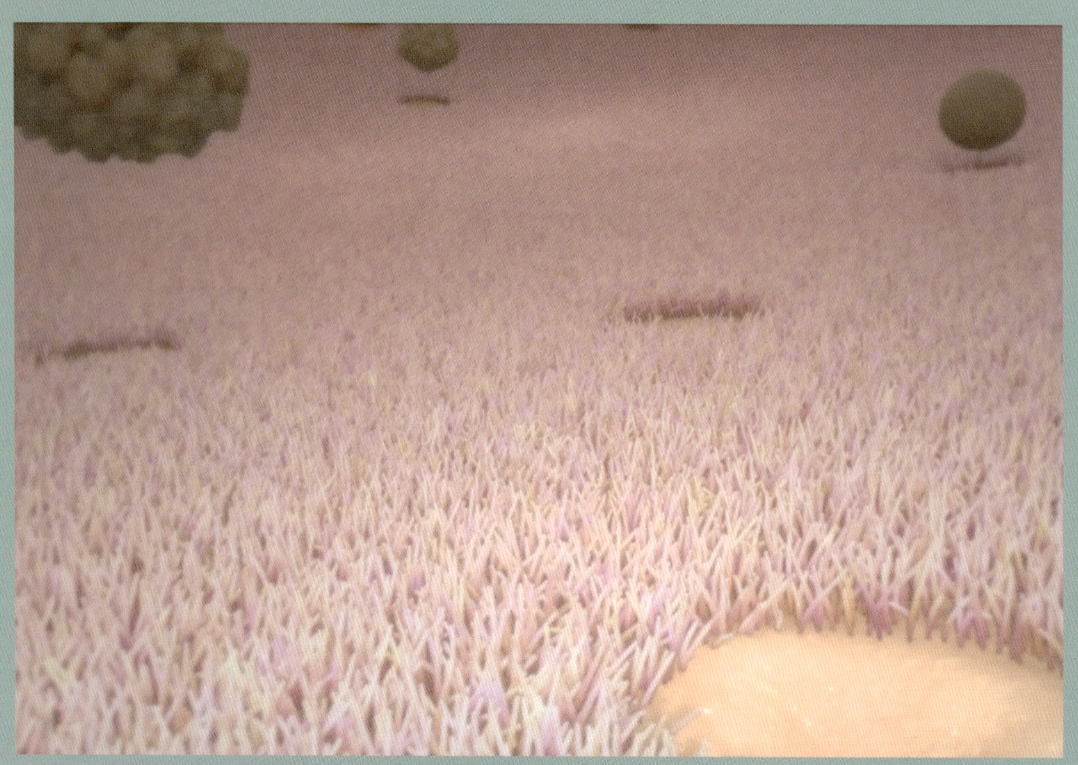

24. こうしたやりとりが何度も繰り返されることで、腹膜の表面には大きな穴がいくつも生まれる。

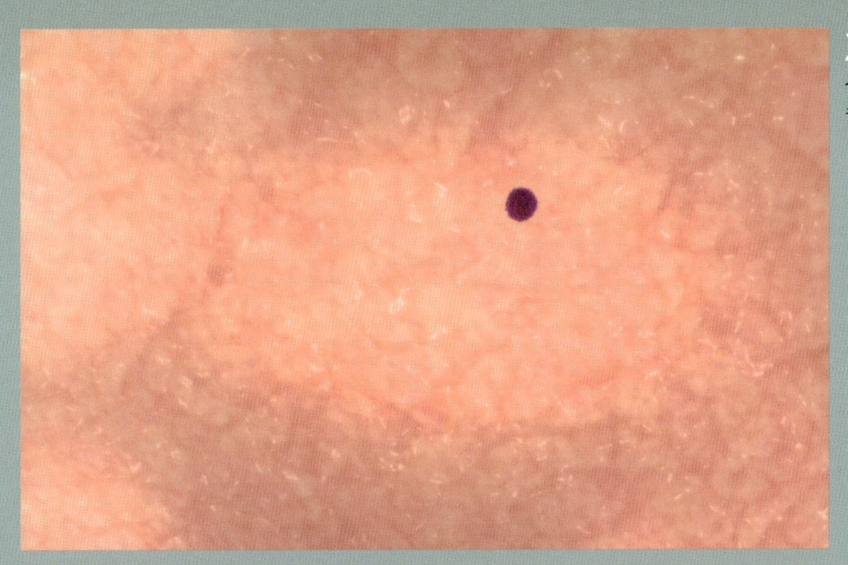

25.
そこへ何かが近づいてきた。

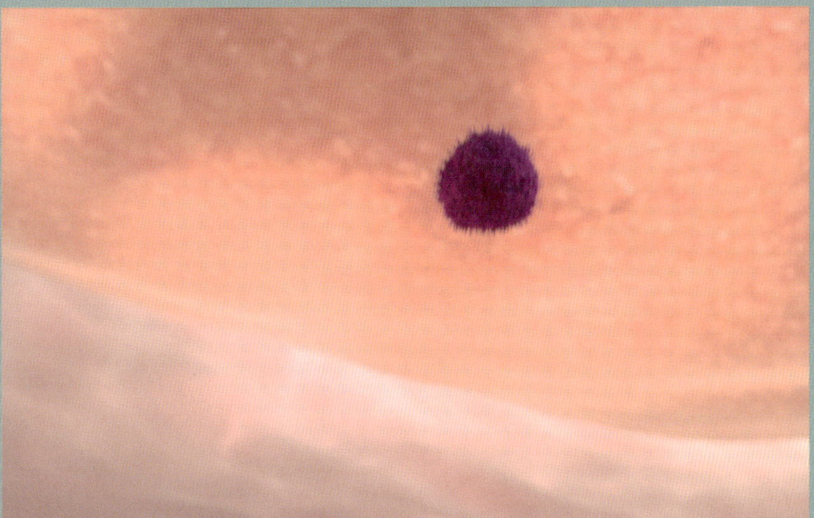

26.
やってきたのは、メッセージの送り主である、卵巣がんの細胞。

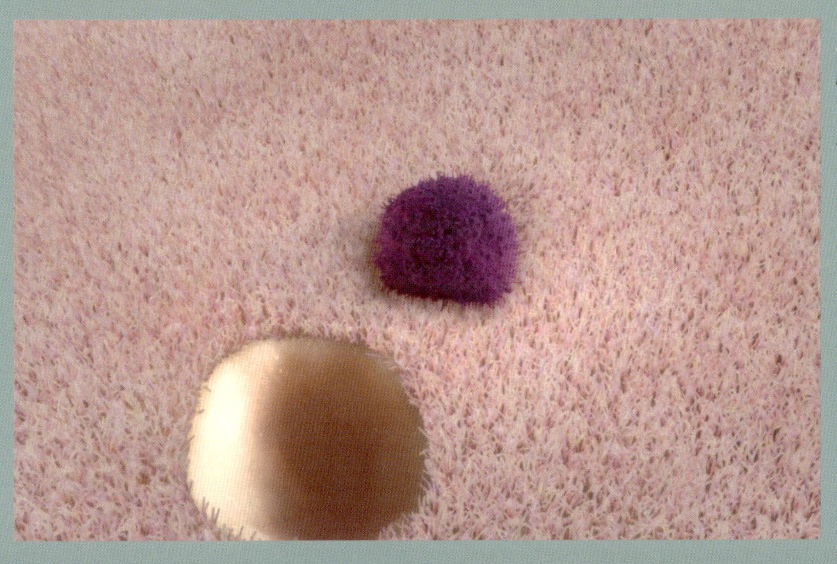

27.
腹膜の表面に空いた穴に、卵巣がんの細胞が入り込もうとしている。

卵巣がんによる腹膜転移のメカニズム 6 (CG)
（落谷博士の仮説に基づく）

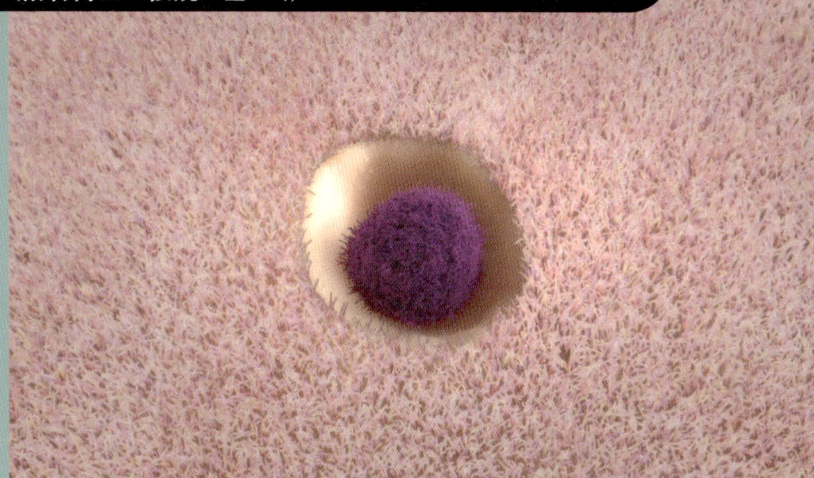

28.
穴から腹膜に難なく入り込んだがん細胞は、分裂を始める。

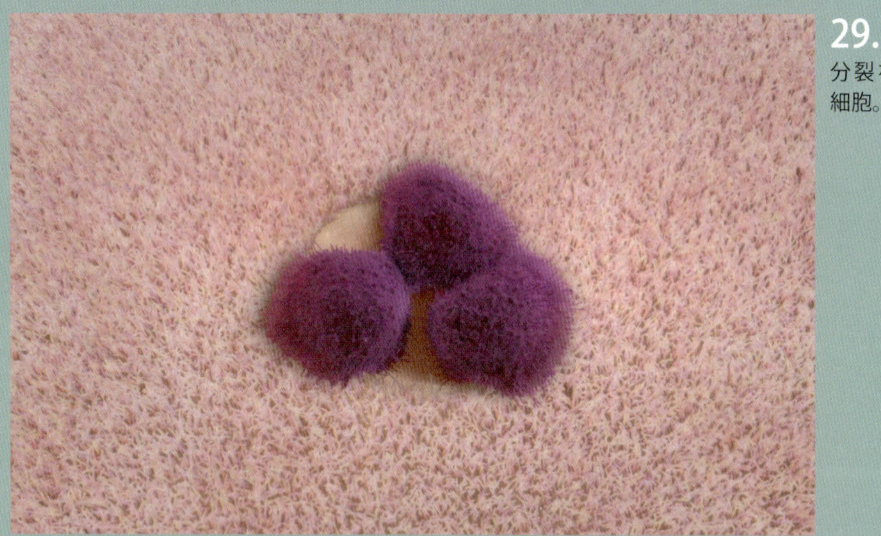

29.
分裂を繰り返す、がん細胞。

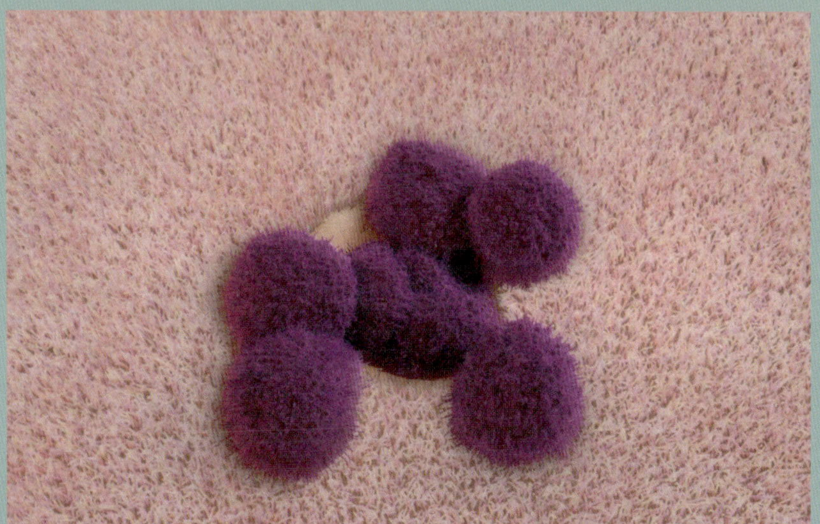

30.
がん細胞の数が次第に増えていく。

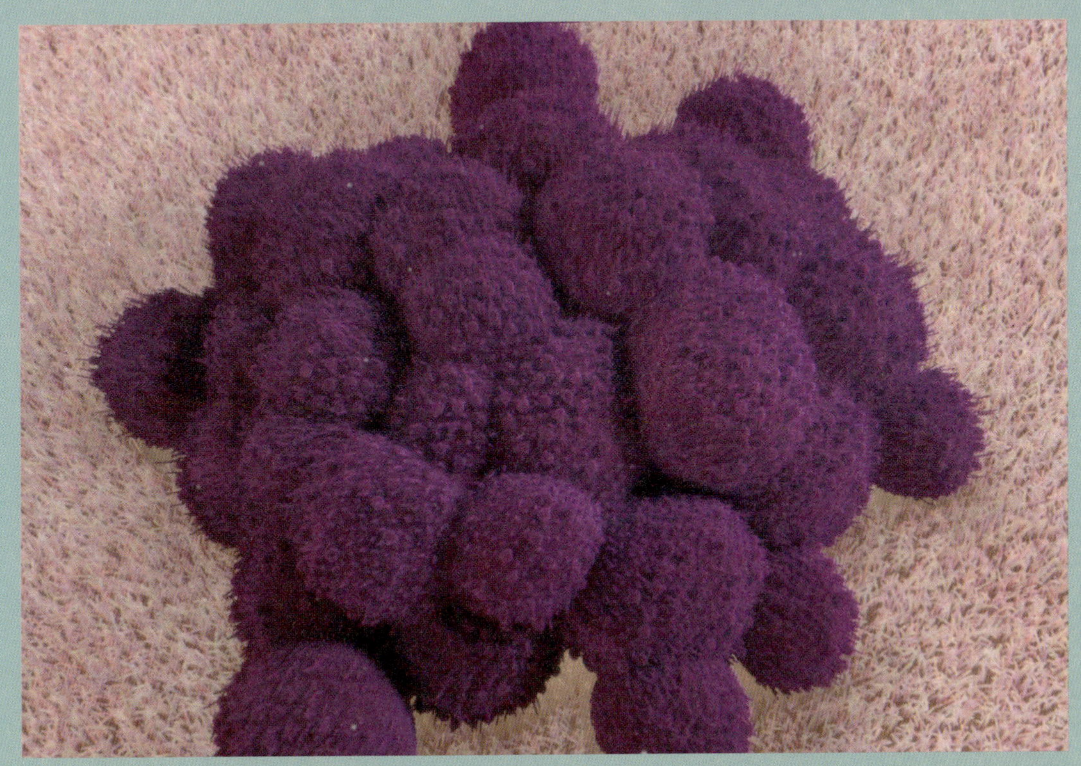

31. 腹膜に増殖した、がん細胞。こうして卵巣がんの腹膜への転移が完了する。

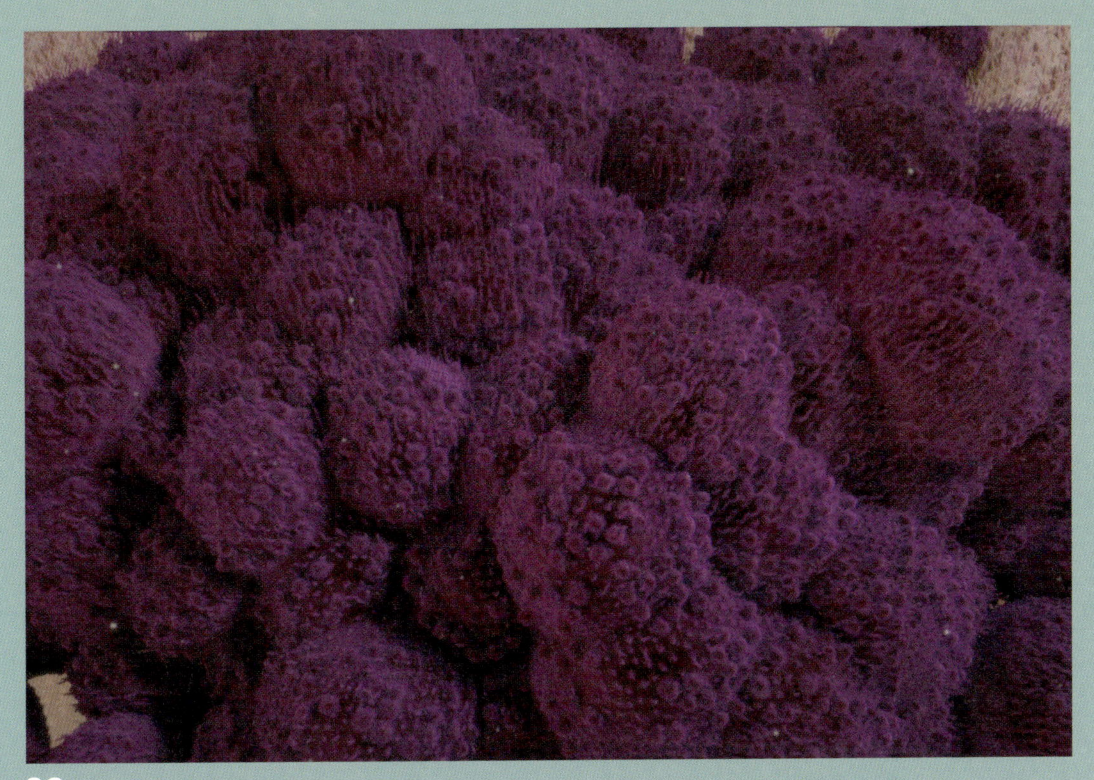

32. 卵巣がんはエクソソームを先に送り込み、転移に必要な環境を整えたうえで、満を持して乗り込んでくるのだ。

がん細胞

最先端の格子光シート顕微鏡では、100分の1mmという小さながん細胞が生きて活動する姿を立体的に捉えることができる。周囲を攻撃するかのような形態は、がん細胞に多い特徴の1つだ。

画像：Betzig Lab,HHMI/Janelia Research Campus

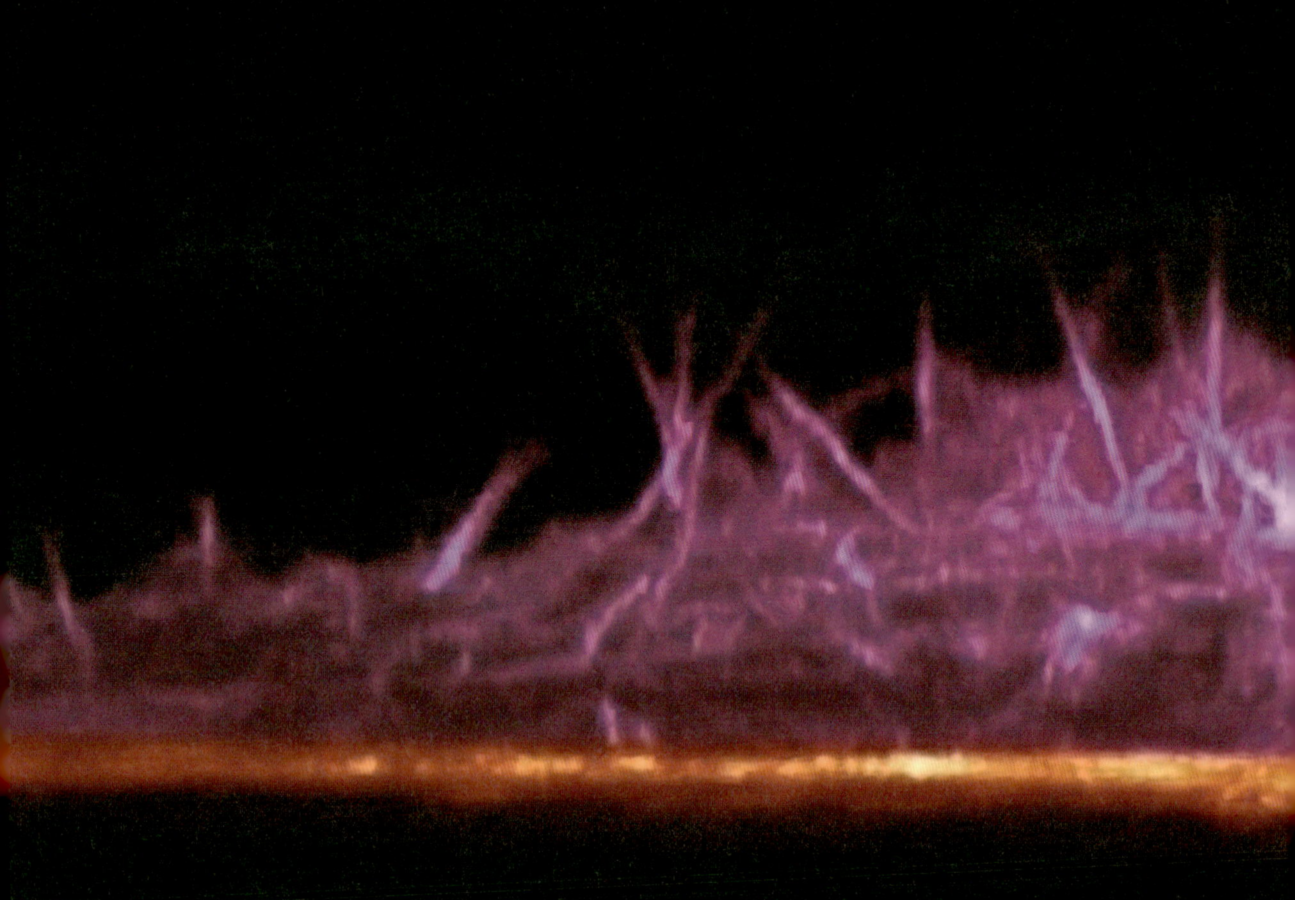

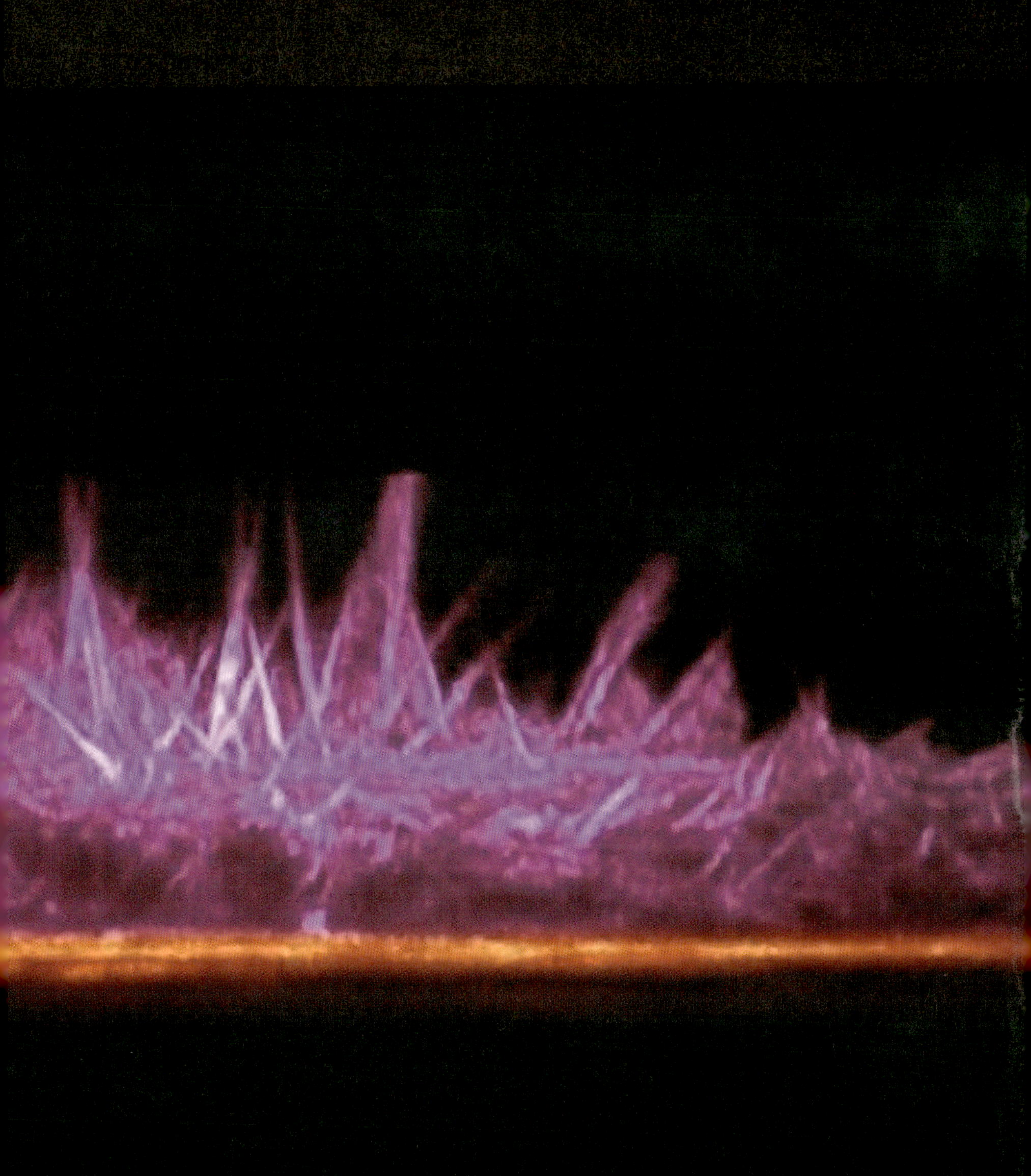

たんぱく質の間を動き回るがん細胞

人間の体を構成する多くの細胞は、自ら動いて移動することはない。免疫細胞のように特殊な役割を担っている細胞だけがその能力を持っており、「遊走能」といわれている。がん細胞は「遊走能」が異常に活性化する。

画像：Betzig Lab,HHMI/Janelia Research Campus

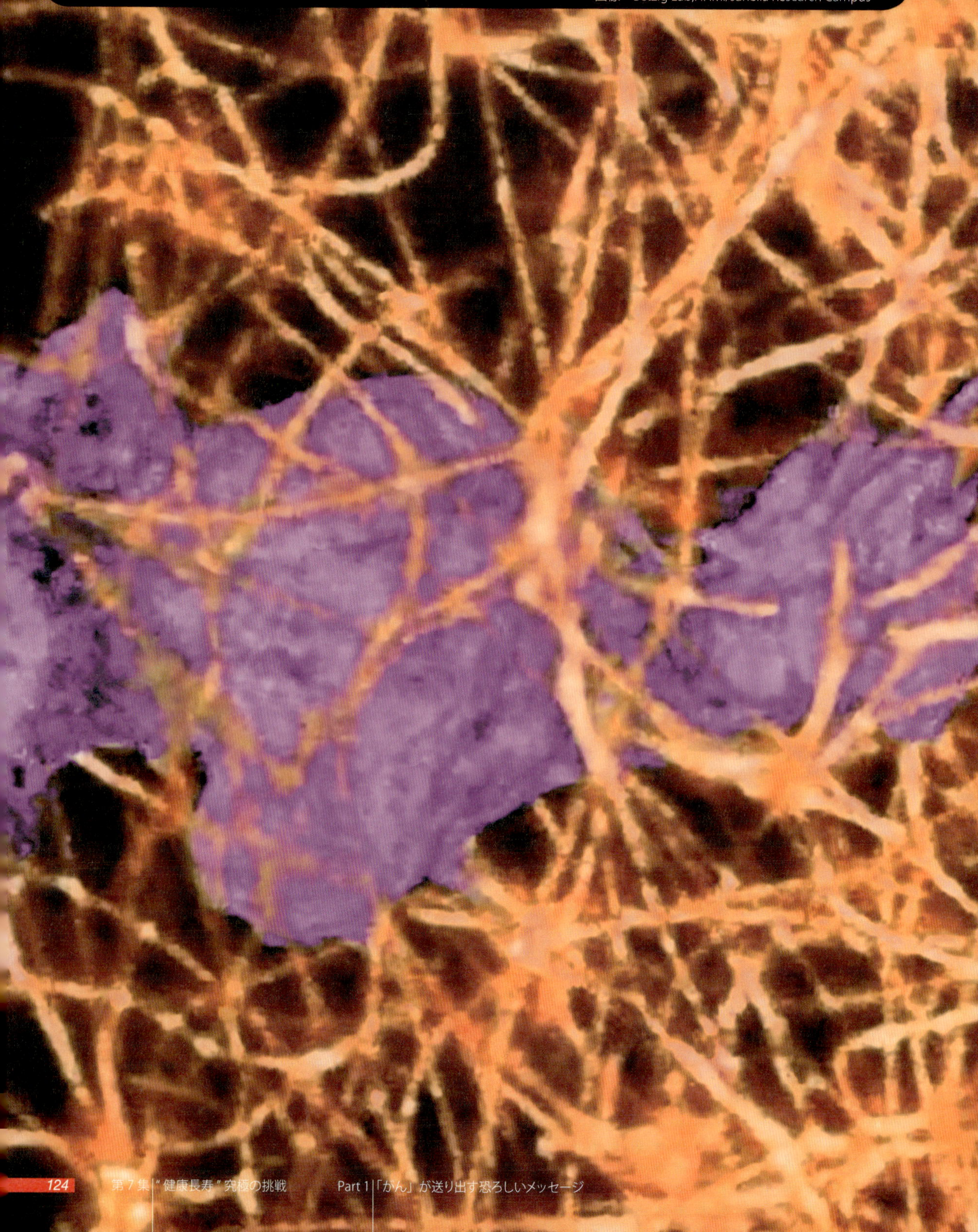

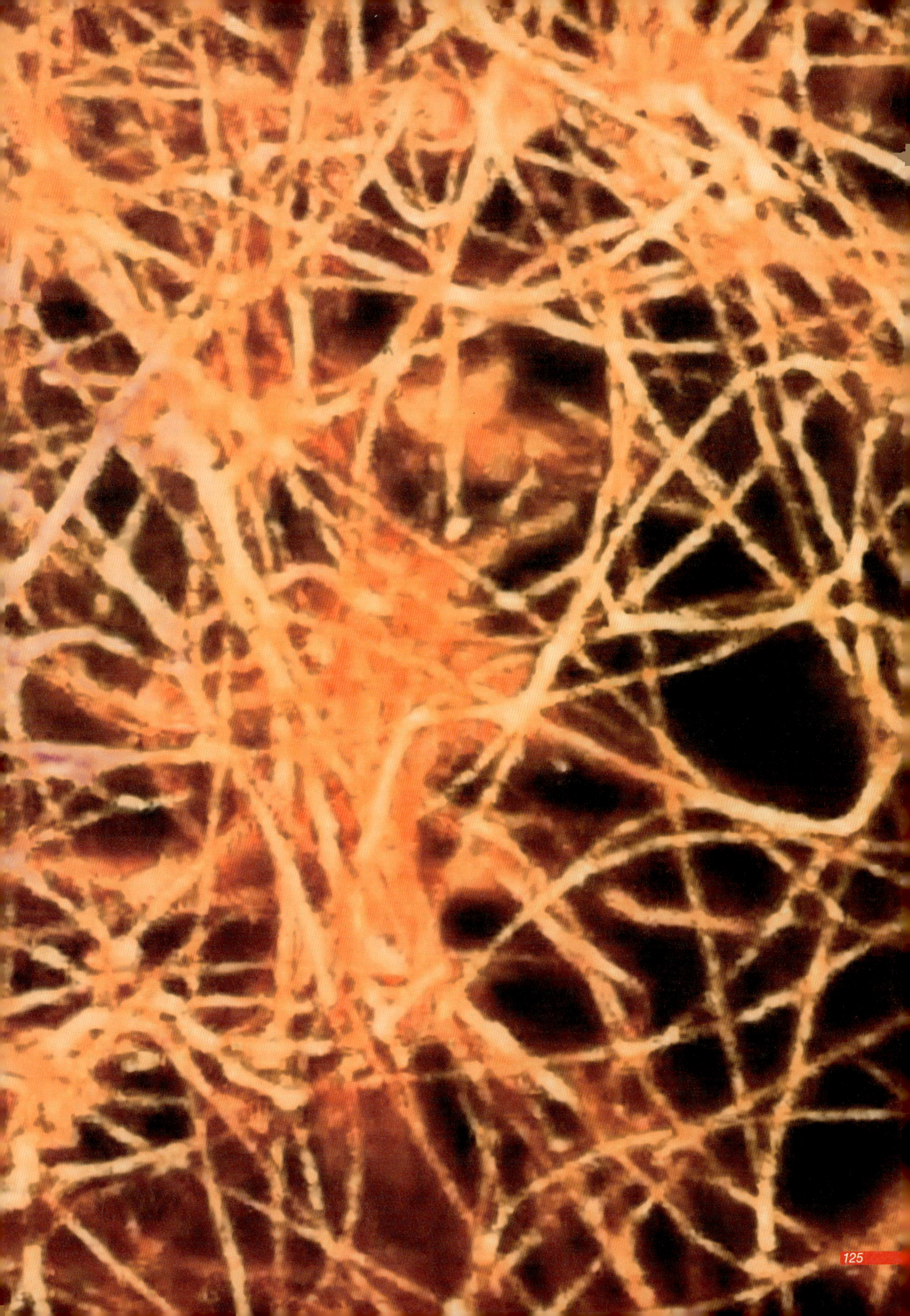

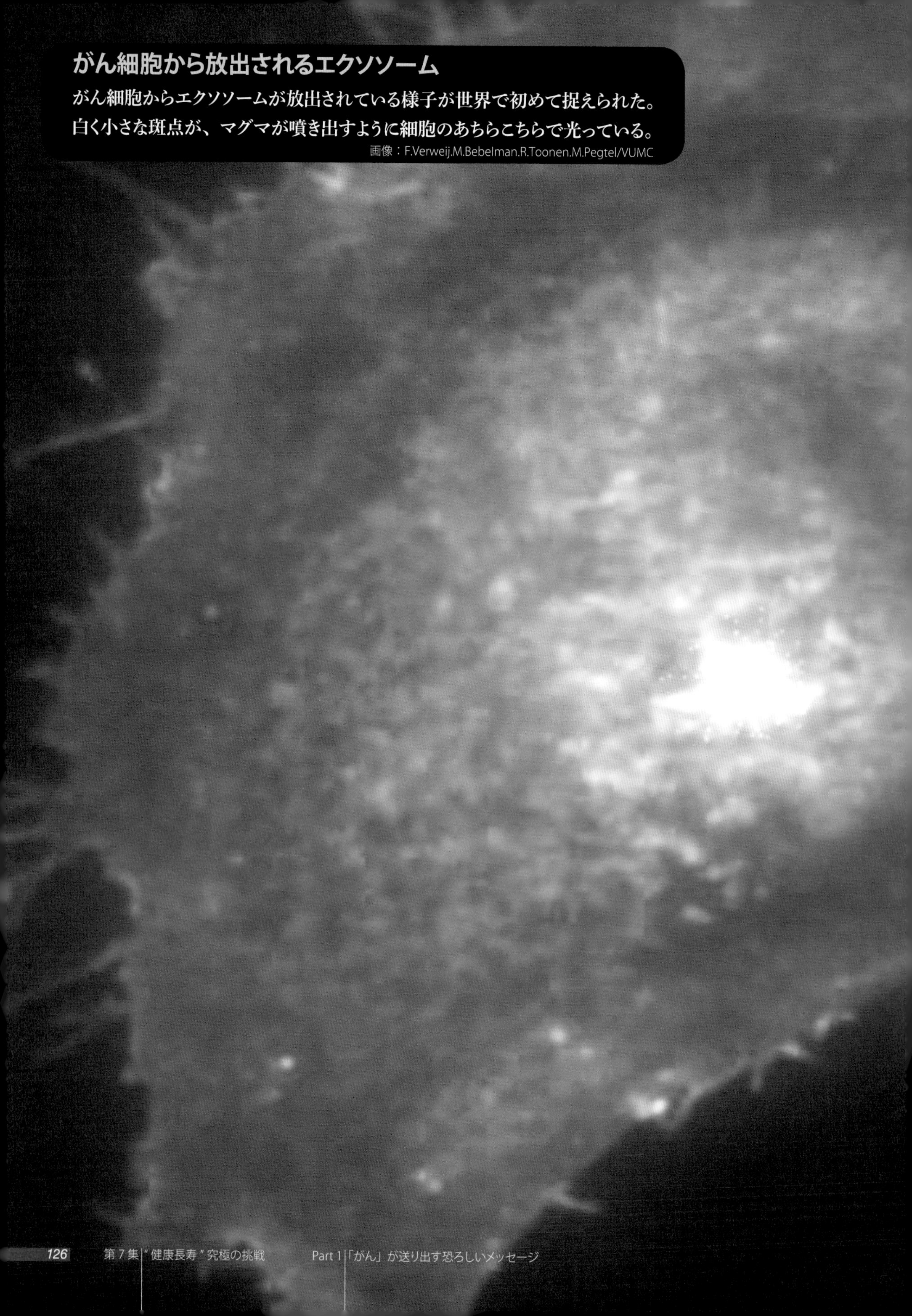

がん細胞から放出されるエクソソーム

がん細胞からエクソソームが放出されている様子が世界で初めて捉えられた。白く小さな斑点が、マグマが噴き出すように細胞のあちらこちらで光っている。

画像：F.Verweij.M.Bebelman.R.Toonen.M.Pegtel/VUMC

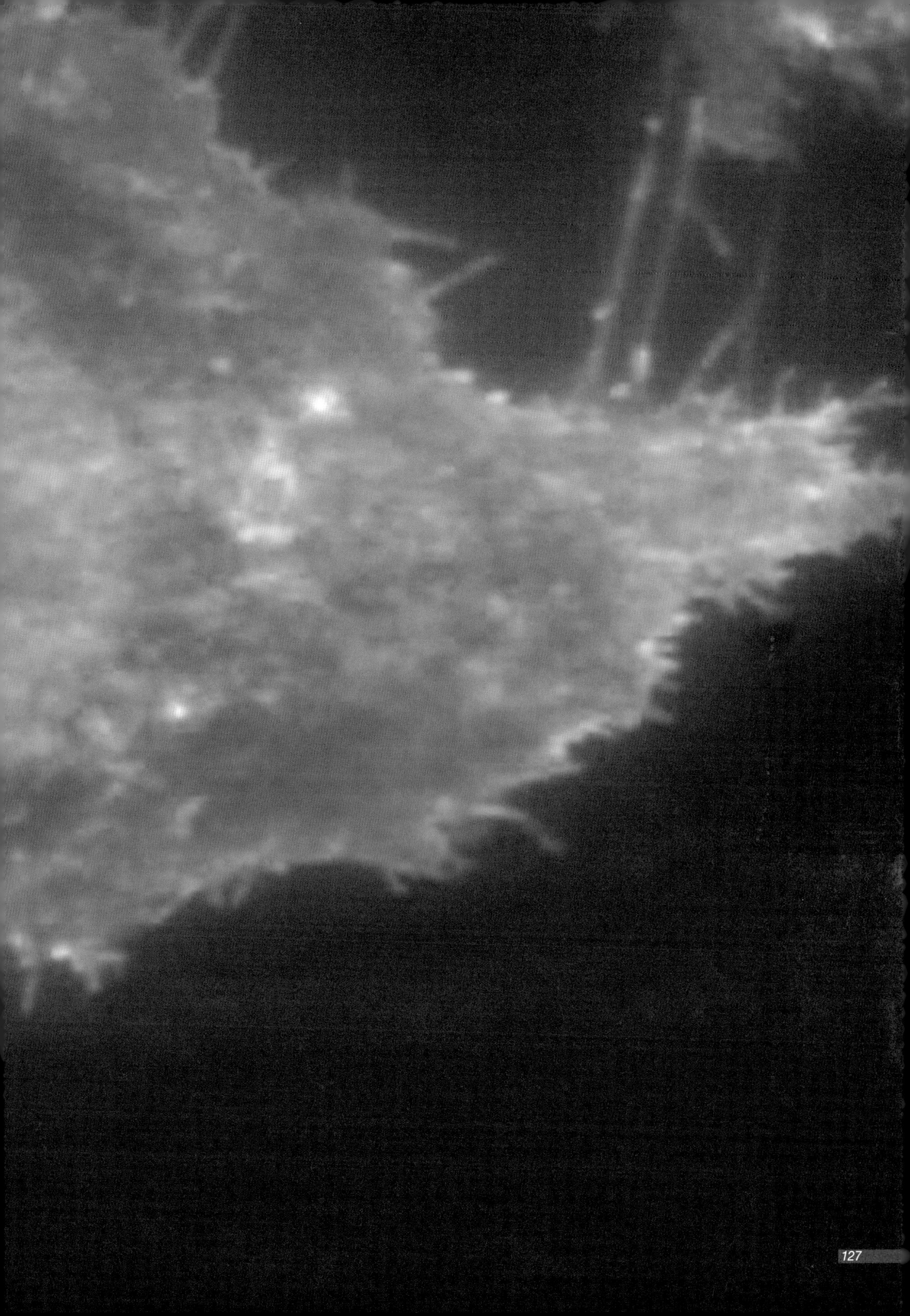

電子顕微鏡で捉えたエクソソーム

エクソソームは、直径がわずか1万分の1mmほどの球体。表面にたくさんの突起を持つ、カプセル状の物質だ。

画像：国立がん研究センター研究所 落谷孝広博士

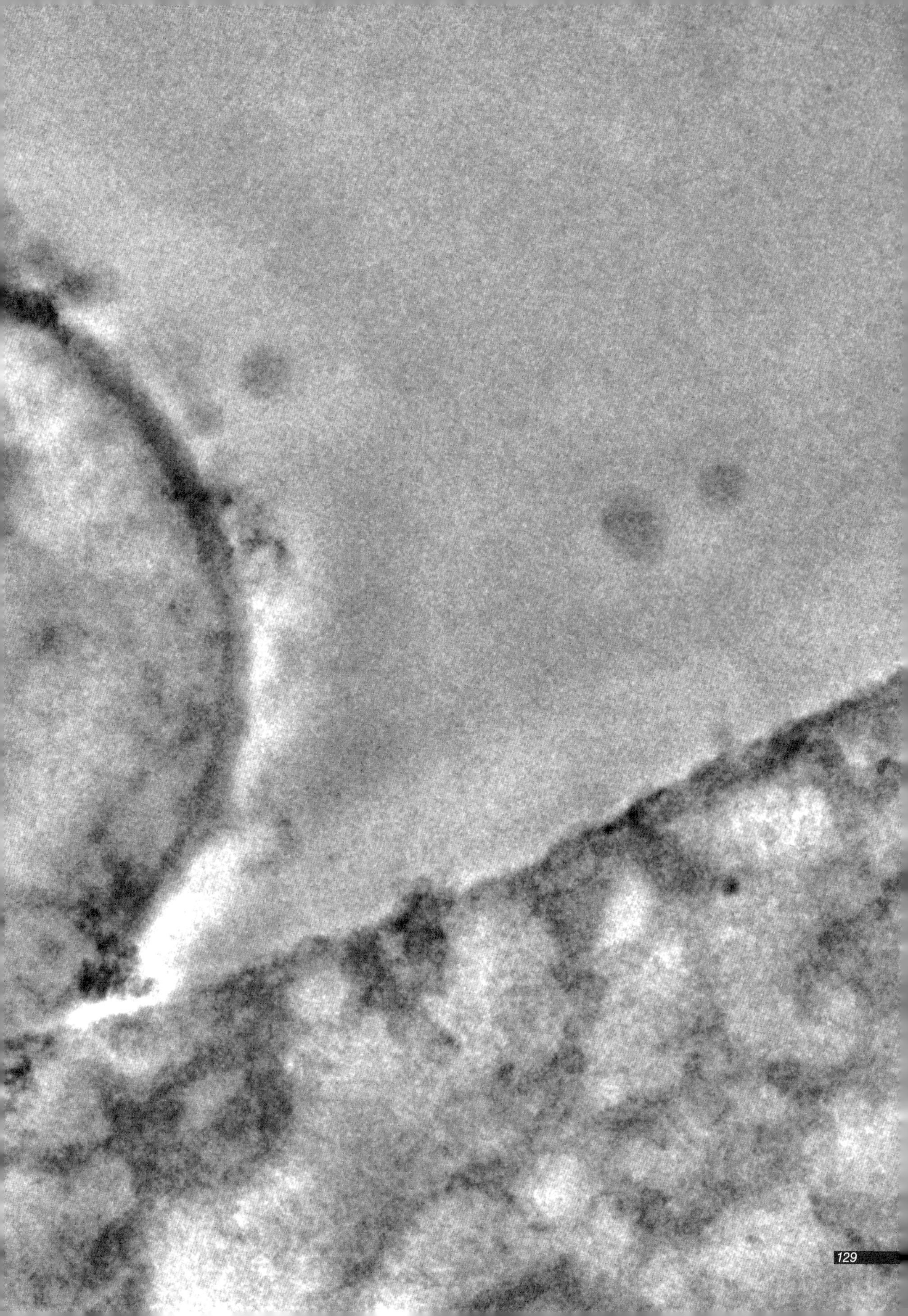

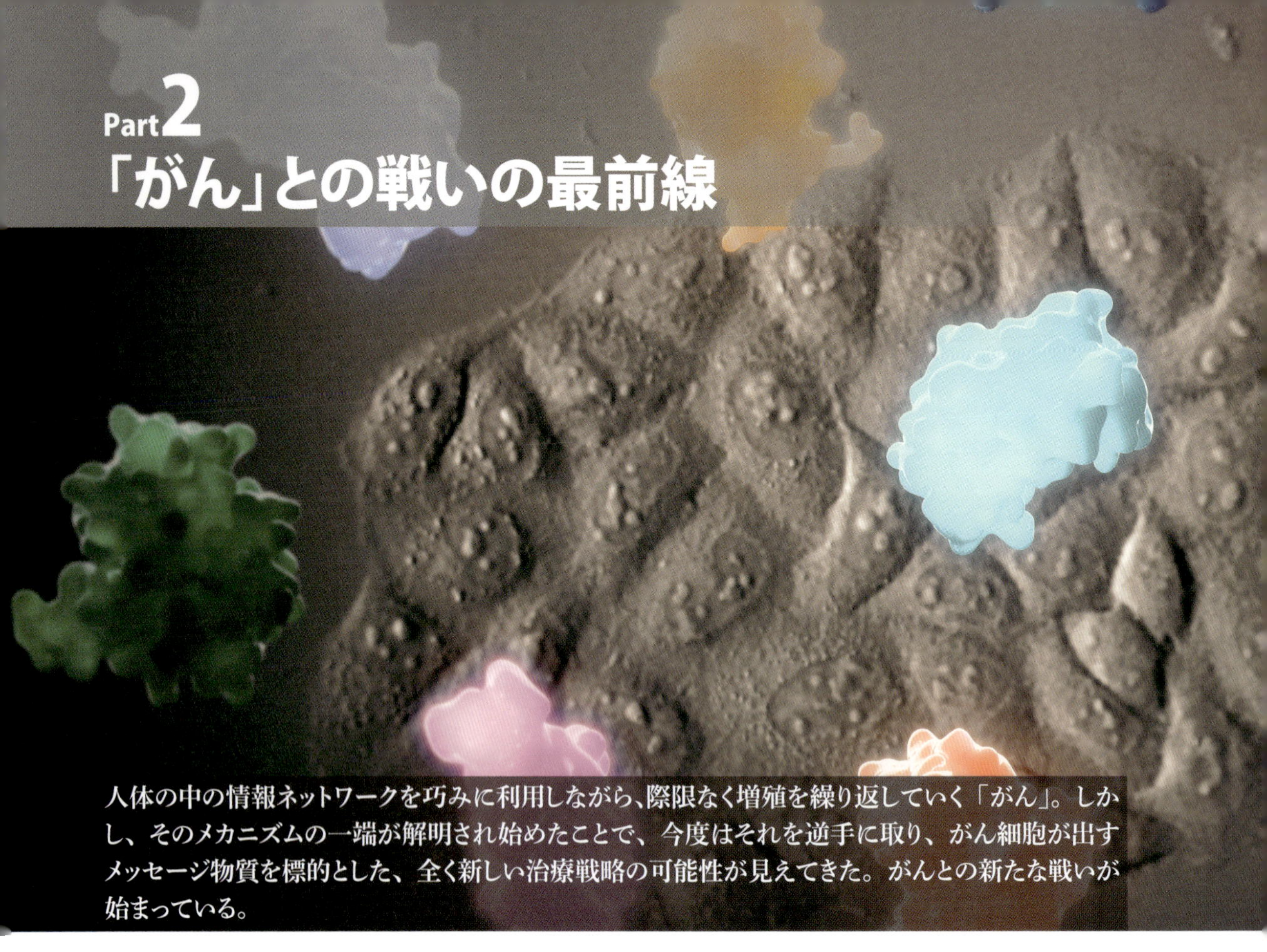

Part 2
「がん」との戦いの最前線

人体の中の情報ネットワークを巧みに利用しながら、際限なく増殖を繰り返していく「がん」。しかし、そのメカニズムの一端が解明され始めたことで、今度はそれを逆手に取り、がん細胞が出すメッセージ物質を標的とした、全く新しい治療戦略の可能性が見えてきた。がんとの新たな戦いが始まっている。

がん治療の新時代

人類とがんの戦い、それは幾度となく希望の光が灯りながらも最後は失望とともに消えていった、苦難の歴史ともいえる。1971年、ニクソン大統領は「がんとの戦争」を宣言し、国を挙げてがん撲滅に乗り出す「アメリカがん法」に署名をした。その後、莫大な研究費が投入され、がんの原因となる遺伝子変異のメカニズムや抗がん剤の開発など、がん医療は目覚ましい進歩を遂げた。しかし、およそ半世紀が経った今日もがんは謎に包まれた病気のままで、克服が難しい。

がんの診断や治療が困難な原因の1つに、がんが自分自身の体の正常な細胞が変化することでできる点が挙げられる。細菌やウイルスのような外から侵入してくる敵とは異なり、体の中で正常に機能する細胞だったものが、あるとき、遺伝子変異によって抑えがきかない増殖を繰り返すようになったものなのだ。

現在、がん治療で標準治療とされているのは、手術、抗がん剤、放射線治療だが、抗がん剤や放射線治療では、がん細胞だけを狙って死滅させるのが難しく、正常細胞にも破壊が及んでしまう。その結果として、抗がん剤では吐き気、脱毛、下痢などの副作用が、放射線治療でも局所的な炎症や機能の障害が起き、患者を苦しめている。

そのため、世界中でより副作用の少ない新たながん治療の研究開発が進められており、その中には「マイクロRNAを内包したエクソソームを標的にしたらよいのではないか」と考える医師や研究者もいる。がん細胞が自分の増殖や転移のために悪用するエクソソームの作用を

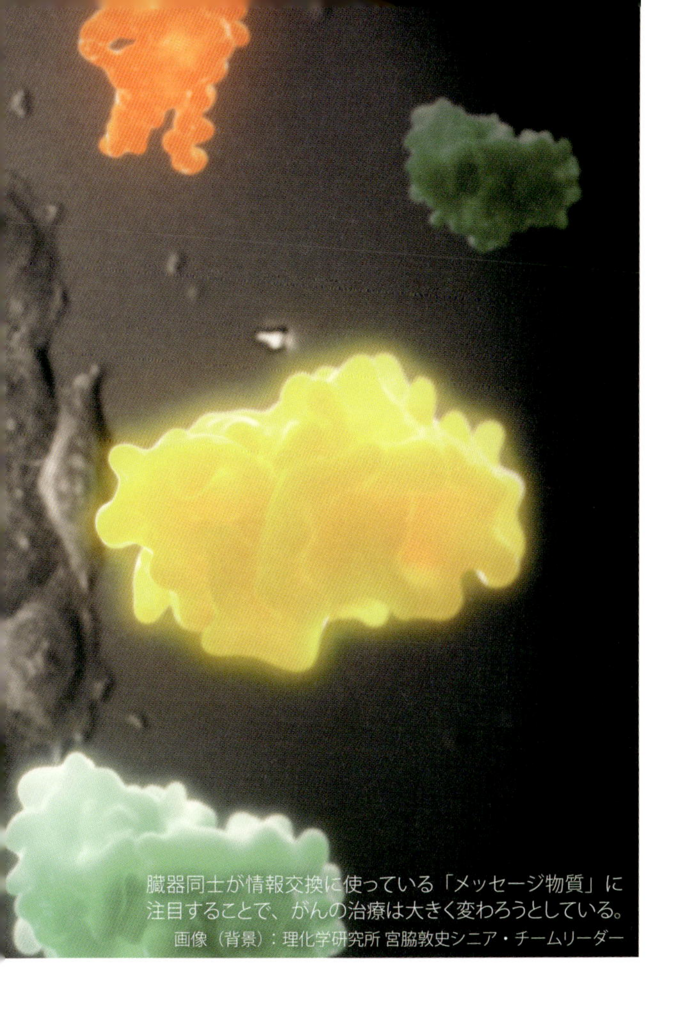

臓器同士が情報交換に使っている「メッセージ物質」に注目することで、がんの治療は大きく変わろうとしている。
画像（背景）：理化学研究所 宮脇敦史シニア・チームリーダー

抑え、メッセージ物質のネットワークを遮断すれば、がんを治療できるのではないかとのもくろみだ。ここでは、がんから放出されるメッセージ物質を標的とした、全く新しい視点での診断法や治療法を紹介しよう。

13 種類のがんの早期診断を目指す

14 年間に 16 回、がんの発症と治療を繰り返してきた元新聞記者の村串栄一さんは、現在も 2 か月に 1 度の診察を欠かすことができない。現在の医療では、がんを完全に抑え込む治療法はなく、早期発見・早期治療が最善の方法だからである。

2 か月に 1 度とはいえ、病院までの往復や内視鏡検査など、体への負担は大きい。何より、村串さんにとってはまた新たながんが発見されるかもしれないという恐怖と隣り合わせの時間だ。

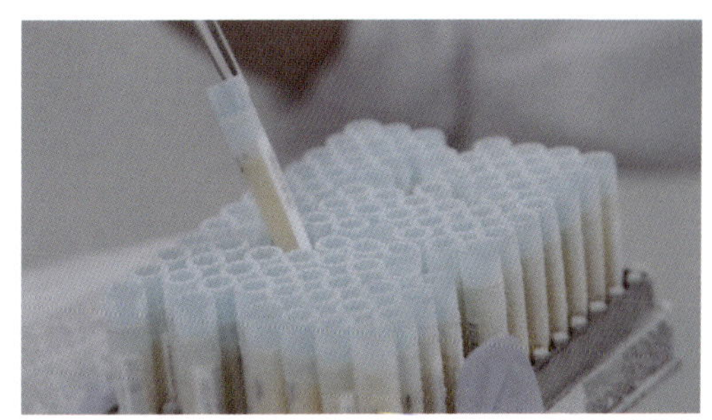

国立がん研究センターのバイオバンクには、がん患者から提供された血液や組織が保管されている。その血清の数はおよそ 5 万 8,000 人分。年齢、性別、がんの種類など、さまざまだが、がん研究に役立ててほしいという願いは同じだ。

村串さんは自らの境遇について切実な思いを語ってくれた。「早く解放されたい、早くこの病院から、この病気からね、解放されたいと願うだけですね。一刻も早く、根本的な治療法を確立してほしい」

村串さんが通院するのは、日本におけるがん征圧の中枢を担う国立がん研究センター。同センターには、国内最大規模のがんのバイオバンクがある。バイオバンクとは、血液や組織などをそれぞれの診療情報などとともに保存し、医学研究に活用するシステムだ。患者たちが次世代のがん治療のために役立ててほしいと提供してきた血清の数は、およそ 5 万 8,000 人分。村串さんも、そのバイオバンクに血液を提供している 1 人だ。

バイオバンクの血液検体を活用した研究成果の 1 つが、たった“1 滴の血液”で乳がんや大腸がんなど 13 種類のがんを早期診断できるという、現在開発中の「次世代がん診断システム」だ。（『NHK スペシャル人体』第 1 巻 P56 〜参照）。この画期的ながん検査で利用するのは、がん細胞が放出するメッセージ物質であるマイクロ RNA。近年の研究から、がんのタイプによって、放出するマイクロ RNA の種類や量は異なることが分かっている。そこで、国立がん研究センターのバイオバンクに保存された血液検体などを用いて検証したところ、それぞれのがんには特徴的なマイクロ RNA の組み合わせがあること

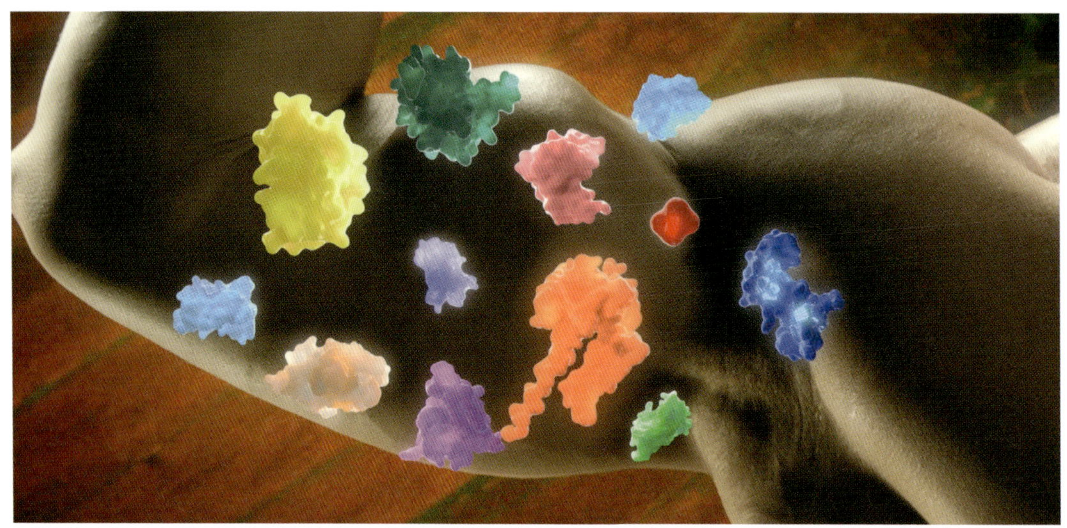

「マイオカイン」と総称される筋肉の出すメッセージ物質に関する研究に、現在多くの研究者が取り組んでいる。
画像（背景）：自治医科大学 西村智博士

が判明した。この成果を踏まえ、2017年8月、がん患者から新たに採取した血液による検証が始まった。2年後をめどに、がんのスクリーニング法として実用化することを目指している。

こうしたメッセージ物質を活用した研究が行われているのは日本だけではない。メッセージ物質の特徴を生かし、新たな治療薬の開発につなげようという試みが世界中で進められている。

運動ががん治療につながる

いま、がんの治療で世界から注目されている最先端の研究の1つが、なんと「筋肉」が出すメッセージ物質を生かすことで私たち自身の体に潜む“がん撃退パワー”を引き出すという治療法である。かつて、体を支え、動かすことだけが役割だと思われていた筋肉は、実は他の臓器とさまざまなメッセージ物質のやりとりをし、体の機能や病気の発症にも密接に関わっていることが分かってきた。（『NHKスペシャル人体』第2巻P42〜参照）。

一例を挙げれば、運動をすることで筋肉から出ると考えられる「カテプシンB」というメッセージ物質には、「記憶力」を高める可能性のあることが報告されている。これは、アメリカ国立老化研究所などの研究チームが2016年に発表したもので、カテプシンBが記憶を司る脳の「海馬」という部分の神経細胞を増やす働きを持つ可能性があるとしている。筋肉から出るメッセージ物質は総称して「マイオカイン」と呼ばれ、現代ではとてもホットな研究分野の1つだ。そんなマイオカインの一種が、がんの治療にも役立つ可能性が浮かび上がっている。

その研究をリードするのは、デンマーク・コペンハーゲン大学教授のベンテ・ペダーセン博士を中心とする研究グループだ。ペダーセン博士らは、運動中の筋肉では「IL-6（インターロイキン-6）」と呼ばれるメッセージ物質が大量につくられ、血液中に放出されることを突き止めた。

IL-6は免疫細胞が出す物質として発見され、がん細胞を攻撃する別の免疫細胞（ナチュラルキラー細胞：NK細胞）を活性化する働きがあることが分かっている。IL-6のメッセージはいわば、「敵がいるぞ！」というもので、それをNK細胞が受け取ると、がん細胞の周りに集結し、攻撃すると考えられている。

ペダーセン博士らが行った実験では、肺にがんのあるマウスに運動をさせて筋肉からのメッセージ物質の分泌を促したところ、運動をしたマウ

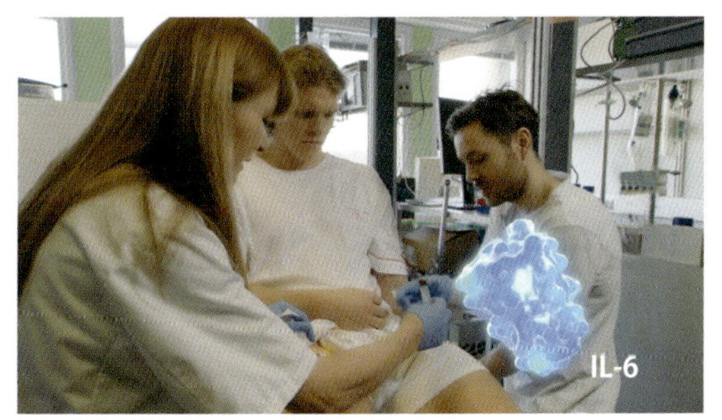

運動をすると血液中に「IL-6」というメッセージ物質が増える。それは筋肉そのものから出されていることが分かった。

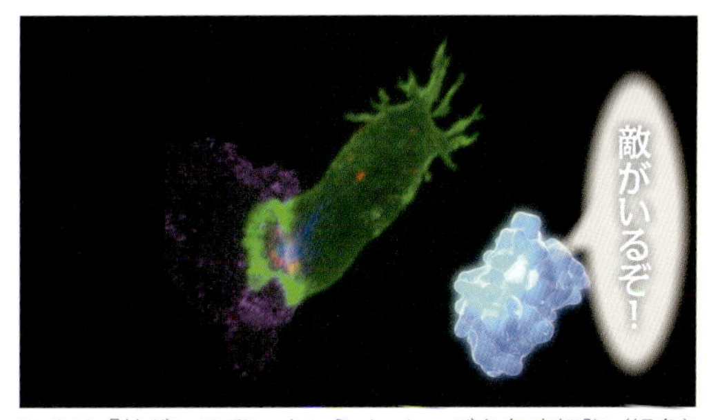

IL-6は「敵がいるぞ!」というメッセージを免疫細胞（緑色）に伝え、がん細胞（紫色）を攻撃させる。
画像：University of Cambridge G.GRIFFITHS,Y.ASANO,A.RITTER

スでは、運動をしていないマウスと比べて、がんの増殖が３分の１ほどに抑えられた。人でも同様の効果があるかはまだ不明だが、ペダーセン博士らは、どのような運動をどの程度行えば“がん撃退パワー”を引き出すことができるのか、現在、前立腺がんの患者を対象に臨床研究を続けている。

ペダーセン博士は、「研究で得られたデータから、運動は病気の予防というだけでなく、もはや治療の一環だといえます。がん患者に対して運動を薬として処方する時代さえやってくるかもしれません」と語る。

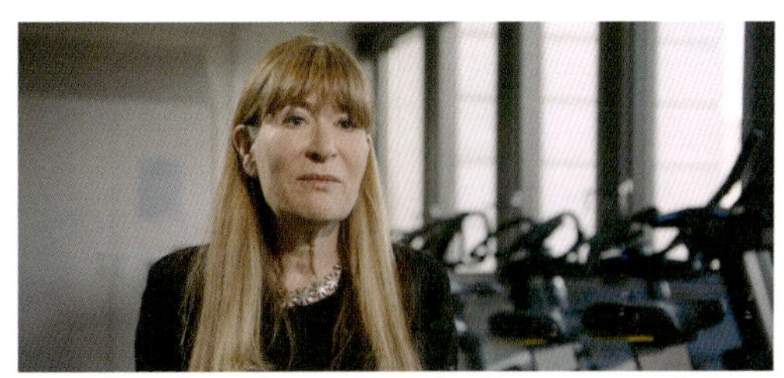
運動によるがん治療の可能性を探り続けているコペンハーゲン大学教授のベンテ・ペダーセン博士。

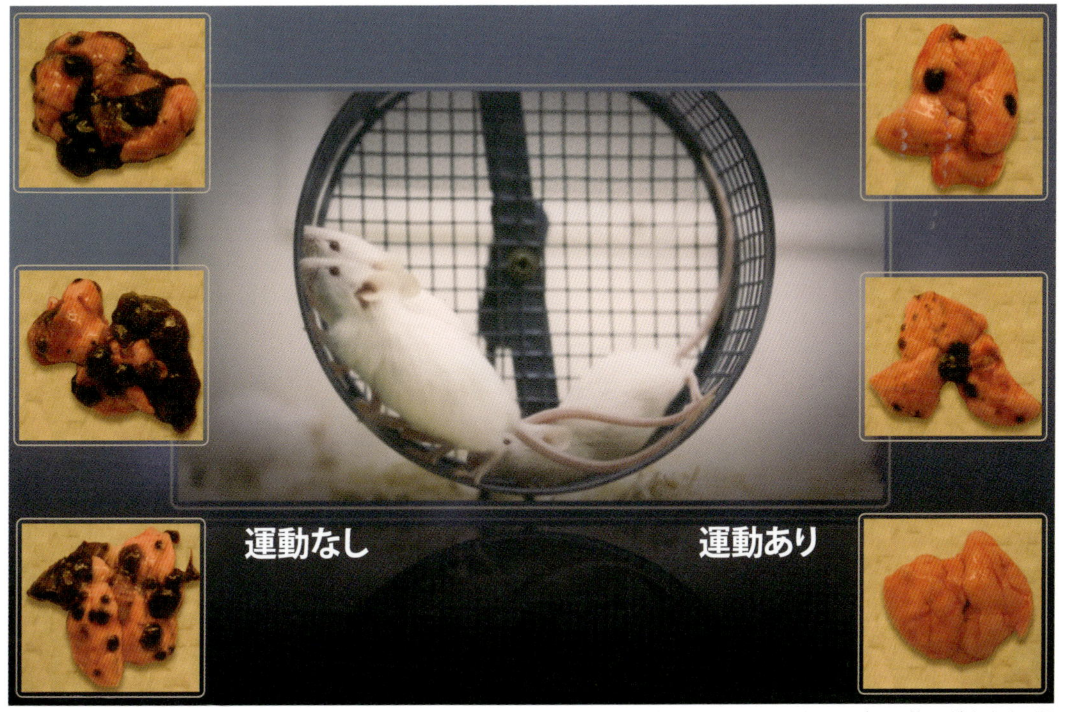

運動をしていないマウスは、肺にがんが広がり、黒ずんだ範囲が大きい。一方、運動をしたマウスはがんの範囲が小さく、運動をしていないマウスと比較して、がんの増殖が約３分の１に抑制された。　画像：コペンハーゲン大学 ベンテ・ペダーセン博士

実際、運動によるがんの予防効果は結腸がんなどで認められている。将来、運動がさまざまながんの予防や治療に結びつくということになれば、“健康長寿”を目指す人々にとって、薬に頼ることのない大きな福音となるに違いない。

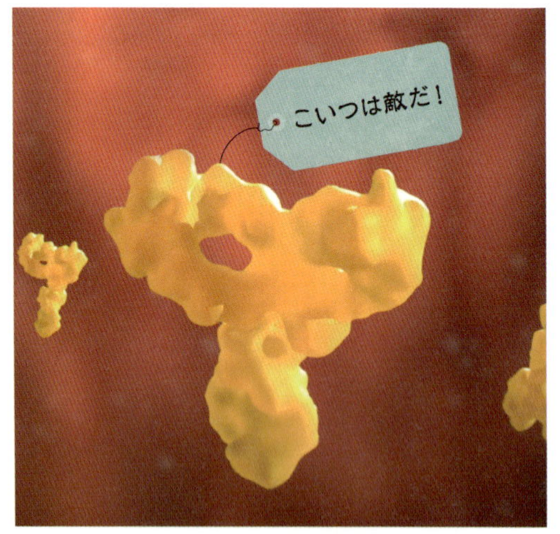

エクソソームにくっつき「こいつは敵だ!」という目印となる「抗体」。落谷博士は、がん細胞からのメッセージ物質であるエクソソームを叩くことで、がんの転移を抑え込むという治療戦略を立てている（CG）。

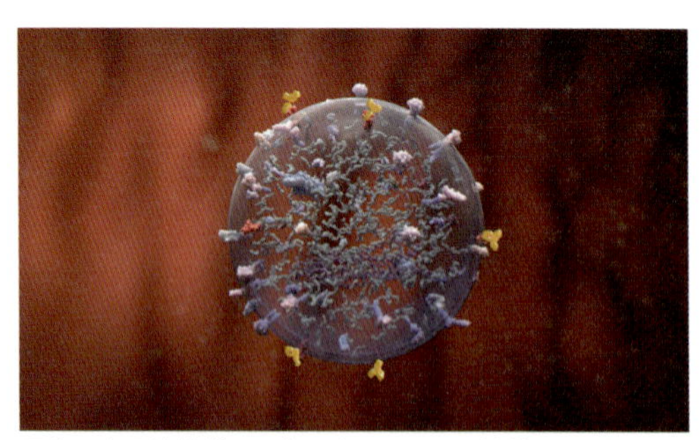

目印である抗体がついたエクソソーム。抗体は、エクソソームの表面にある特定のたんぱく質の突起に結合するようにつくられている（CG）。

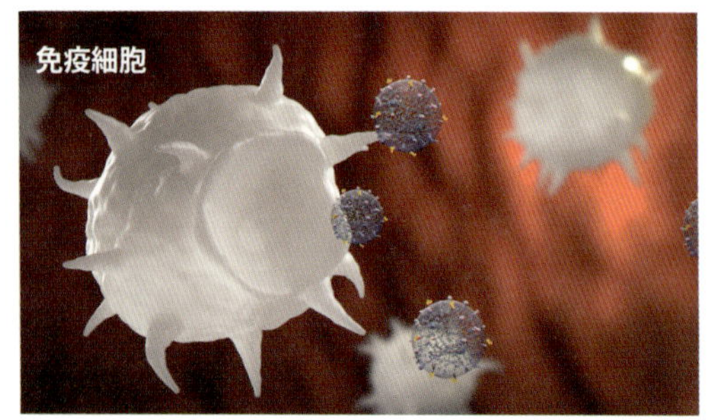

“敵”だという目印がつけられたことで、免疫細胞がエクソソームを攻撃し始める（CG）。

エクソソームを標的としたがん治療

Part 1で、がん細胞が分泌するエクソソームの働きを明らかにした国立がん研究センターの落谷孝広博士らの研究グループは、がんが放出するメッセージカプセル、つまりエクソソームの作用を妨害することで、がんの転移を抑え込もうとの治療戦略を立てている。

二重膜でできたエクソソームを電子顕微鏡で拡大すると、表面にいろいろなたんぱく質の突起（表面抗原）をたくさん持っていることが分かる。表面抗原にはさまざまな大きさや形のものがあるが、落谷博士はあらゆるエクソソームに共通して存在するCD9とCD63というたんぱく質に注目し、それぞれ固有に結合する別のたんぱく質（抗体）を用いた治療法の開発を進めている。

抗体が結合したエクソソームは「荷札を失った荷物」と化し、目的の臓器や組織に潜り込むことができなくなる。また、マクロファージなどの免疫細胞が、抗体と結合したエクソソームを敵とみなして捕らえ、分解するようになる。結果として、がんの転移は抑えられるようになるというのだ。落谷博士は既に乳がんマウスの実験により成果を得ている。抗体を与えていないマウスでは、乳がんの細胞が肺に広く転移していたのに対し、抗体を加えたマウスでは、ほとんど転移が見られなかったのだ。その結果は、マウスの肺の断面図からも一目瞭然だ。がん細胞の量を分析したところ、なんと転移をおよそ90%も抑えられることが分かった。

がん患者は、最初に発生したがんで亡くなるよりも、他の臓器に転移することで病状が悪化して死に至る場合が少なくない。そのため、がんの転移を抑えようとさまざまな研究が行われているが、決定的な治療薬はまだない。今後、がんの種類ごとに、そのエクソソームだけが持つ固有の表面抗原を探し出すことができれば、いまよりも格段に効果的ながん転移抑制法が開発できるのではないかとの期待が高まっている。

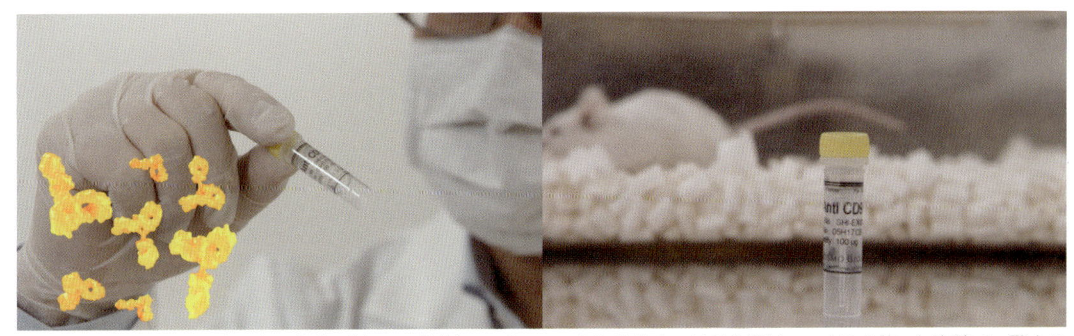

エクソソームにつける目印となる抗体（抗 CD9 抗体）。エクソソームに抗体をつける作戦は、マウスを使った実験で、驚きの効果を示した。
画像（左右）：国立がん研究センター研究所 落谷孝広博士

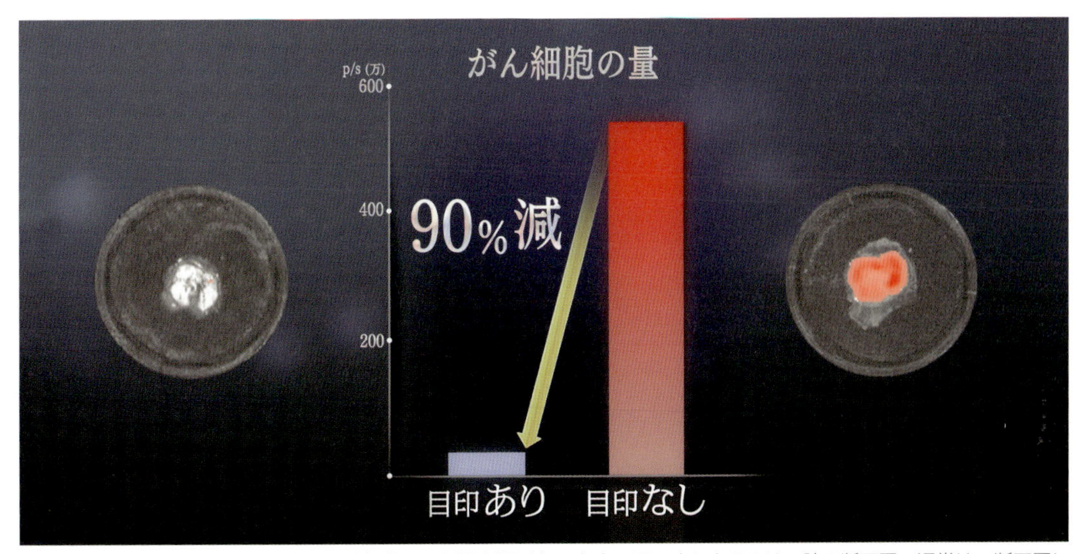

乳がんを持つマウスに抗体を投与し、肺転移への影響を調べた。左右の円の中にあるのは、肺の断面図。通常は、断面図に赤く印したように、肺に広く転移が見られる（右）。ところが、抗体を投与したマウスでは、肺にほとんど転移が見られなかった（左）。がん細胞の量を比較したところ、抗体を投与することで、転移が約 90%も抑制されていた。
画像：国立がん研究センター研究所 落谷孝広博士

光と免疫でがんを攻撃

がんからのメッセージを標的とした治療法はほかにもある。

エクソソームの表面に特徴的な抗原があったように、がん細胞の表面にも特有の抗原が見つかることがある。それは、がん細胞自らが「私はがんです」と標識を掲げているようなものだ。この標識を狙ってがんを攻撃する画期的な治療法の開発が、アメリカ国立衛生研究所（NIH）の主任研究員、小林久隆（こばやしひさたか）博士らの研究グループによって進められている。

「光免疫療法」と呼ばれるこの治療法では、まず、がん細胞の表面にある目印に結合する抗体をつくり、これに、ある特殊な物質（IR700と呼ばれる色素）をくっつける。この特殊な物質をつけた抗体を、点滴によって患者の体内に送り込む。すると、抗体は次々にがん細胞の表面に届き結合する。そのうえで、がん細胞が発生している部位に向けて「近赤外線」を照射すると、抗体についた物質が近赤外線のエネルギーを吸収して化学反応を起こし、くっついているがん細胞を次々と壊して死滅させるという。

しかも光免疫療法の効果は、これだけではない。死滅したがん細胞のかけらが多くの免疫細胞に認識されることで、免疫細胞が活発にがん

光免疫療法（CG）

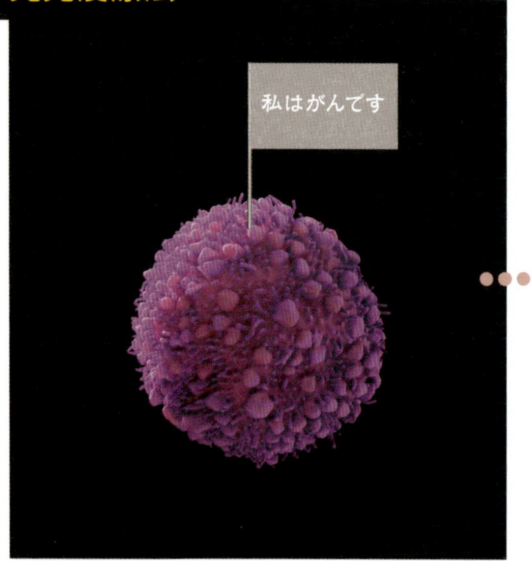

がん細胞の表面には特有の抗原が見つかることがある。この抗原は、周囲へのいわば「私はがんです」というメッセージ。

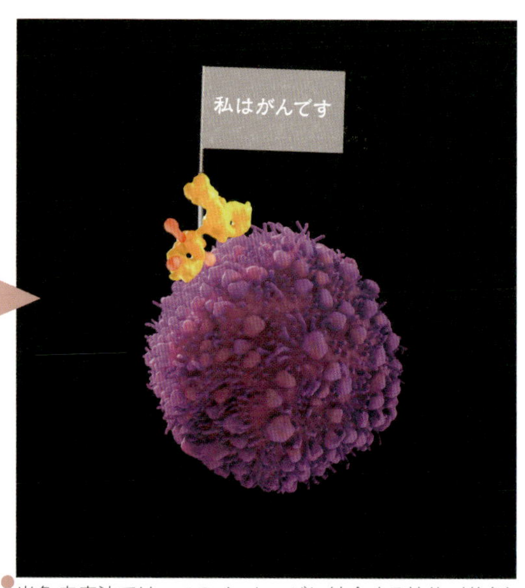

光免疫療法では、このメッセージに結合する抗体（黄色）をつくり、そこに特殊な物質（赤色）をくっつける。

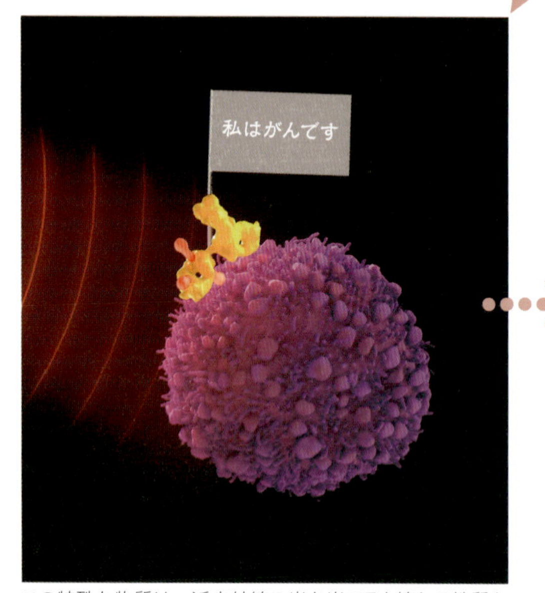

この特殊な物質は、近赤外線の光を当てると壊れる性質を持っている。

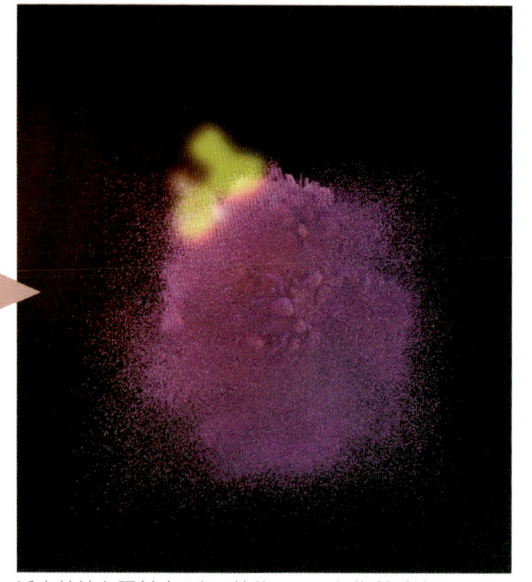

近赤外線を照射すると、抗体についた物質が壊れ、それに伴い、がん細胞の細胞膜が壊されて死滅する。

細胞を攻撃するようになるといわれている。つまり、転移したがん細胞をも攻撃する可能性があるのではないか、と期待されているのだ。

アメリカで行われている臨床試験では、手術や放射線治療で治らなかった患者のがん細胞が縮小するという結果が出ている。日本でも、2018年から臨床試験が開始されている。

がん細胞だけを識別してピンポイントで攻撃する光免疫療法は、副作用が少ないということに加え、さまざまなタイプのがんが対象となり得るのが利点だと考えられている。新たながん治療法の１つとなるのか、今後の臨床試験の結果に注目が集まっている。

牛乳からがんの治療薬も……？

エクソソームの特徴に着目した、意外ながん治療薬の研究がある。

そう聞いて訪れたのは、アメリカ・ケンタッキー州の広大な牧場。自慢は、広大な敷地で放牧された牛から搾った新鮮な牛乳である。なんと、その牛乳こそが治療薬になるというのだ。

研究を行っているのは、ルイビル大学教授のラメシュ・グプタ博士。意外な研究に思えるが、グプタ博士はきわめて真面目にこう解説してくれた。

「牛乳にはたくさんのエクソソームが含まれていることが発見されました。グラス一杯の牛乳に、どれくらいあると思いますか？ 数十億も入っているのですよ」

実は、エクソソームは人間の母乳だけでなく、牛乳の中にも含まれていることが分かっている。では、牛乳から取り出したそのエクソソームをどうやって治療薬に応用しようと考えているのか。グプタ博士が注目したのは、エクソソームがカプセル状になっていることだった。カプセルの中にがんの治療薬を閉じ込めて、体内に送り込むことができるのではないかと考えたのだ。

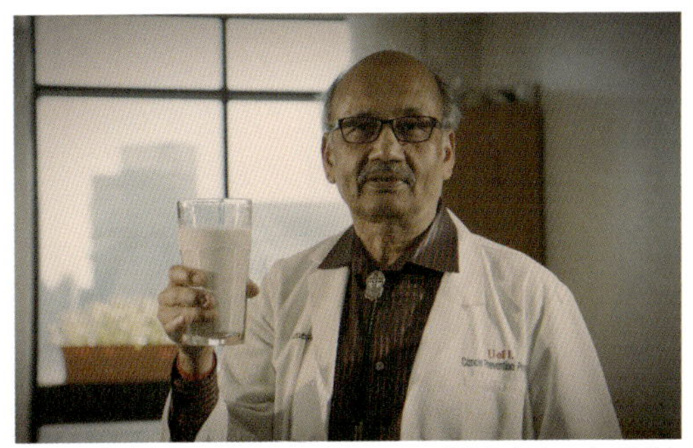

牛乳に含まれるエクソソームについて研究する、ルイビル大学教授のラメシュ・グプタ博士。

人間の母乳に比べて、牛乳であれば大量に生産することができるうえ、世界中で飲まれているので安価に購入することも可能だ。さらに、乾燥させたエクソソームは液体によく溶け、体に吸収されやすいため、従来の薬に比べて効率よく成分を届けられる可能性があるという。「母なる自然は、体内のメッセージ手段としてこのエクソソームを私たちに与えました。それを利用しない手はありません」とグプタ博士は語る。

牛乳を利用したがん治療の研究はまだ始まったばかりだが、将来、あなたが毎日飲んでいる牛乳からがんの治療薬が誕生する日が訪れるかもしれない。

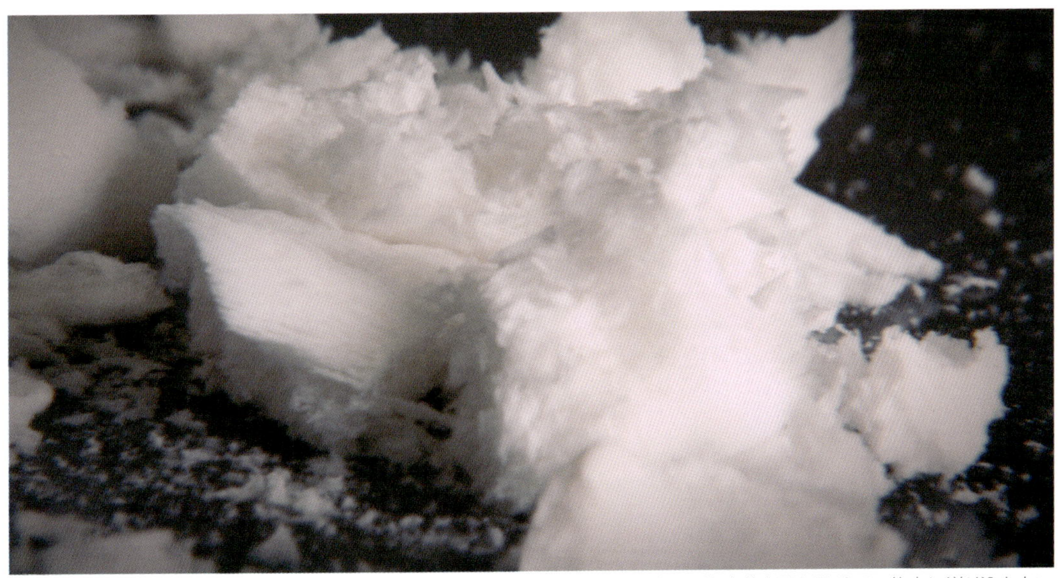

乾燥させた牛乳のエクソソーム。グプタ博士らは、このエクソソームの中にがんの治療薬を閉じ込めて、体内に送り込むという戦略を考えている。

エクソソームに目印をつけて がんの転移を抑え込む 1 (CG)

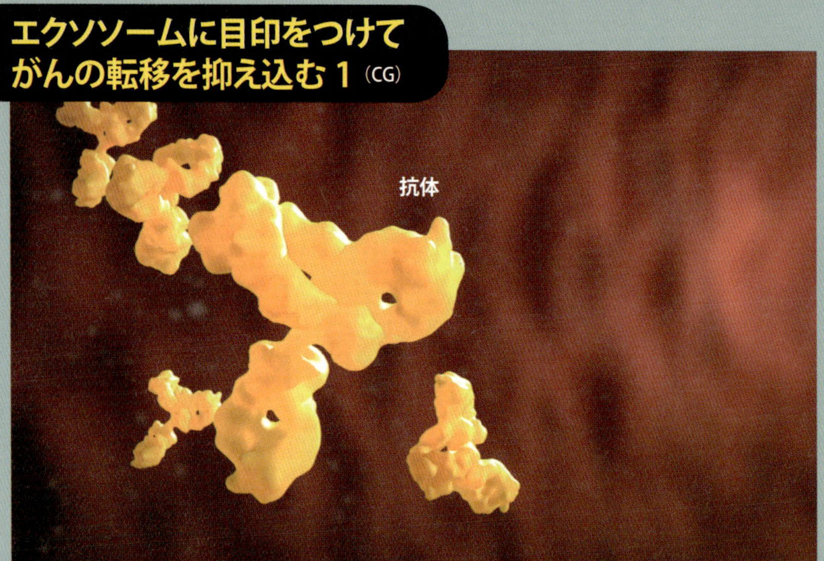

1.
がんの転移に重要な役割を果たしているエクソソームを叩くための抗体。

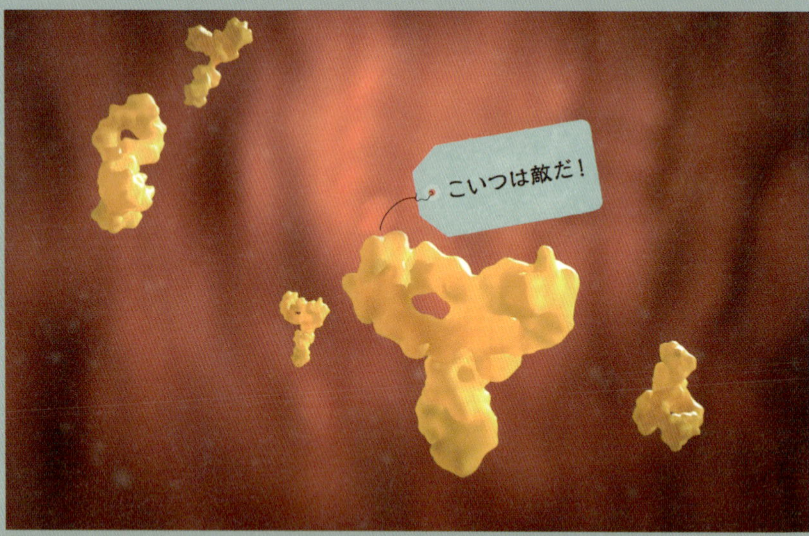

2.
この抗体は、「こいつは敵だ!」というメッセージを周囲に知らせる、いわば目印のようなもの。

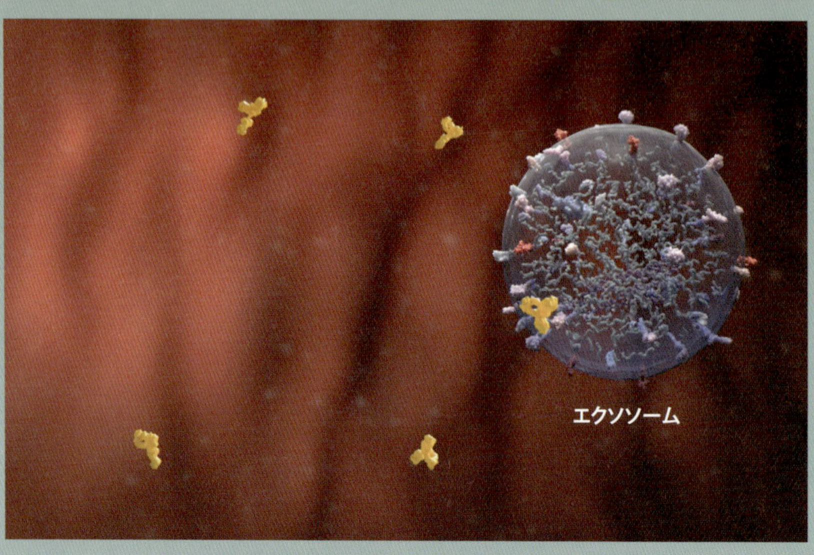

3.
抗体は、エクソソームの表面にある特定の突起と結合する性質がある。

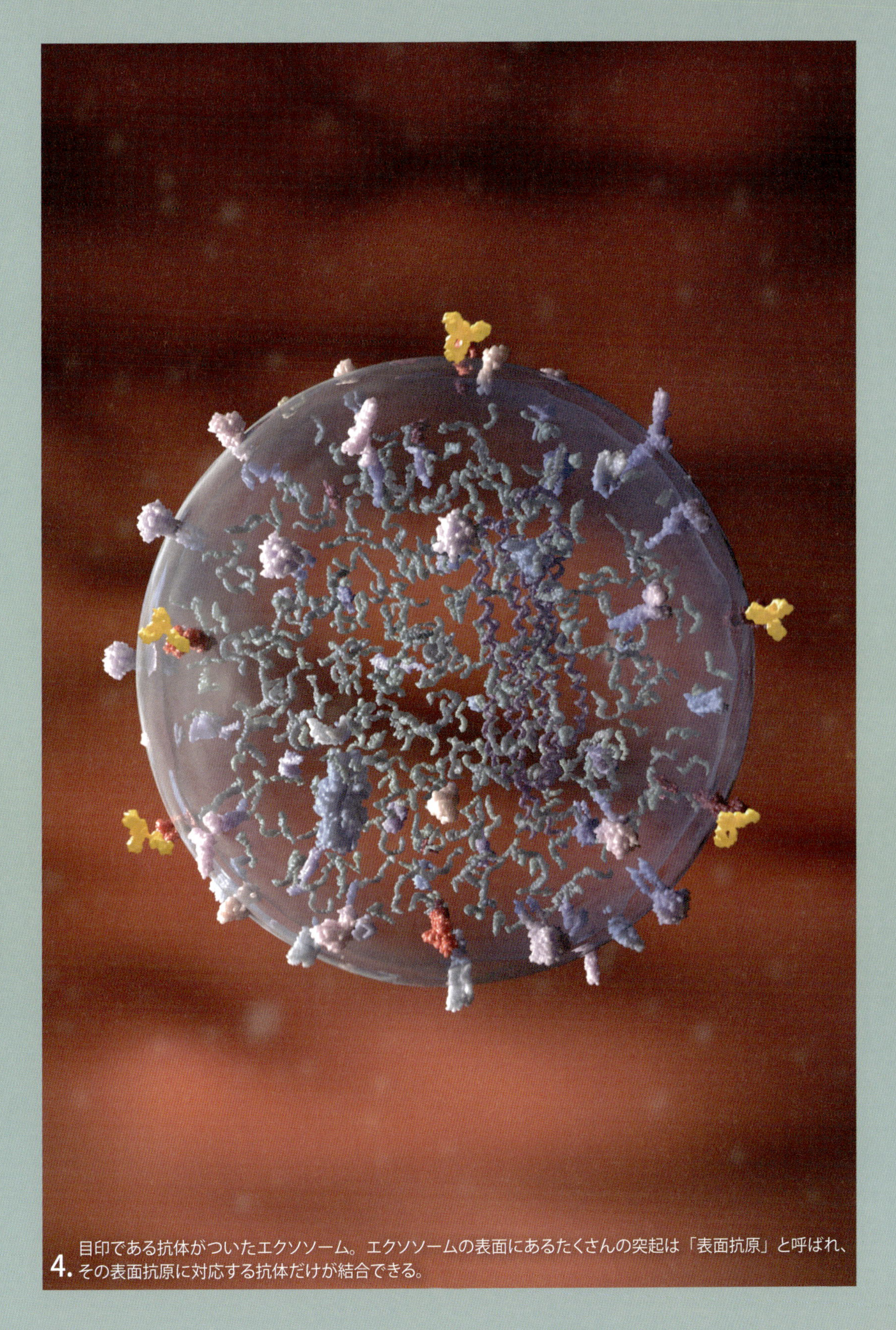

4. 目印である抗体がついたエクソソーム。エクソソームの表面にあるたくさんの突起は「表面抗原」と呼ばれ、その表面抗原に対応する抗体だけが結合できる。

エクソソームに目印をつけて がんの転移を抑え込む 2 (CG)

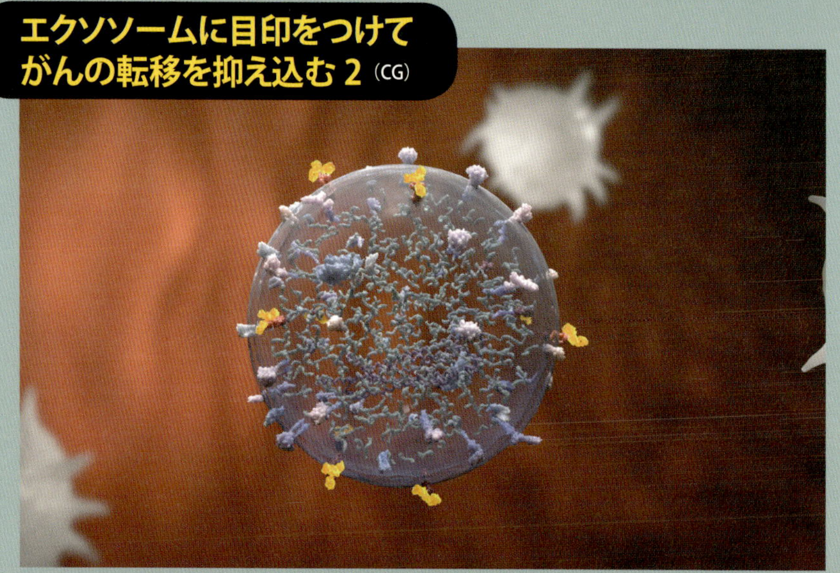

5.
人体にとって"敵"であるという目印をつけられたエクソソームに、体の"防衛隊"である免疫細胞が近づいていく。

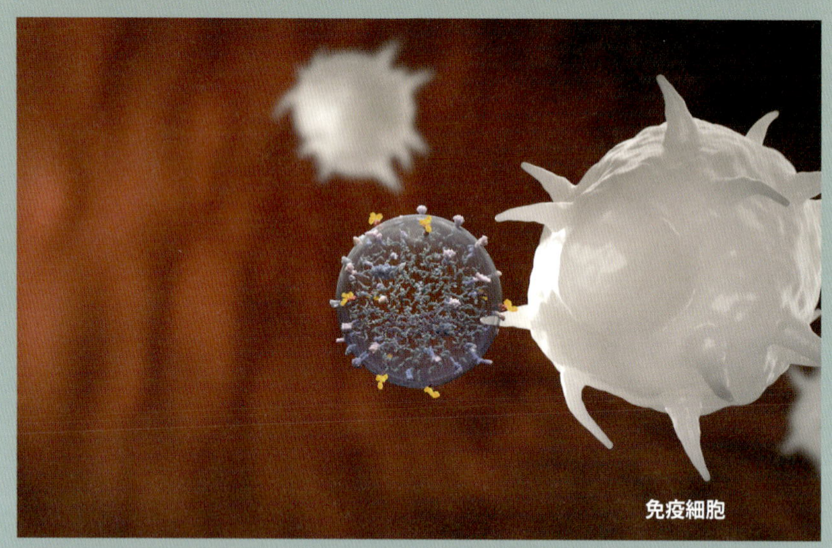

6.
攻撃態勢に入る免疫細胞。

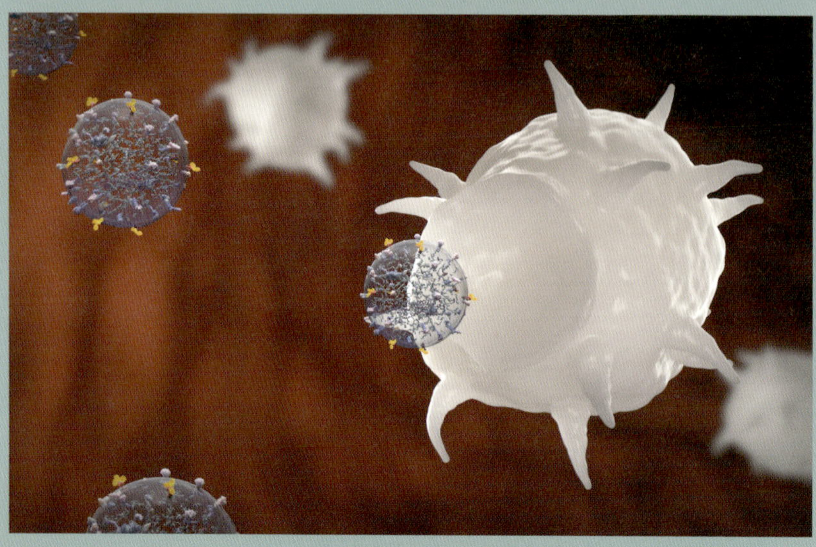

7.
免疫細胞は、"敵"であるエクソソームに攻撃を始める。

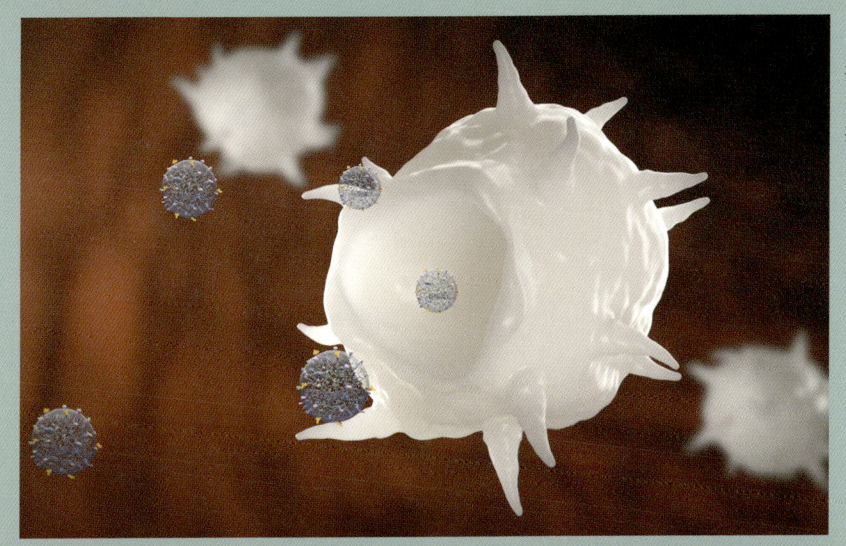

8.
抗体のついたエクソソームを次々に食べていく免疫細胞。

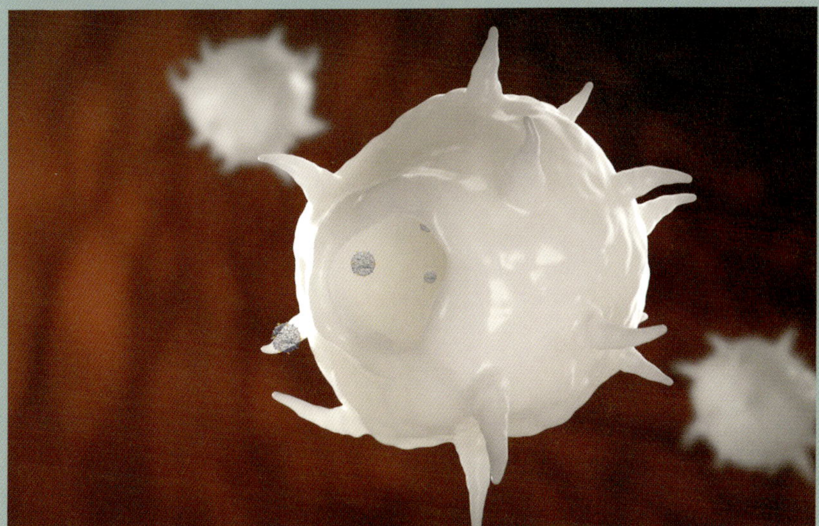

9.
こうして、エクソソームは免疫細胞に駆逐されていく。

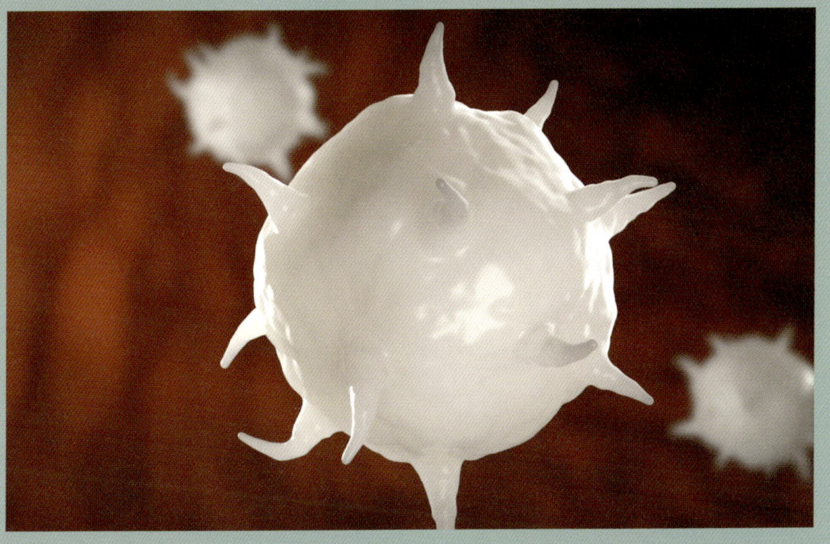

10.
がん細胞が生き延びるためのメッセージを伝えるエクソソームが排除されることで、転移が抑制される。

Part 3

不可能に挑む！次世代の心臓再生医療

ある日突然あなたを襲い、ときには命さえ奪うかもしれない心臓病。がんと並んで日本人の“健康長寿”を妨げている“難敵”であり、現在の医療では治療が困難な病である。しかし、この心臓病の治療に、大きな効果を上げるのではないかと期待されているメッセージ物質がある。そのメッセージ物質が行うのは、なんと不可能だといわれていた心臓の細胞の再生。心臓病の治療に新たな光が射しつつある。

いったん傷ついた心臓はもとには戻らない

「平成28年(2016)人口動態統計(確定数)」(厚生労働省発表）によると、日本人の死因の中で、がんに次いで多いのが「心臓病」で、年間に約20万人もの人が亡くなっている。世界に目を転じてみると、その影響はさらに深刻だ。心臓病は世界の死亡原因第1位であり、1年間でおよそ800万人が命を落としている。心臓病は現代を生きる世界中の人々にとっての“難敵”なのだ。

心臓病の中でも代表的な病気が「心筋梗塞」だ。肥満や高血圧、喫煙といった生活習慣の乱れなどが要因となって、血管が詰まり心臓に血液がうまく流れなくなることで発症する。心臓に酸素や栄養が送れなくなると、心臓を支える心筋細胞の一部が酸素不足で瞬く間に死滅していき、心臓自体が機能しなくなる。そのため本人が気づかないうちに、ある日突然、命を奪われることもある恐ろしい病気なのだ。また、運よく一命をとりとめても、後遺症が残りその後の社会生活に支障をきたす場合もある。一度死滅してしまった心筋細胞をもとに戻すことはできず、心臓の働きを完全に回復させることは困難だ。

心筋梗塞の治療が困難な理由、それは心臓が持つ、他の臓器とは異なるやっかいな特徴にある。私たちの体の中のほとんどの組織や臓器は、一定の周期で古い細胞が新しい細胞に入れ替わり、新陳代謝をしながら活動を続けている。胃や腸などの消化管や、皮膚の細胞のように、比較的短期間で生まれ変わるものもあれば、骨の細胞のように年単位でゆっくりと入れ

全身に血液を送り出すポンプとしての役割を担う心臓。心臓もまた、人体の情報ネットワークの中で他の臓器とメッセージ物質のやりとりをしている（CG）。

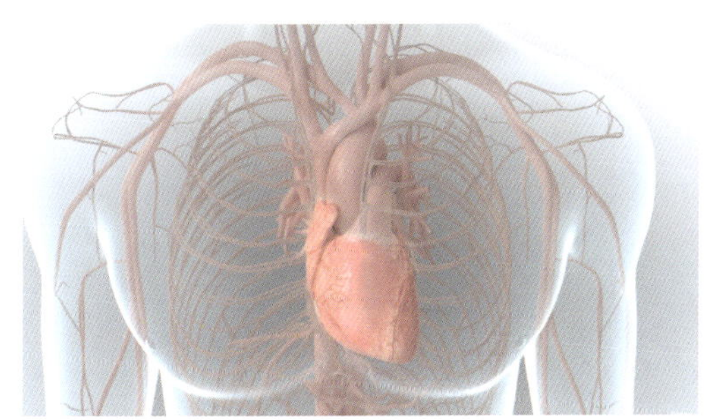

心臓の表面には、心臓自身に酸素や栄養を供給するための太い血管（冠動脈）が２本、左右に通っている（CG）。

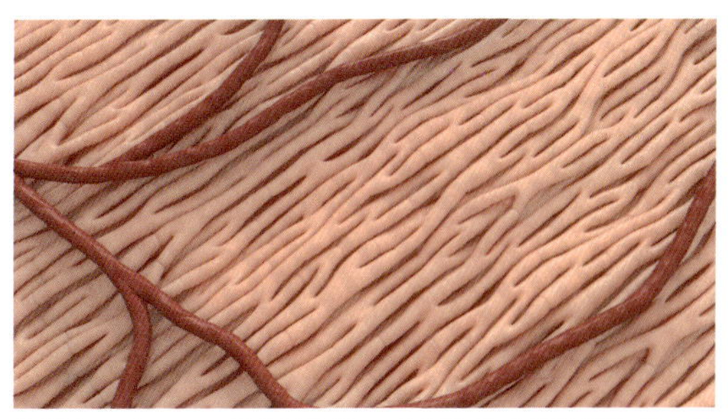

心臓をつくっている心筋細胞。自ら拍動する性質を持っている（CG）。

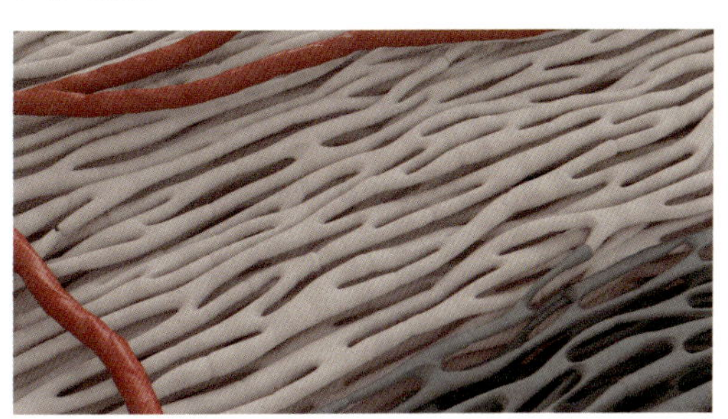

心臓を養う血管が詰まり血液がうまく流れなくなると、心筋細胞がダメージを受ける。これが、「心筋梗塞」だ。再生能力に乏しいため、傷ついた心臓をもとに戻すのは難しい（CG）。

替わるものもある。ところが、心臓はその入れ替わりのペースが極めて遅く、50年かけても３割ほどしか細胞が入れ替わらないという研究が報告されている。そのため、いったん傷ついた心臓はなかなかもとには戻らないのだ。

心臓の中のメッセージ物質

これまで、重症の心臓病患者に対しては、心臓移植や人工心臓の研究・開発が進められてきたが、これらの治療法はドナーの問題などもあり、誰もが簡単に受けられるものではなかった。そこで期待されているのが再生医療だ。

再生医療とは、病気やけが、老化などによって、体の持つ自然の修復力を超えて傷ついた組織や臓器に、本来の構造や機能を取り戻させることを目指す医療だ。簡単にいえば、欠けてしまった体の一部をもとに戻そうというものだが、残念ながら人間ではトカゲの尻尾のようには簡単にいかない。現在、さまざまな臓器の再生医療が盛んに研究されているが、その中でメッセージ物質を利用する再生医療が注目を集めている。

従来、心臓がメッセージ物質を放出するとは考えられていなかった。しかし、「人体」シリーズでは、心臓も他の臓器と同じようにメッセージ物質を出していることを紹介してきた。（『NHKスペシャル人体』第１巻P32～参照）。

例えば、何らかの原因で心臓に負担がかかると、心臓から「ANP（心房性ナトリウム利尿ペプチド）」と呼ばれるメッセージ物質が放出され、血液の流れに乗って全身に広がっていく。心臓からの「疲れた、しんどい」というメッセージを伝えるANPは、体中の臓器などで受け取られ、それぞれに異なる反応を引き起こす。例えば、腎臓がANPを受け取ると、尿の量を増やして体から余分な水分を排出することで血圧を下げ、心臓の負担を軽くするといった具合だ。

そんな心臓から、最近になって新たなメッセージ物質が発見された。そのメッセージ物質には心臓の機能を回復させる効果があるという。さらに、それは、あのメッセージカプセル・エクソソームの中に詰め込まれているというのだ。

このエクソソームを利用した、新たな心臓病治療の最前線を取材するため、アメリカへ向かった。

エクソソームから心筋細胞を再生

ロサンゼルスにあるシーダーズ・サイナイ病院心臓血管研究所所長のエデュアルド・マラバン博士らの研究グループは、エクソソームを利用して、心臓の細胞を新しくつくり出すという難題に挑戦している。

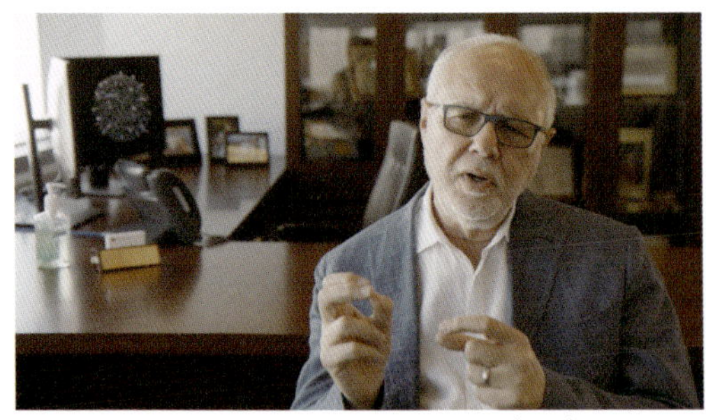

アメリカの心臓研究の権威である、シーダーズ・サイナイ病院心臓血管研究所所長のエデュアルド・マラバン博士。細胞移植治療を研究する中で、心臓の再生にエクソソームが関わっていることを見出した。

マラバン博士らは当初、再生医療の観点から心臓を構成する心筋細胞の移植治療を研究していた。その方法は、人間の体から取り出して培養した心筋になる途中の細胞（心筋前駆細胞(しんきんぜんくさいぼう)）を心臓に移植することで、失われた心筋細胞を再生させようというものだ。

やがて開発された心筋前駆細胞は「CDC（Cardiosphere-Derived Cell）」と名づけられ、マウスへの移植実験では有望な結果を示した。ところが、検証を重ねたところ、この効果は

心臓の細胞から取り出したエクソソーム（CG）

炎症を抑えて
もっと細胞を強くして
どんどん細胞を増やそう

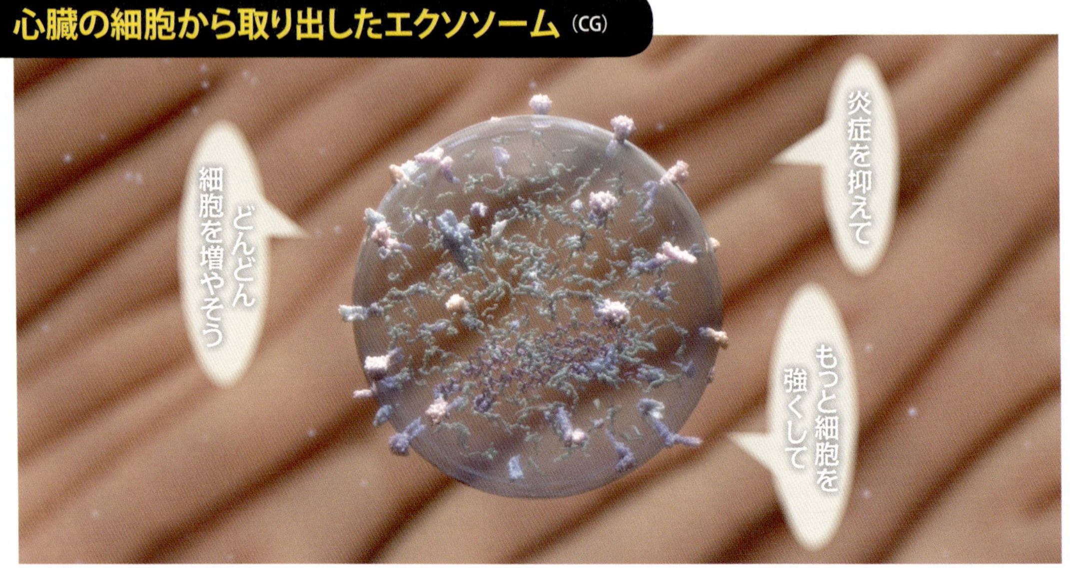

心臓から抽出されたエクソソームの中には、心臓の細胞を再生させるメッセージ物質が潜んでいた。

CDCがそのまま心筋細胞へと成熟・増殖したものではないことが分かった。何らかの物質がCDCから分泌され、それが心筋細胞の再生を導いていたのだ。つまり、心筋細胞の再生にはCDCとは異なる、“陰の主役”となる物質が存在することが分かった。マラバン博士はその物質の探索をスタート、そして発見したのがCDCが分泌しているエクソソームだった。CDCを移植しても、エクソソームを分泌しないようにすると心筋細胞の再生は起こらない。逆に、CDCを移植しなくても、CDCが出すエクソソームを心臓に投与すれば、心筋細胞は再生する。エクソソームこそが心筋細胞再生のカギだったのだ。

このエクソソームの中には、「どんどん細胞を増やそう」(心筋再生)、「もっと細胞を強くして」(抗線維化)、「炎症を抑えて」(抗炎症)という3つのメッセージが秘められている。エクソソームを受け取った心筋細胞は、増殖して新しい細胞をつくったり、いまある心筋細胞を太くしたり、炎症を抑えて心臓の負担を減らしたりすることで、心臓の再生を促すと考えられている。

マラバン博士らの研究によれば、心臓の再生を促すエクソソームは、もともと私たちの心臓の中にもごくわずかだが存在していることが明らかになっている。しかし、通常はメッセージ物質の数が少ないため、心臓はゆっくりとしたペースでしか再生する力がない。それならば、エクソソームを人工的に増やして病気になった心臓に投与すれば、失われた能力を急速に蘇らせることができるのではないか——。これがマラバン博士の再生医療の基本的な考え方である。

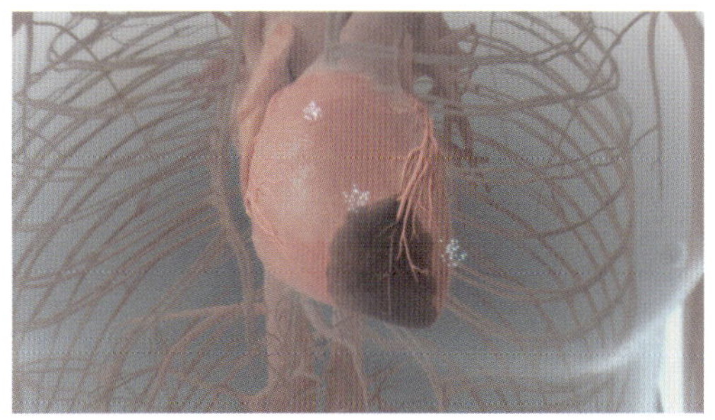

通常、心臓から出されるエクソソームの数は少なく、ダメージを受けた心臓を回復させるだけの力はない(CG)。

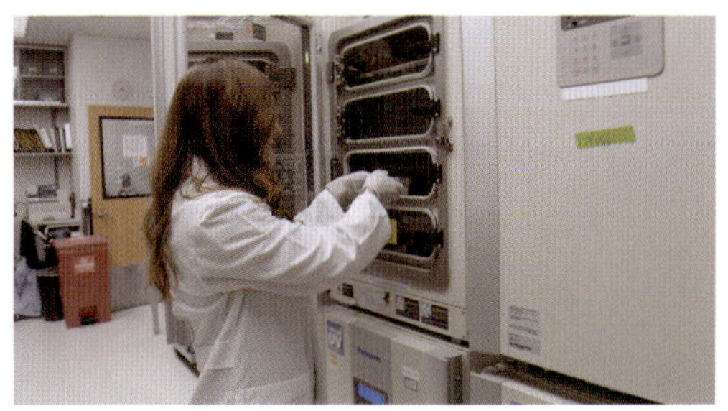

心臓の組織をつくる細胞を人工的に培養してエクソソームを抽出する。

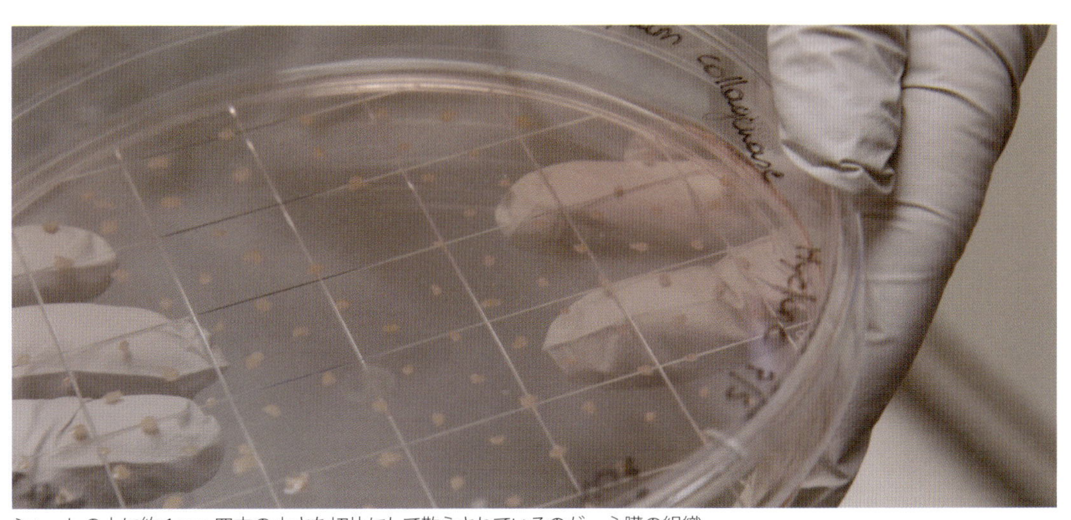

シャーレの上に約1mm四方の小さな切片にして散らされているのが、心臓の組織。

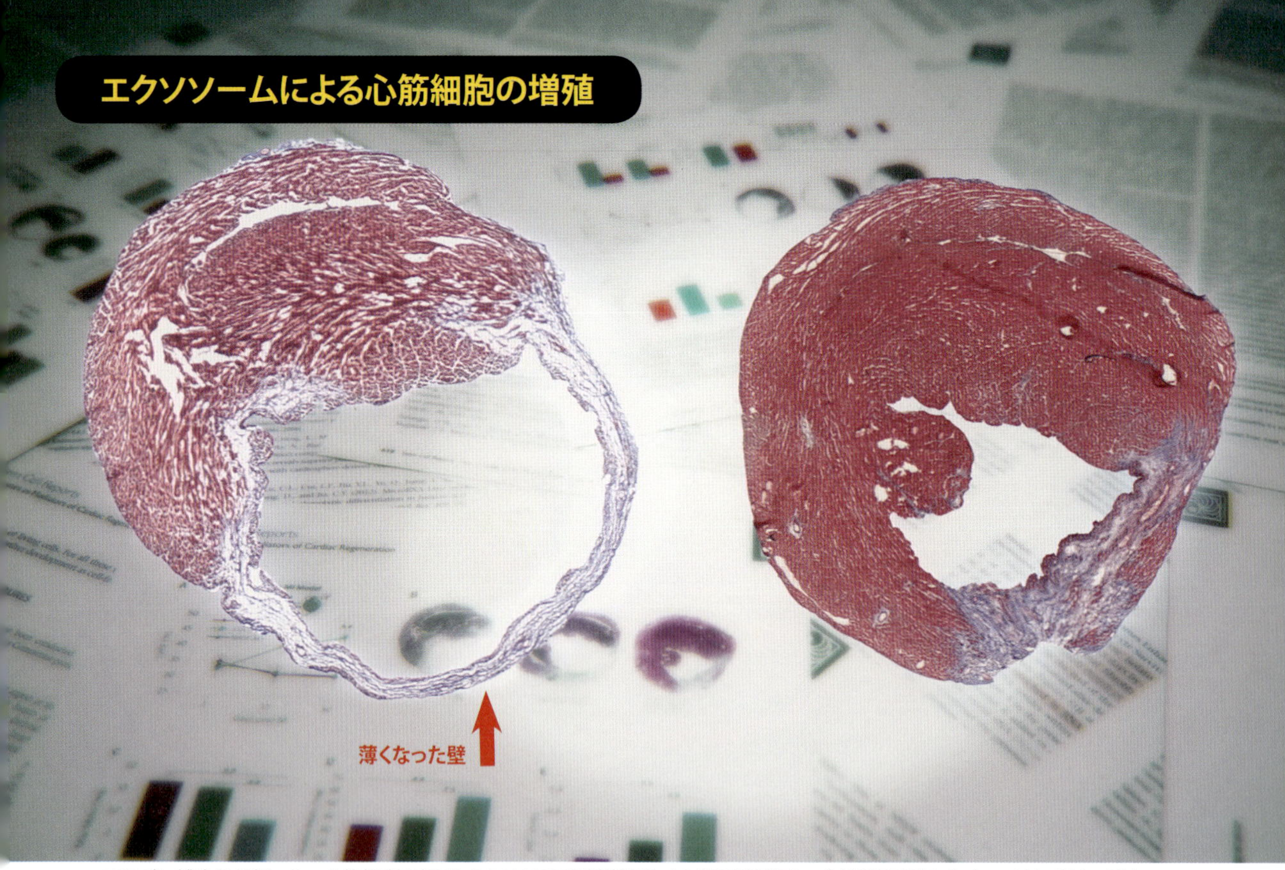

マラバン博士らの行った、心筋梗塞を起こしたマウスでの実験結果（心臓の断面図）。心筋梗塞を起こしたマウス（左）では、心臓の壁の半分で心筋細胞が死滅し、壁が薄くなっている。一方、エクソソームを投与したマウス（右）では、心筋細胞が増殖し、壁全体が厚くなっている。

画像：シーダーズ・サイナイ病院心臓血管研究所 エデュアルド・マラバン博士

実際にマウスを使った実験では、大きな成果が確認されている。心筋梗塞を起こしたマウスでは、心臓の壁のおよそ半分で心筋細胞が死んでしまって、壁が薄くなっていたのに対し、エクソソームを人工的に増やしたマウスでは、心筋細胞が増殖し、壁が厚くなっていたのだ。

メッセージ物質を使った治療のメリット

心筋前駆細胞を移植して心筋細胞の再生を促す、従来の細胞移植治療と、エクソソームを心臓に投与して同様の効果を得る新しい再生医療。どちらも得られる結果は同じように思えるが、何が違うのか。マラバン博士は、エクソソームを使うことは、細胞移植治療にはないメリットがあるという。それは、実際の治療としての取り扱いやすさだ。

細胞移植治療は次のような特性を持つ生きた細胞を使うため、複雑かつ繊細な手順が必要とされる。第１に、生きた細胞なので温度や振動などの環境変化により変性する可能性がある。第２に、長期間培養し続けるのが難しい。第３に、細胞を全く変化させずに患者のもとに輸送するには時間とコストがかかりすぎる。

その点、エクソソームは、生物ではないためにとても扱いやすい。生きた細胞に比べて環境変化への耐久性が高く、精製したものを凍結や凍結乾燥で保存することもでき、輸送も簡単だ。こうした点は、実用化に向けた大きなメリットになると考えられる。

マラバン博士は、研究をもとにエクソソームの心臓治療に特化したバイオベンチャーを 2017 年に設立した。現在、１年以内に人での臨床試験を始めようと、急ピッチで準備を進めている。

「エクソソームの解明は医学に革命をもたらし

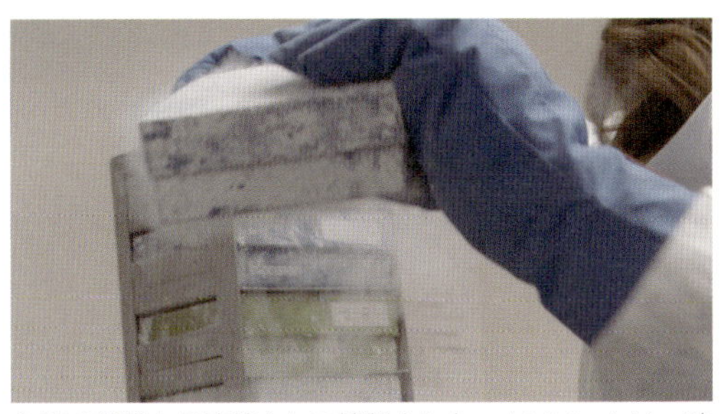

心臓の組織から培養されて精製されたエクソソームは、凍結保存されている。

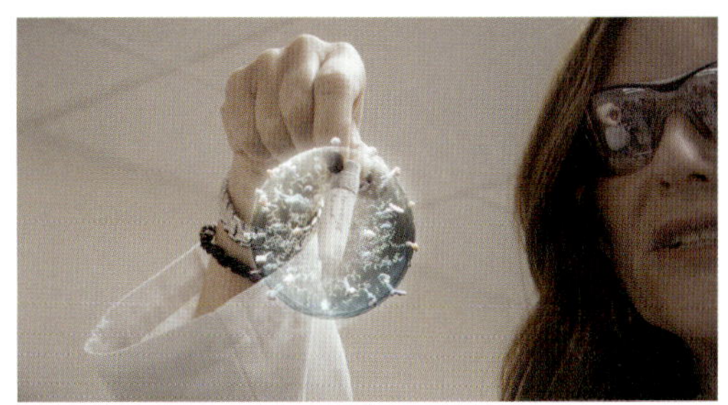

心臓の細胞を再生させるエクソソームを心臓病の患者に投与することで、損なわれた機能が回復するのではないかと期待されている。

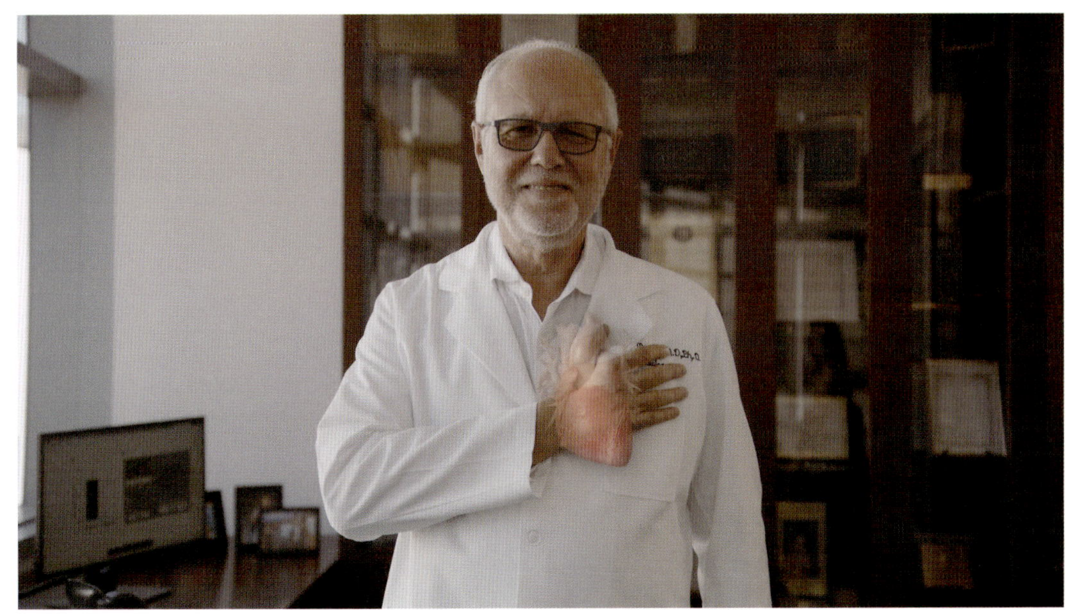

マラバン博士は、体中を流れるエクソソームのことを、「まるで海に何億と浮かぶメッセージボトルのようだ」とたとえた。

つつあります。もし体内から病気の治療に役立つエクソソームを取り出すことができれば、従来の常識を覆す非常に有望な薬になるでしょう。そして、エクソソームを使った治療でひとたび大きな成果が出れば、エクソソームは１つのプラットフォーム技術となり、さまざまな病気の治療薬としても広がっていくと考えています」。マラバン博士は今後の展望をそう語る。

iPS 細胞を使った心臓の再生医療

現在、心臓の再生医療については、さまざまな研究が続けられている。

大阪大学心臓血管外科の澤芳樹（さわよしき）博士らの研究グループは、iPS 細胞を培養して心筋細胞に成長させ、それをシート状にした「心筋シート」をつくり、患者の傷ついた心臓に貼りつけるという治療法を研究してきた。そして 2018 年 5 月、厚生労働省は、大阪大学が申請していた虚血性心筋症の患者を対象としたこの治療法の臨床研究を了承した。これは世界初の iPS 細胞を使った心臓病治療の臨床研究計画となる。

医療に革命をもたらすといわれる再生医療。心臓病の治療においても、その大きな道筋が見えてきている。

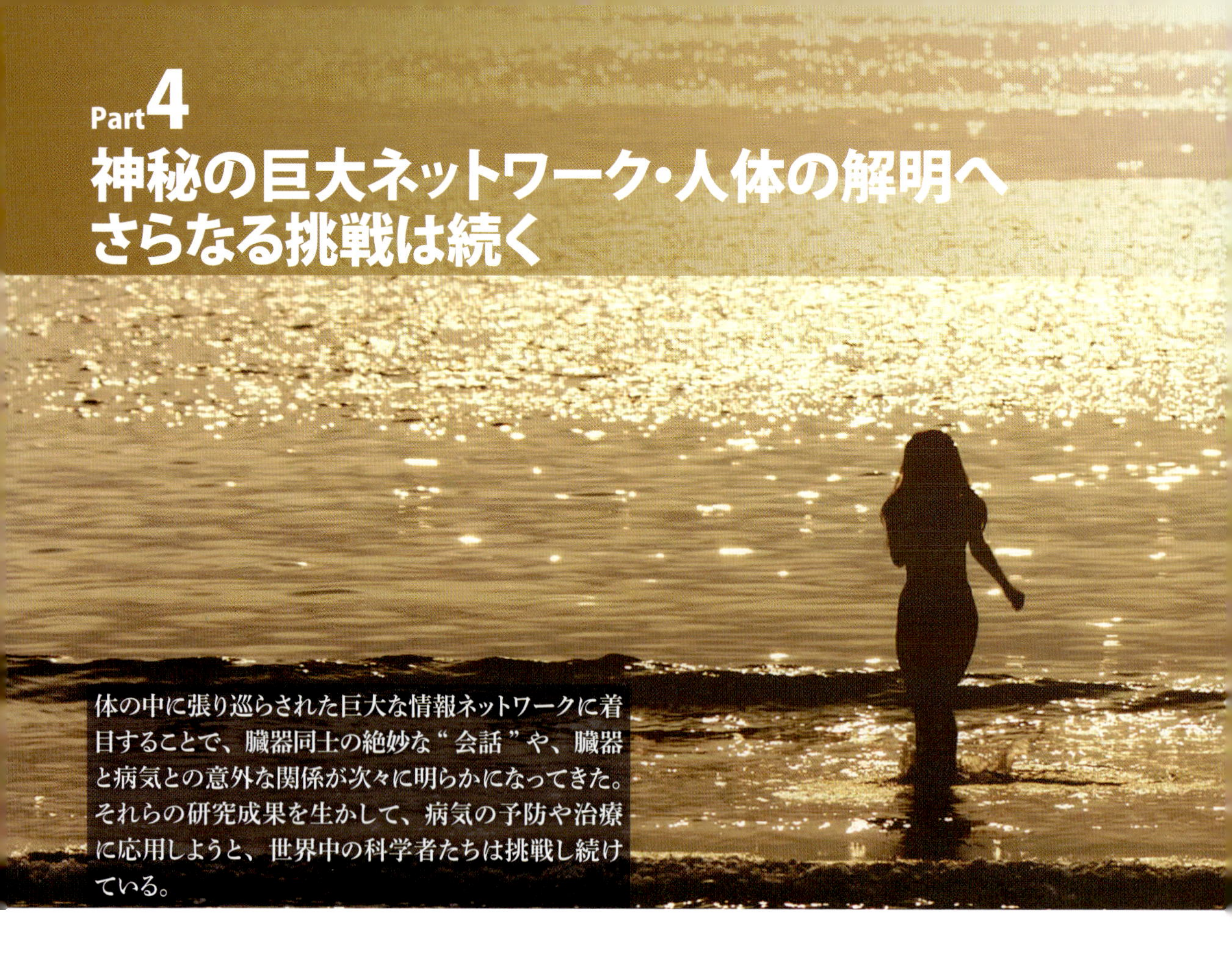

Part 4
神秘の巨大ネットワーク・人体の解明へ さらなる挑戦は続く

体の中に張り巡らされた巨大な情報ネットワークに着目することで、臓器同士の絶妙な“会話”や、臓器と病気との意外な関係が次々に明らかになってきた。それらの研究成果を生かして、病気の予防や治療に応用しようと、世界中の科学者たちは挑戦し続けている。

臓器同士をつなぐ情報ネットワーク

最先端の科学が解き明かした「体中の臓器が互いに直接情報をやりとりすることで、私たちの体をコントロールしている」という驚きの世界。臓器たちの発するメッセージ物質は、他の臓器にも影響を及ぼし、病気の発症や治癒にも関係していた。こうした人体の情報ネットワークの仕組みやメッセージ物質の働きが解明されてきた結果、さまざまな病気の治療法も劇的に変わろうとしている。

例えば、老廃物をろ過し、尿をつくることが主な仕事だと考えられていた腎臓。実は、腎臓には“血液の管理者”という重要な役割があることが明らかになった。(『NHKスペシャル人体』第1巻P110～参照)。腎臓から放出される「レニン」というメッセージ物質が全身の血管に伝えるのは、「血圧を上げよう」というメッセージ。多くの高血圧患者の体内では、腎臓がこのレニンを過剰に出していることが分かってきた。そこで、薬で血圧がなかなか下がらない重症の高血圧に対しては、腎臓を手術することによって腎臓からのメッセージを抑え、血圧を下げようという新たな治療法も始まっている。

全身の免疫力を司る腸

また、消化吸収の要だと考えられていた腸には、「全身の免疫力を司る」という役割も秘められていた。(『NHKスペシャル人体』第3巻P8～参照)。食べ物だけでなく、病原菌やウイルスなどの外敵が入り込む危険性のある腸には、全身に存在する免疫細胞のおよそ7割が集結しているといわれる。さらに、腸は免疫細胞を集めるだけでなく、全身の免疫力を高く保つため

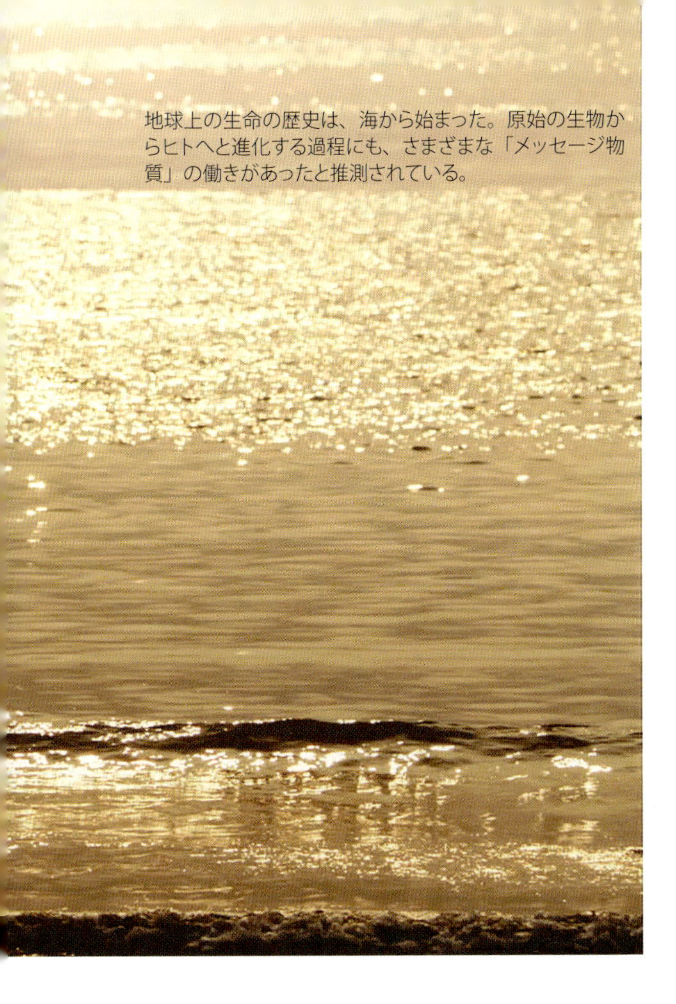

地球上の生命の歴史は、海から始まった。原始の生物からヒトへと進化する過程にも、さまざまな「メッセージ物質」の働きがあったと推測されている。

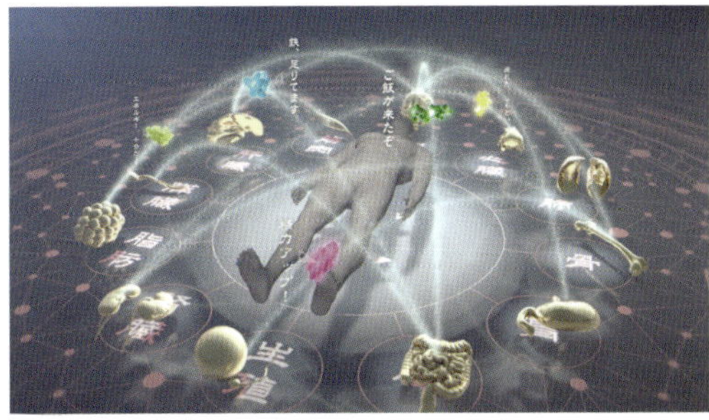

臓器が出すメッセージに耳を傾けることが、これまで治療が困難とされてきた病気を克服する切り札になると考えられている。

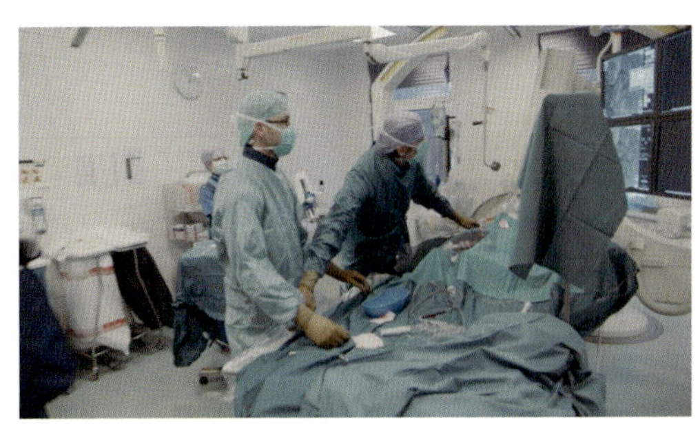

腎臓の交感神経を手術で焼き切ることで高血圧を治すという、新たな治療が始まっている（ライプチヒ心臓センター）。

に、免疫細胞を訓練するという役割も果たしていた。腸で、人体にとって有害な攻撃すべき敵の特徴を学んだ免疫細胞は、その後、血液の流れに乗って全身に運ばれると考えられている。

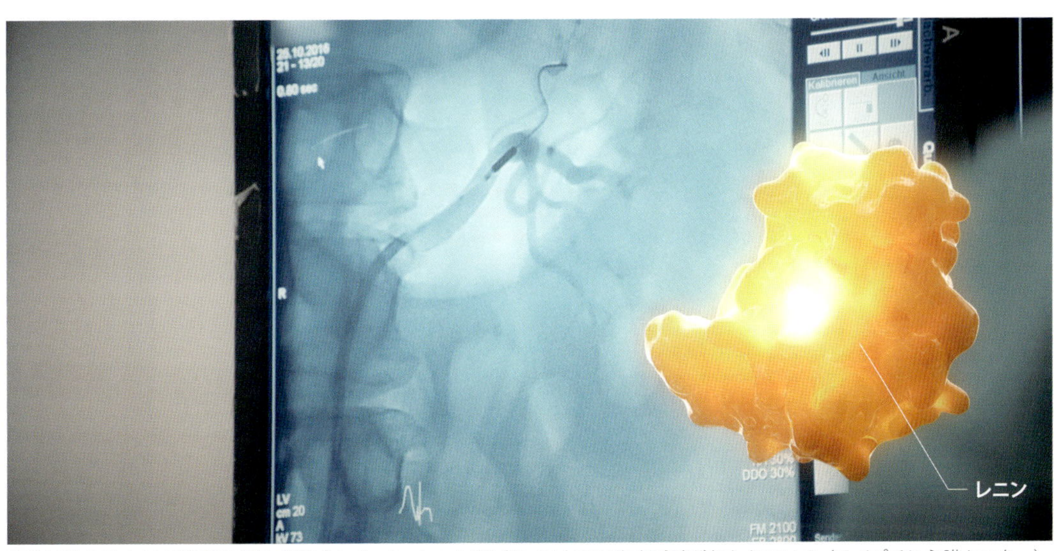

高血圧治療のための腎臓手術は「腎デナベーション」と呼ばれ、日本でも臨床試験が行われている（ライプチヒ心臓センター）。

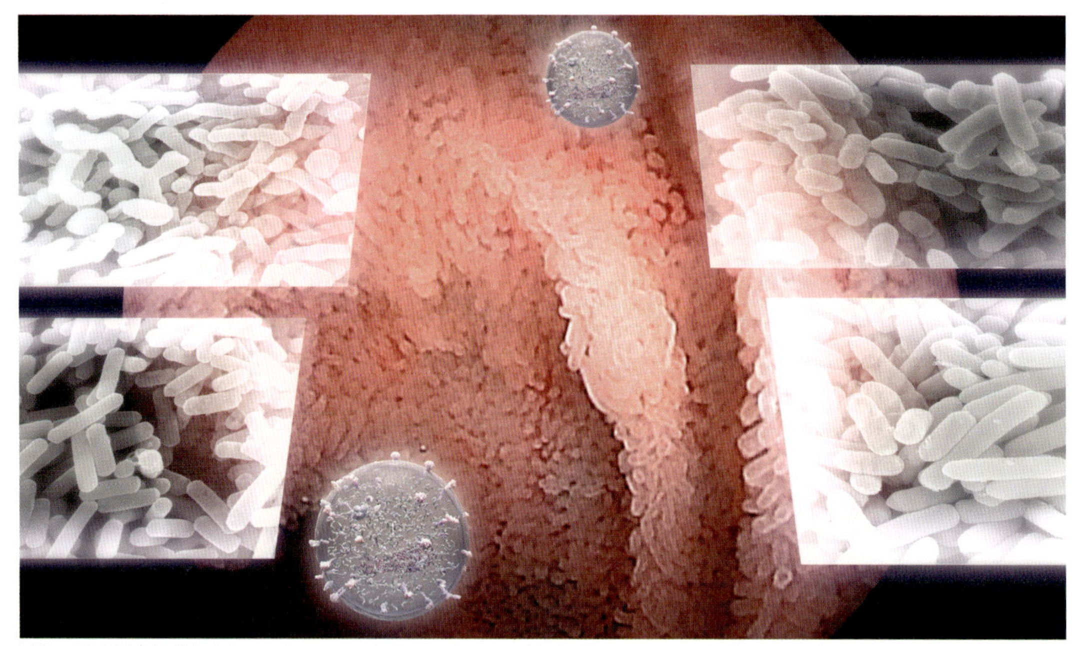

近年、腸と腸内細菌もまた、エクソソームを用いてメッセージをやりとりしていることが分かってきた。

画像（左上＝ビフィズス菌の一種、左下＝クロストリジウム菌の一種、右上と右下＝バクテロイデスの一種）：ヤクルト本社
画像（背景＝腸の内側）：昭和大学横浜市北部病院 工藤進英医師

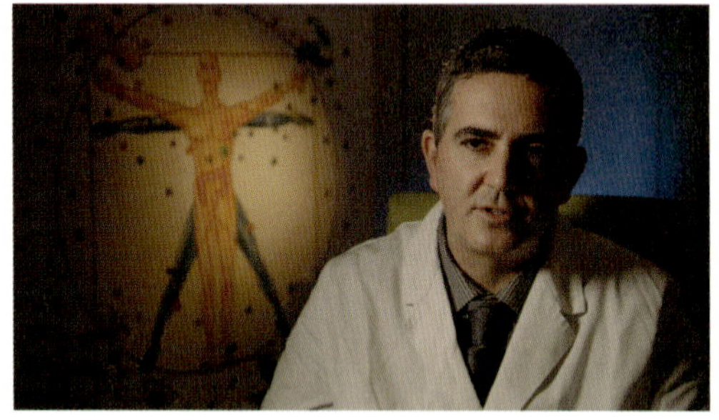

腸内細菌のエクソソームがヒトの細胞の遺伝子の働きを変えると指摘する、バンビーノ・ジェス小児病院のアンドレア・マゾッティ博士。

ところが近年、この免疫の暴走が原因と考えられるアレルギーや自己免疫疾患などが増加している。それらの患者の腸を調べると、ある特定の種類の腸内細菌が明らかに少ないことが分かった。それは「クロストリジウム菌」。この細菌は、腸内で免疫細胞に「落ちついて!」というメッセージを伝える物質を放出する。免疫細胞がこのメッセージを受け取ると、仲間の免疫細胞の過剰な攻撃を抑える「Tレグ（制御性T細胞）」が生み出される。

Tレグは、過剰な免疫反応にブレーキをかける役割を果たす。つまり、クロストリジウム菌の減少が、Tレグの減少を招き、抑えのきかなくなった免疫細胞が暴走すると考えられている。

クロストリジウム菌の仲間のうちの17種類を混合したものを、腸炎とアレルギー性下痢のマウスに与えると、Tレグが増え、人工的に起こした炎症が抑制され、腸炎や下痢の症状が抑えられたという研究成果がある。食物繊維を多く摂取するほどクロストリジウム菌がTレグを多く生み出すとの報告もある。腸内細菌を整えることが、免疫異常をコントロールする手立てになると期待されている。

また、最近の研究から腸と腸内細菌がエクソソームを使ったやりとりをしている可能性も明らかになってきた。この研究を行っているのが、イタリア・ローマにあるバンビーノ・ジェス小児病院のアンドレア・マゾッティ博士だ。「腸内細菌のエクソソームがヒトの細胞の遺伝子の発現や機能に影響を及ぼすという結果が出ています。この結果を、腸に関連する病気の治療に応用できるかもしれません」と期待を寄せる。

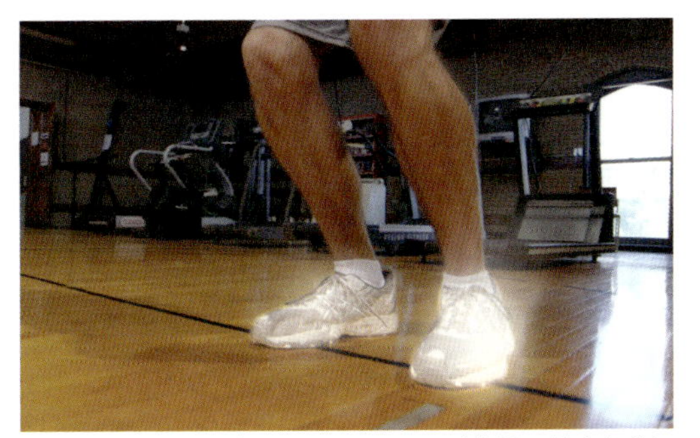

運動で骨に衝撃を与えると、メッセージ物質の働きを介して骨がつくられる（ミズーリ大学）。

骨の中ではたくさんの細胞がうごめき、さまざまなメッセージ物質を出している（CG）。

骨が若さを生み出す

骨から出されるメッセージ物質に関しても、新たな研究が次々と進められている。骨格を構成し、体の保護や姿勢の維持が主な役割と考えられてきた骨には、全身の若さをコントロールするという重要な働きがあることも分かってきている。（『NHKスペシャル人体』第2巻P102～参照）。

なかでも注目されているのが、「オステオカルシン」と「オステオポンチン」というメッセージ物質だ。これらは、若さを生み出すメッセージ物質であり、オステオカルシンは「記憶力」と「筋力」、「生殖力」を、オステオポンチンは「免疫力」を高めるためのメッセージを運んでいることが突き止められている。

これらのメッセージ物質は、骨の中の「骨芽細胞」という細胞から放出されている。骨芽細胞は骨組織の表面に存在し、新しい骨をつくる働きを持つ細胞だ。近年、年齢にかかわらず、この骨芽細胞が減少している人が増えているという。その理由は運動不足。

実は、骨は衝撃を感知することで、骨の破壊と形成というバランスをコントロールしている。座ってばかりで動かない、すなわち骨に衝撃の届かない生活をしていると、骨の細胞から「骨をつくるのをやめよう！」というメッセージ物質「スクレロスチン」が出され、骨をつくる骨芽細胞の活動を停止してしまうのだ。

このスクレロスチンは、運動によって量をコントロールすることができると考えられている。運動で骨に衝撃を与えると、スクレロスチンの量が減り、体は骨をつくる方向へと傾くので、骨芽細胞が増える。骨芽細胞が増えることで、骨がより強くなるだけでなく、若さを司るメッセージ物質も増えるという。

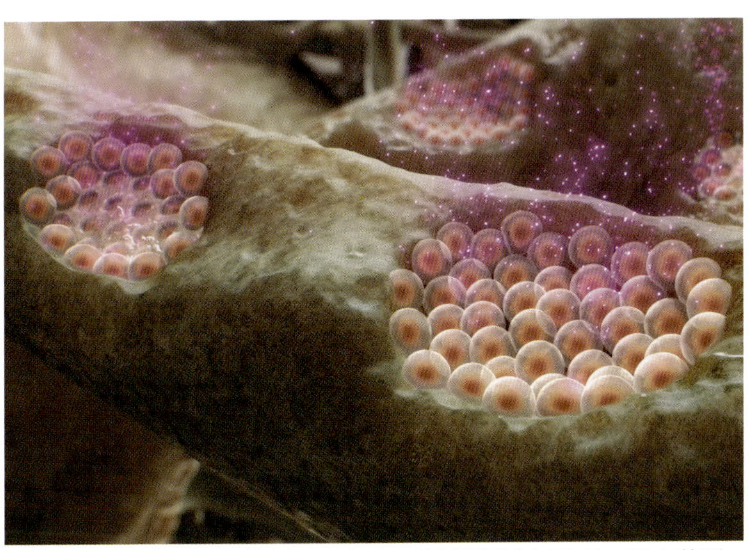

骨の中の骨芽細胞からは、若さを司るメッセージ物質が出されている。これに着目し、人工的につくった骨を体に戻すことで老化を防ごうという研究も行われている（CG）。

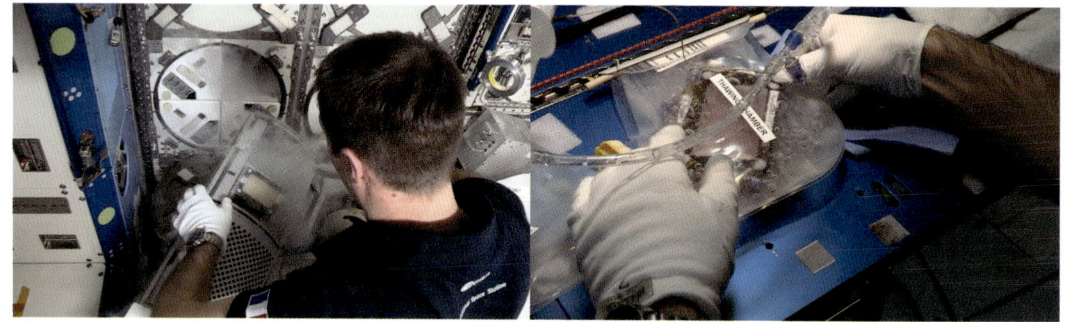
国際宇宙ステーションには、多彩な研究をするための設備が備えられている（左）。骨のメッセージ物質に関する研究が宇宙でも行われている（右）。
画像：ミネソタ大学主任研究員 ブルース・ハマー

こうした骨からつくり出されるメッセージ物質の研究は、ついに地球を飛び出すところまできている。地上からおよそ400キロメートル上空の宇宙を周回する国際宇宙ステーション。そこに骨の細胞を送り込み、宇宙の無重力状態で骨の細胞にかかる刺激をコントロールしながら、メッセージ物質がつくり出されるメカニズムを解明しようとしている。

幹細胞から骨をつくり「健康寿命」を延ばす

さらに、アメリカ・ニューヨークのベンチャー企業CEO（最高経営責任者）であるニーナ・タンドン博士らは、骨が出すメッセージ物質を利用して、老化を防ぐ研究を進めている。

その方法は、ヒトの脂肪組織から、骨にも成長し得る「幹細胞（かんさいぼう）」を取り出し、それを培養して骨をつくり出すというもの。幹細胞は骨芽細胞を経て骨になるが、その過程で骨芽細胞からは、若さを司るメッセージ物質が出される。この人工的につくった骨を体に戻すことで、絶やすことなく若さを手にしようというのだ。

タンドン博士らは、ただ寿命を延ばすことだけを考えているのではない。骨の損傷を、患者自身の幹細胞からつくった骨で治療し、生活の質を上げることで、まさに「健康寿命」を長くしようとしているのだ。

「私たちの目的は、活力（バイタリティー）の延長です。幸せに健康的に生きている時間をどう延長できるか。その解決法を考えています。人間の体には驚くほど修復力があるので、それをできる限り引き出そうとしています。人体のメカニズムの解明によって、人間はもっと長く健康に生き続けられます。私たちは、その“進化の瞬間”を目の当たりにしているのです」とタンドン博士は語る。

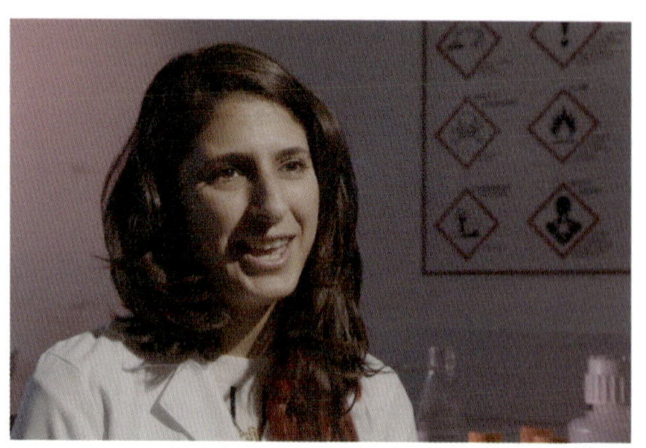
ニューヨークにあるベンチャー企業のCEO（最高経営責任者）ニーナ・タンドン博士。ヒトから取り出した幹細胞から、人工的に骨をつくる技術を開発した。

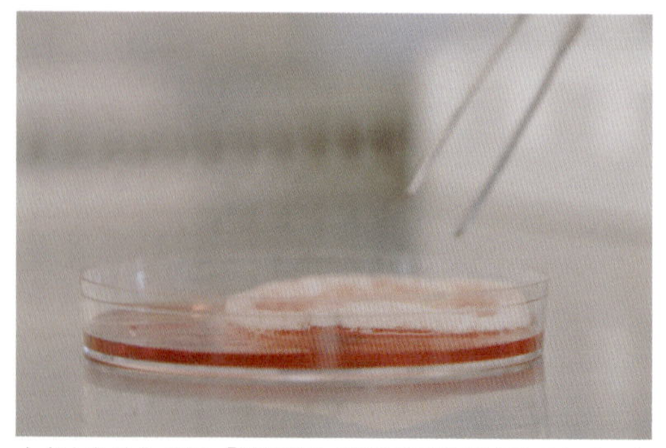
土台となるものに「幹細胞」を加えて培養することで、人工的に骨をつくり出す。

人体探求の“たすきリレー”は次世代へ

人体へのあくなき探求――。それは私たち人類が有史以来抱いてきた、最も身近でありながら、謎に満ちた命題である。ギリシャ時代、「医学の父」といわれるヒポクラテスが人体を客観的に観察することを提唱してから2000年あまり、幾多の科学者や研究者たちが人体の神秘に挑み続けてきた。古代から連綿と続く、古今東西の科学者たちの“たすきリレー”によって、番組で紹介してきた体の中の高度な情報ネットワークが明らかになったのである。

今回、取材に協力してくれた世界中の科学者たちもまた、その“たすき”を先人から受け継ぎ、そして、次世代へと渡そうとするトップランナーたちといえるだろう。

人体の謎に挑むことは、あなたにとってどんな意義があるのか? 番組の取材中、世界中の科学者に共通して尋ねた質問である。がんとエクソソームの研究で世界をリードする国立がん研究センターの落谷孝広博士はその答えとして、こんな意気込みを語ってくれた。

「新しいことを挑戦する。従来の殻を破る。それがサイエンスなのです。何かその先に、もっと私たちの人生を幸福にしてくれる新しい何かがあるのだろう。その可能性を信じて、挑戦していきたいと思っています」

エクソソームの中にマイクロRNAが含まれているという、世紀の大発見をしたスウェーデンの科学者、ヤン・ロトバル博士に同じ質問をしたときだった。いったん撮影を終えたものの、最後にどうしても伝えたいことがあるといって、カメラの前で急にこんな話を切り出した。

「研究に終わりはありません。ですが、それが醍醐味です。いまはまだ出発点なのです。そこで、子どもたちの皆さんに次のメッセージを送ります。将来は科学者になって私たちの仲間入りをし、医学の未来を切り拓きましょう」

より健康で長生きしたいという人類の願い。その思いに突き動かされるように進歩してきた医学は、次にどんな恩恵を私たちにもたらそうとしているのだろうか。答えを握る科学者たちのあくなき人体探求の“たすきリレー”は、いまこの瞬間も世界のどこかで続いている。

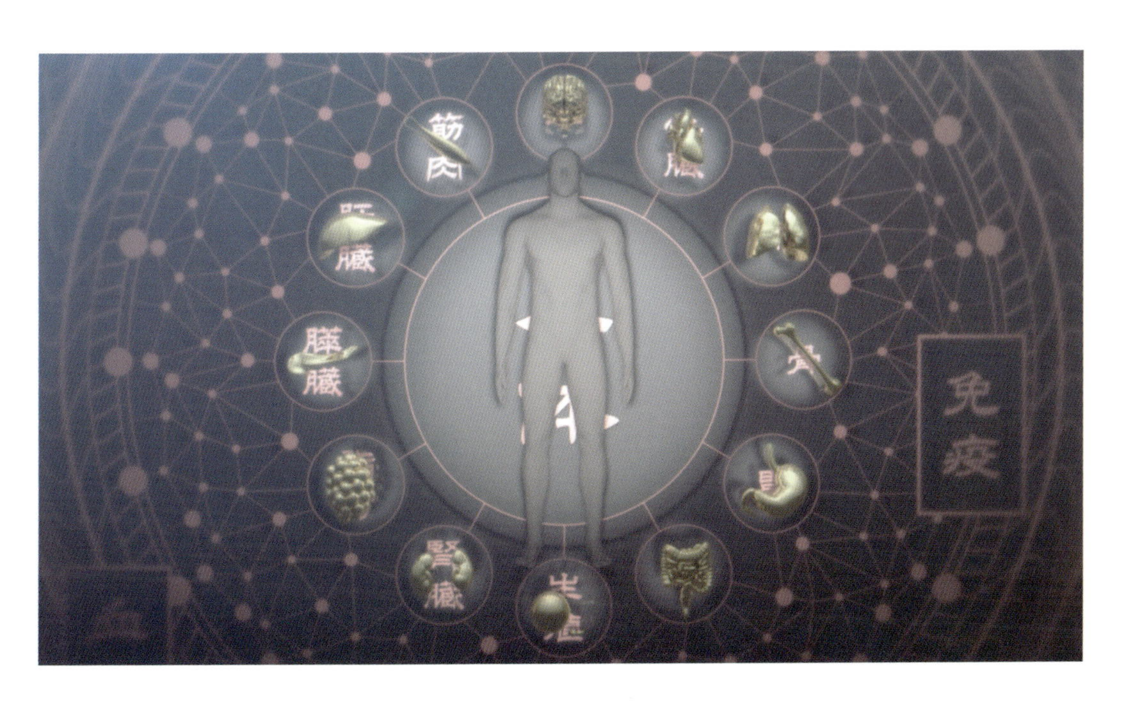

メッセージに託された“思い”

“思い”を綴った手紙を入れて、海に流されるメッセージボトル。人体の中でも、さまざまな“思い”を乗せたメッセージ物質が行き交っている。
母親の胎内にいるときから、息を引き取るまで、メッセージ物質によってたゆみなく交わされる臓器同士の会話。
それらの会話が織りなす神秘の巨大ネットワークによって、私たちの命は支えられている。

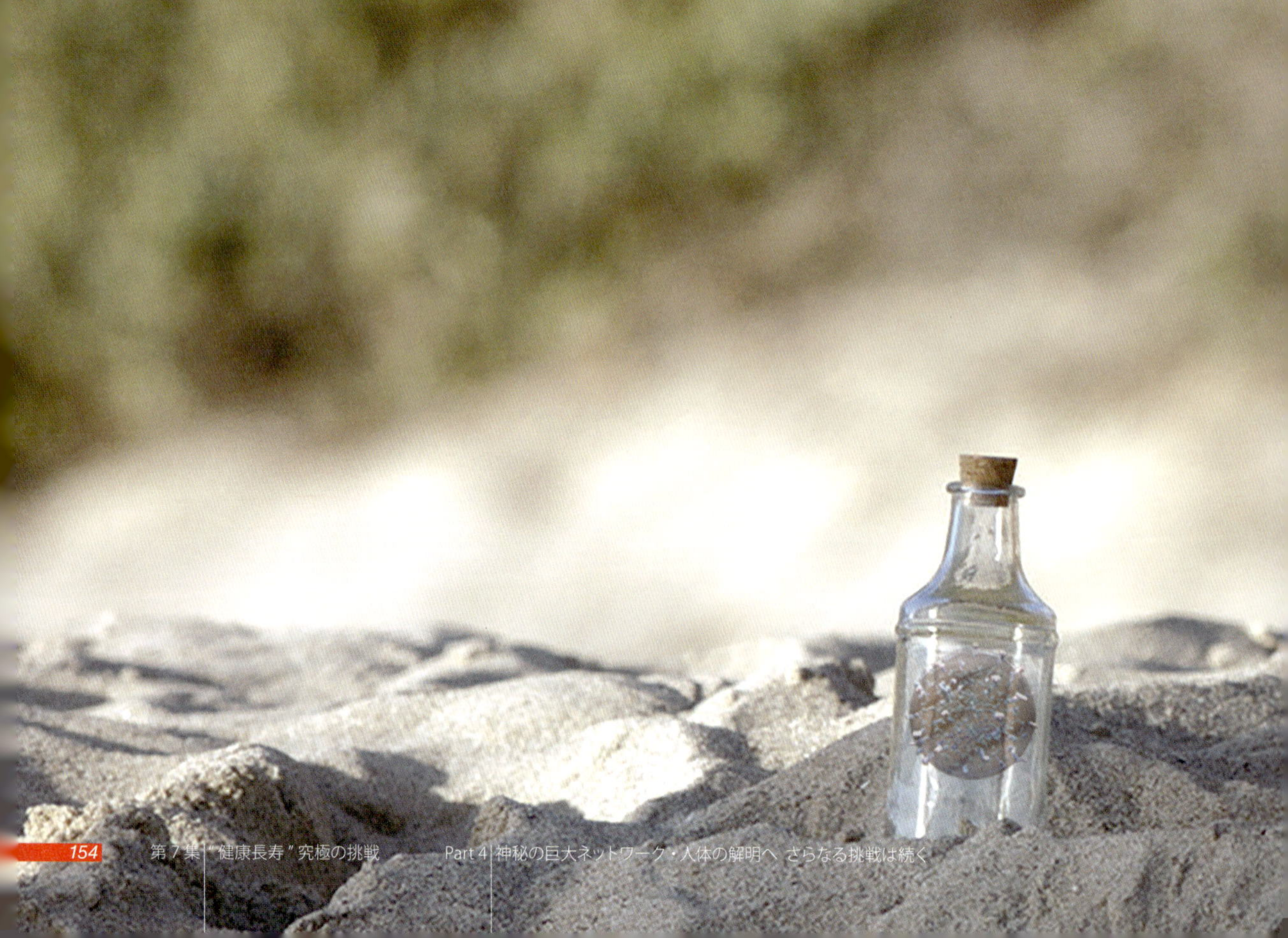

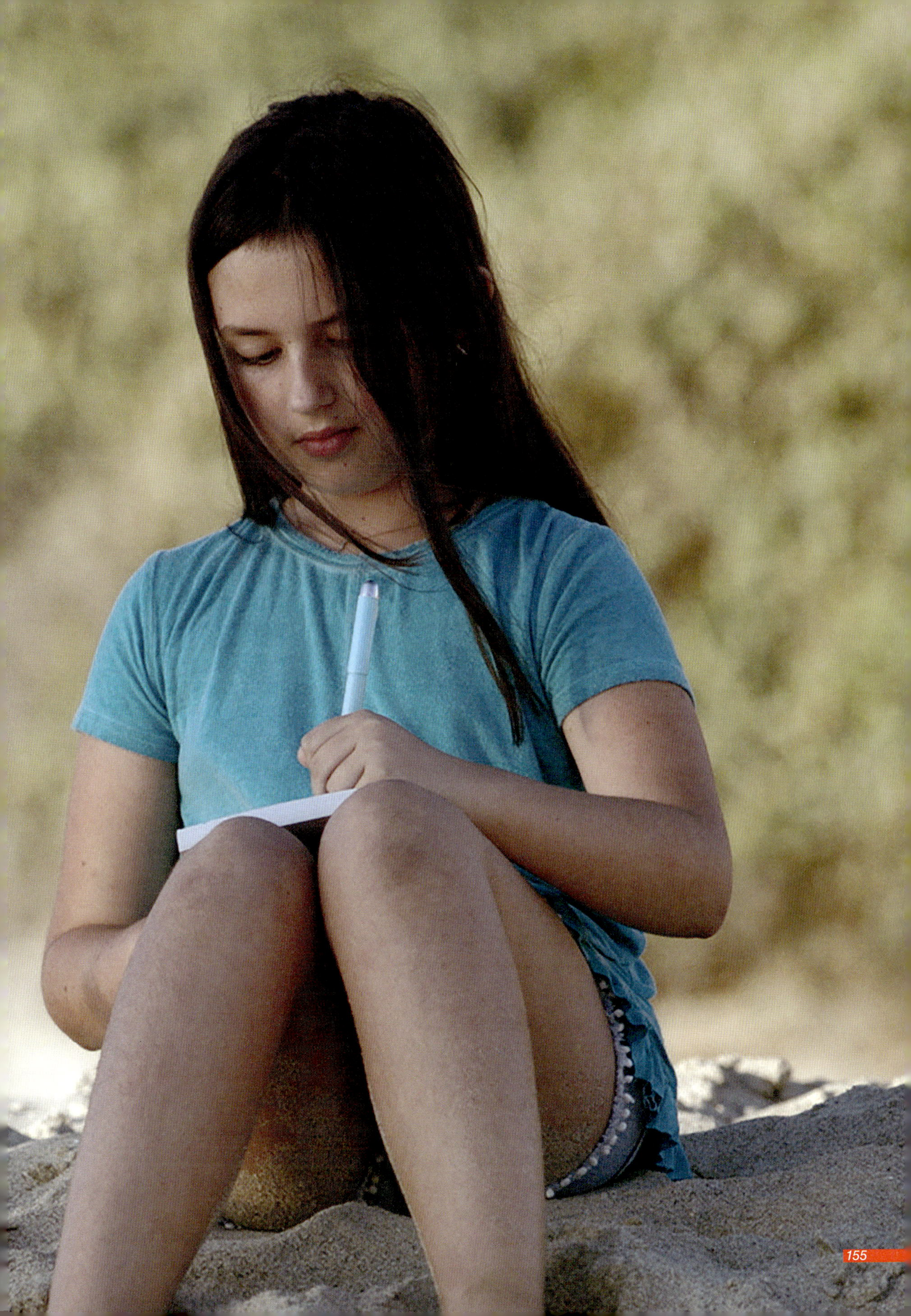

特集

人体 ART

最先端の映像技術は私たちの認知の限界に挑み続けてきました。生きたままの体内を色鮮やかに映し出す蛍光顕微鏡や、超ミクロの世界を立体的に捉える電子顕微鏡など、これまでの価値観を劇的に変える装置が次々と生み出されています(「特別展人体」より)。美しい顕微鏡画像の数々を紹介します。

※白黒画像に着色しています。

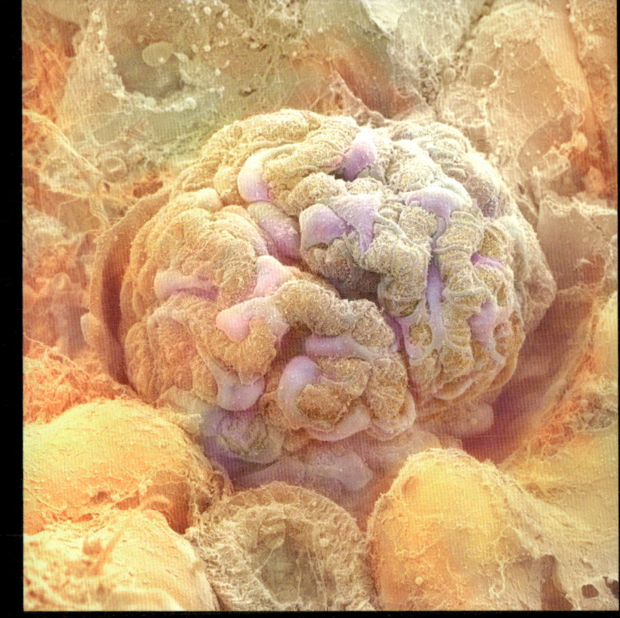

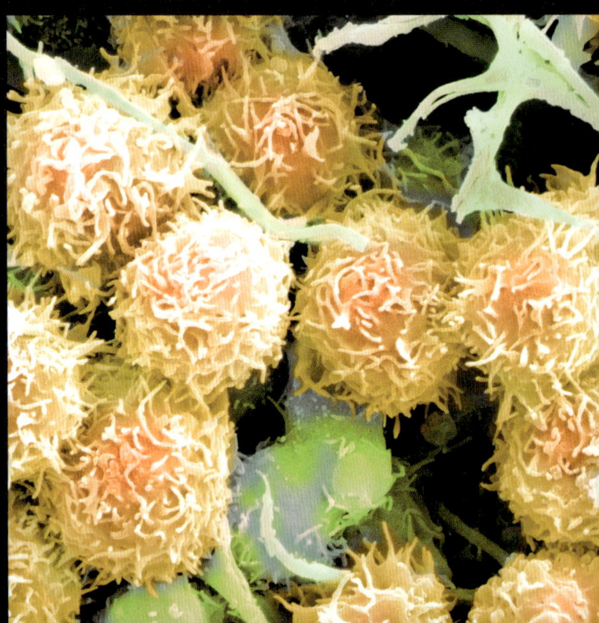

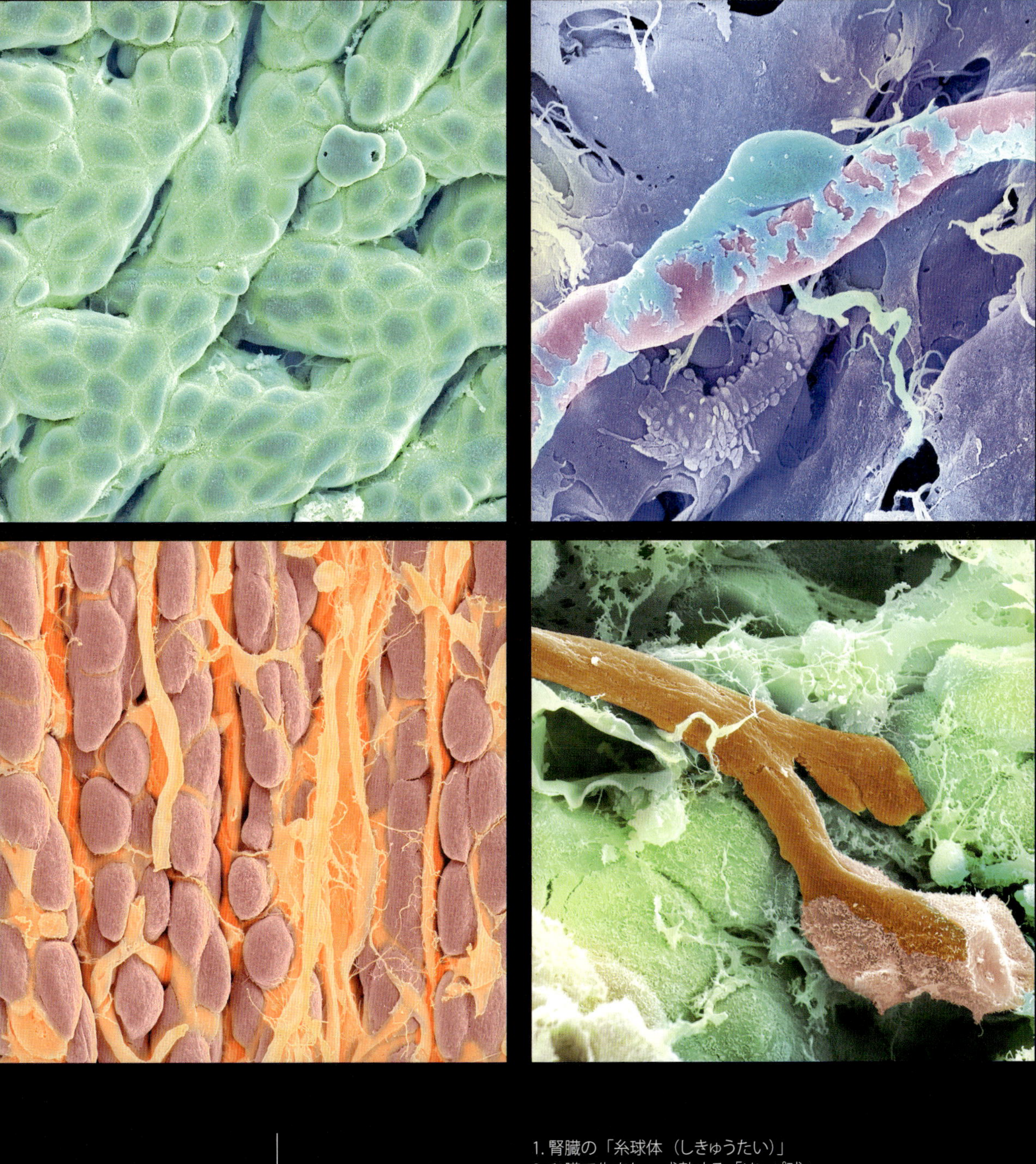

1 2 3 4 5 6

1. 腎臓の「糸球体（しきゅうたい）」
2. ひ臓で生まれ、成熟する「リンパ球」
3. 胃の表面の「粘液細胞」
4. 毛細血管を取り巻く「血管周皮細胞（ペリサイト）」
5. 胃液を分泌する「胃底腺」の壁（へき）細胞
6. 肝臓の「ヘリング管」

（1. 〜 6. 甲賀大輔博士・旭川医科大学）

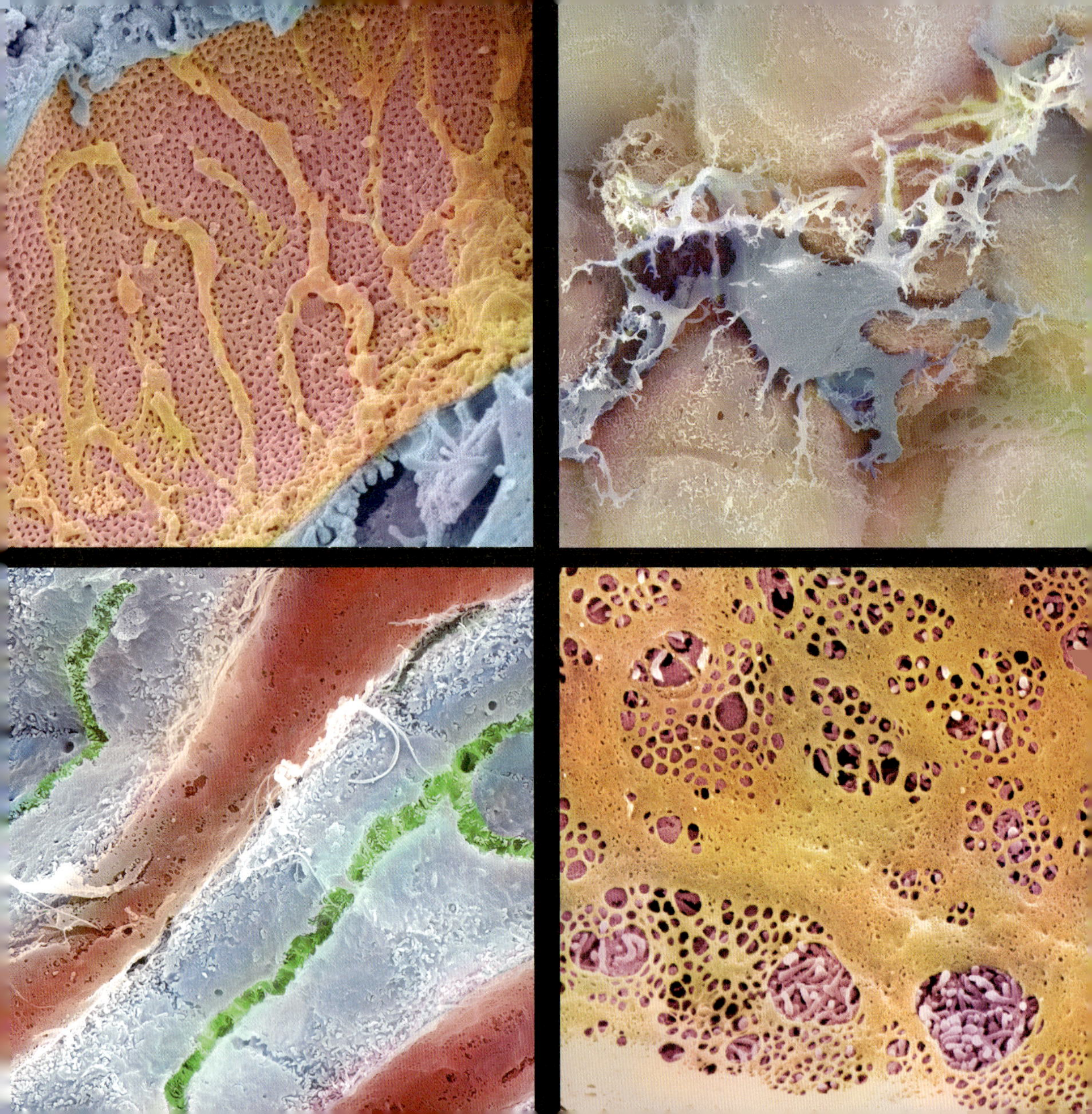

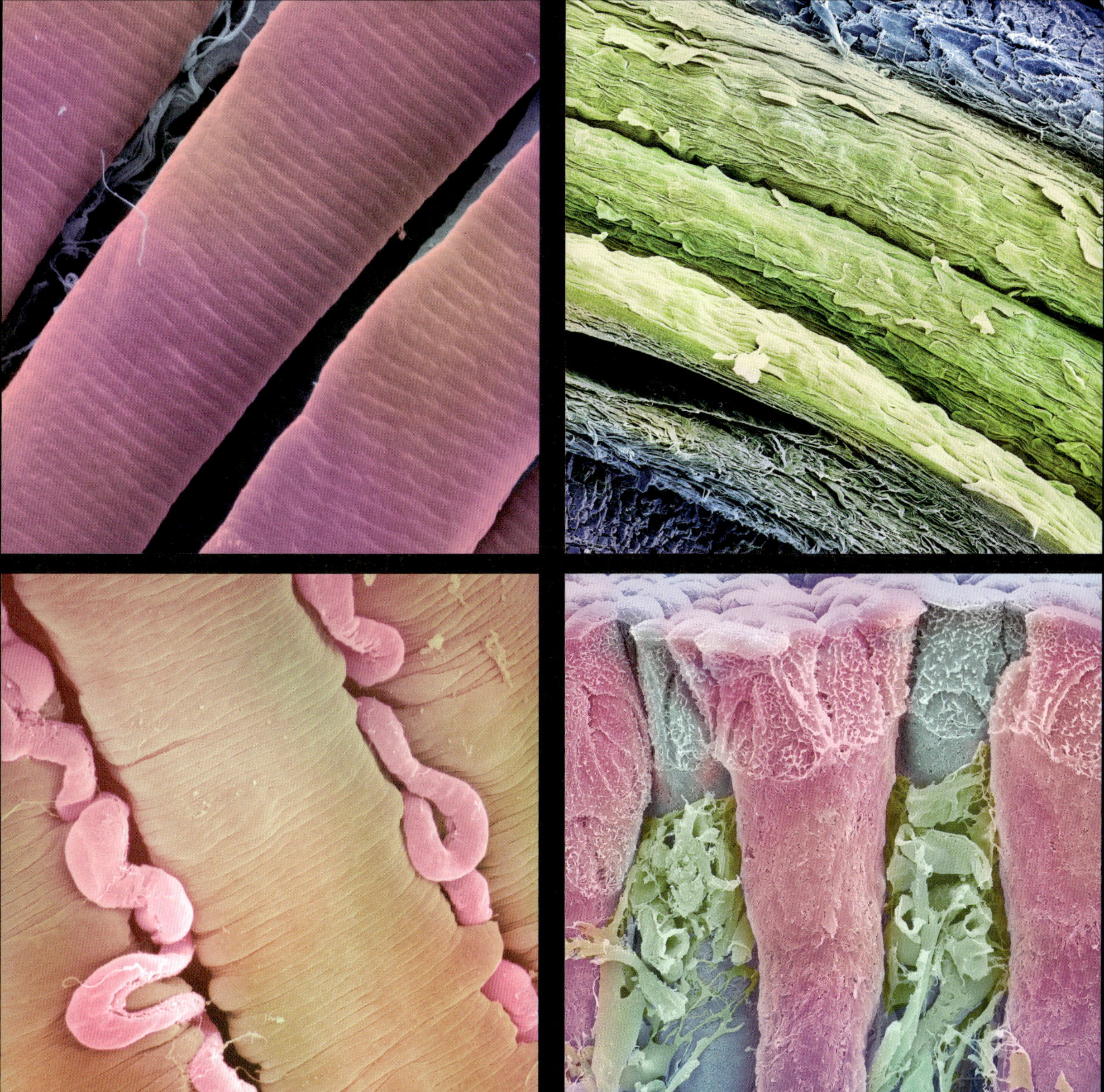

1	2
3	4

5	6
7	8

1. 腎臓の「糸球体（しきゅうたい）」内部の毛細血管網
（甲賀大輔博士・旭川医科大学／日立ハイテクノロジーズ／ NHK）
2. 肝臓の「伊東細胞」
3. 肝臓の「毛細胆管」
4. 肝臓の「類洞（るいどう）」
5. 筋肉の繊維
6. 食道の表面を覆う「重層扁平上皮」
7. 筋肉の繊維と毛細血管
8. 胃の表面にある「粘液細胞」
（2. ～ 6. 甲賀大輔博士・旭川医科大学）

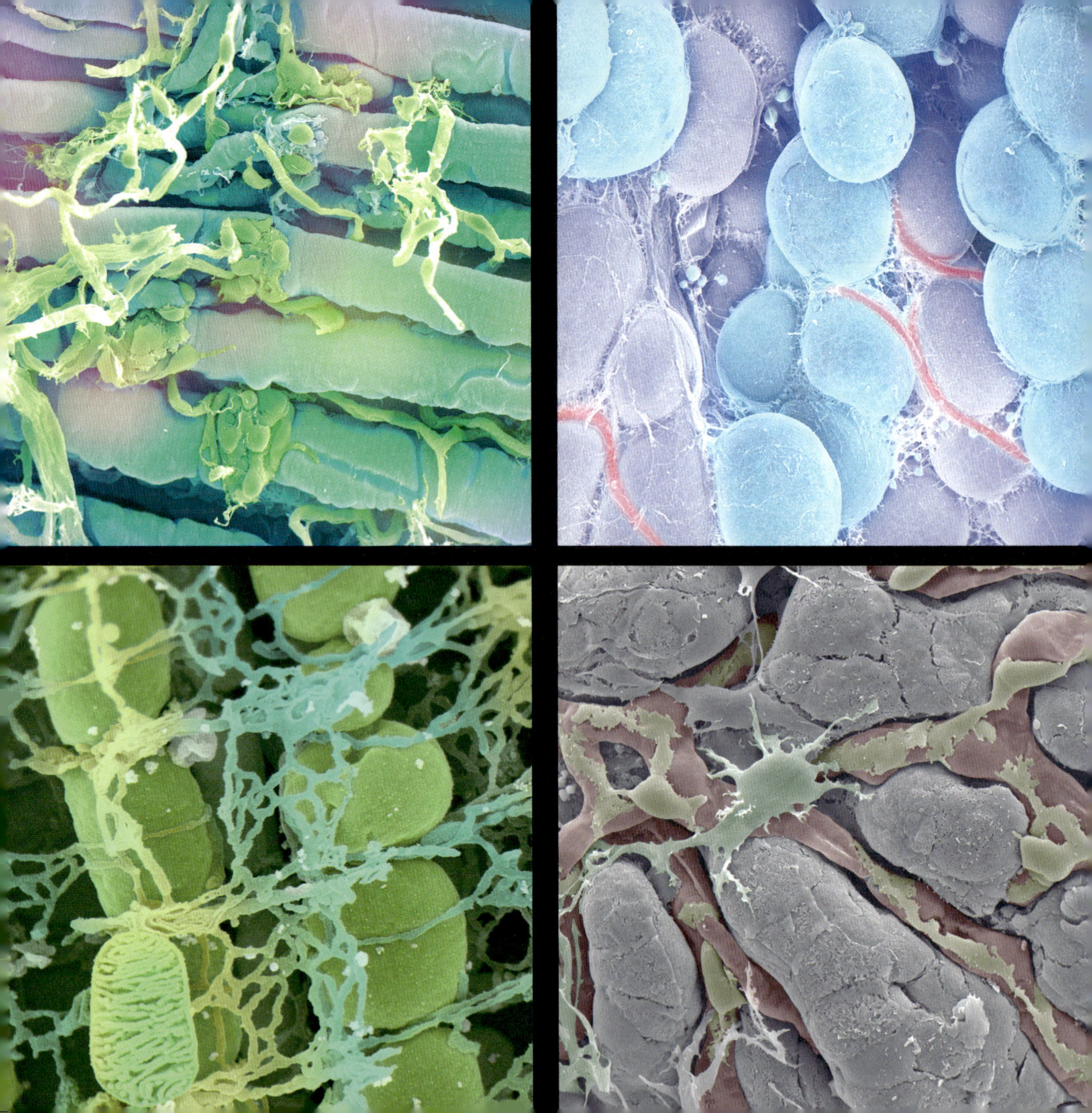

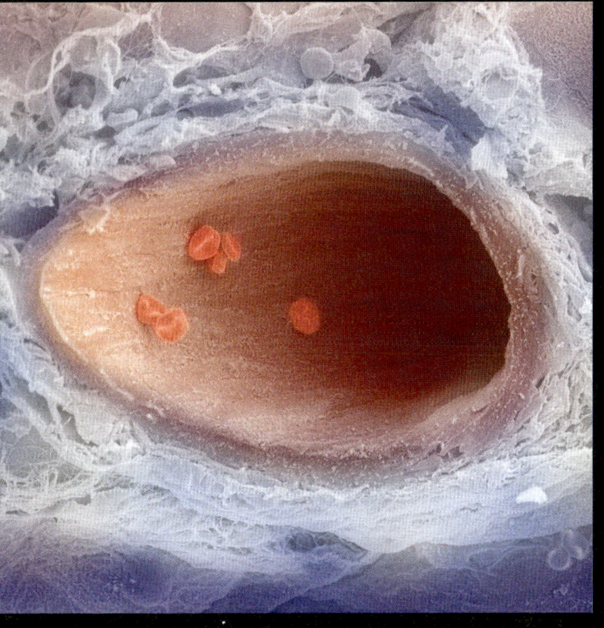

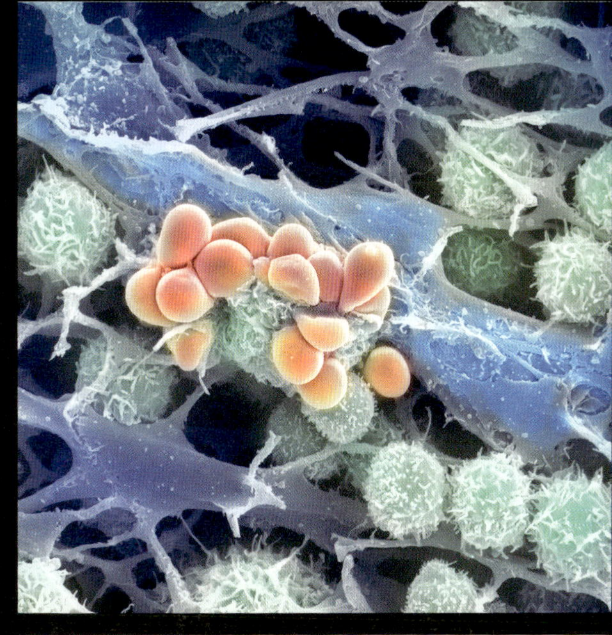

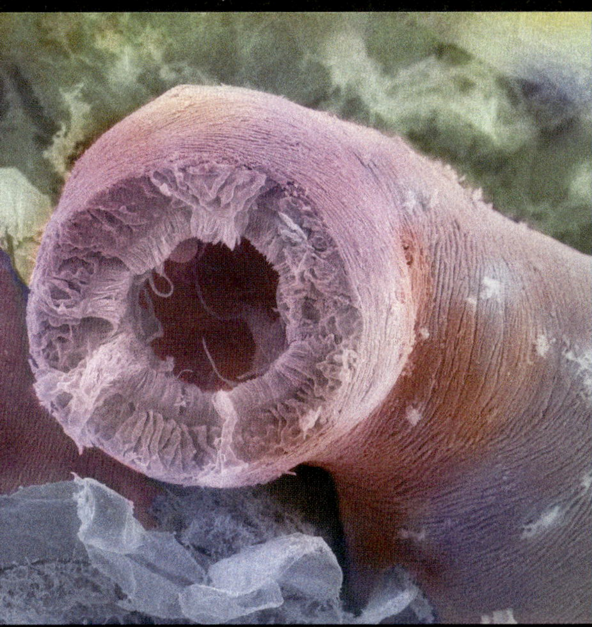

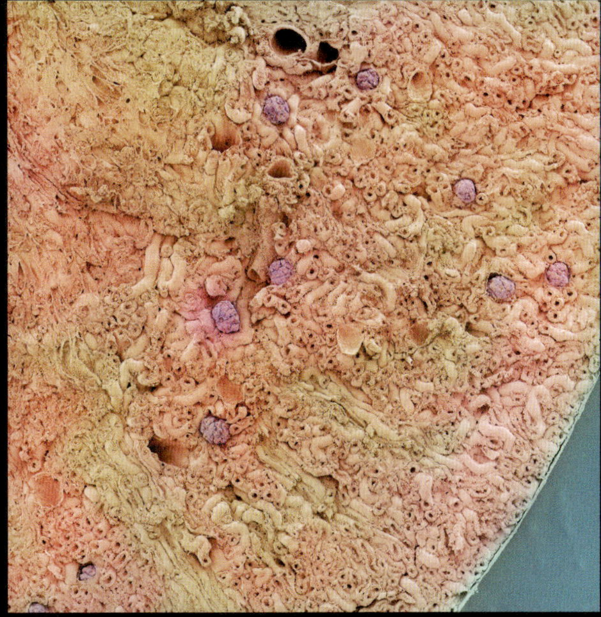

1 2

5 6

1. 筋肉の繊維と運動神経細胞
2. 脂肪細胞
3. 心筋細胞のミトコンドリア
4. すい臓の「ランゲルハンス島（とう）」
5. 腎臓の動脈（断面）
6. ひ臓の「赤ひ髄」で働く免疫細胞・マクロファージ

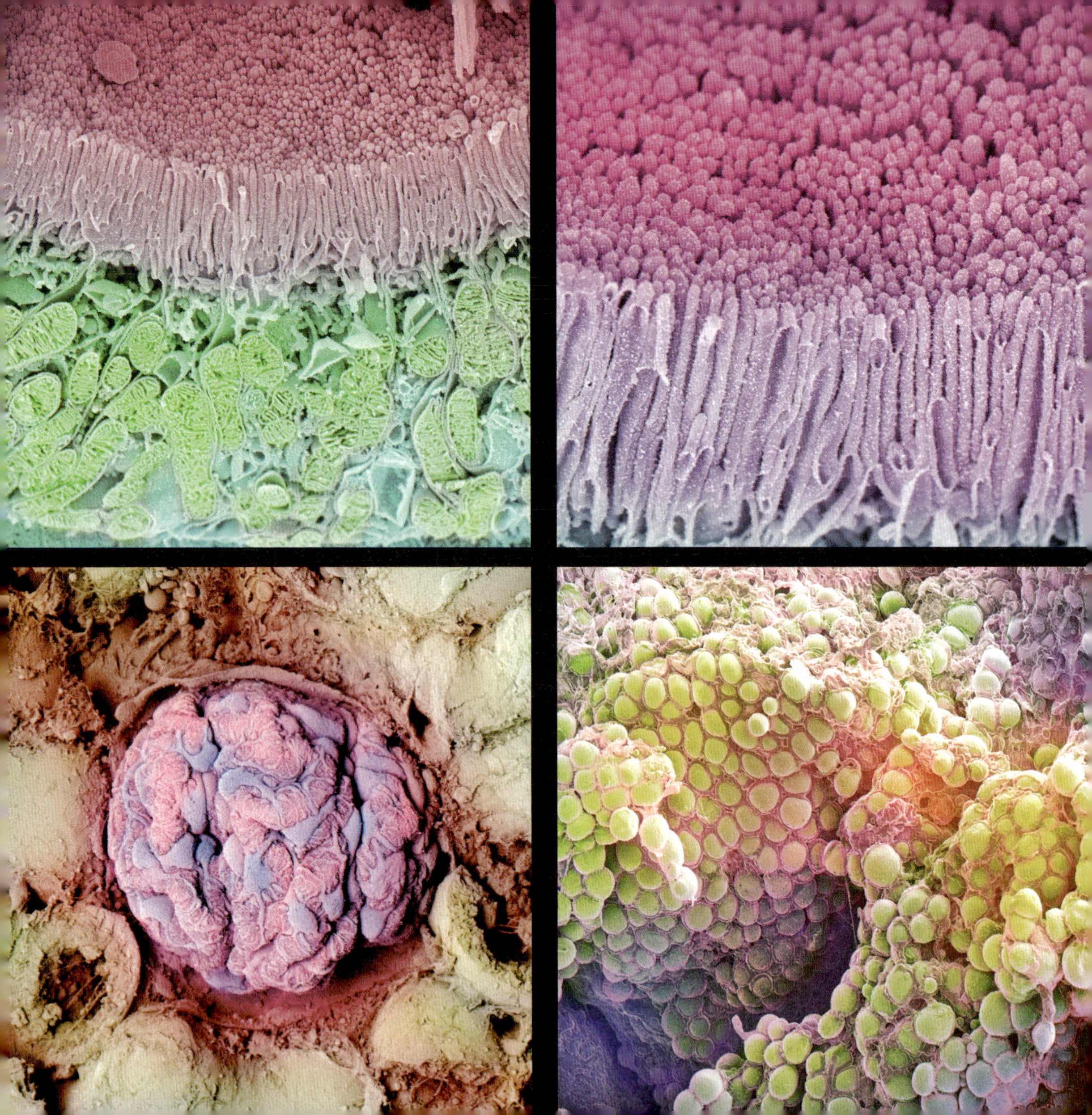

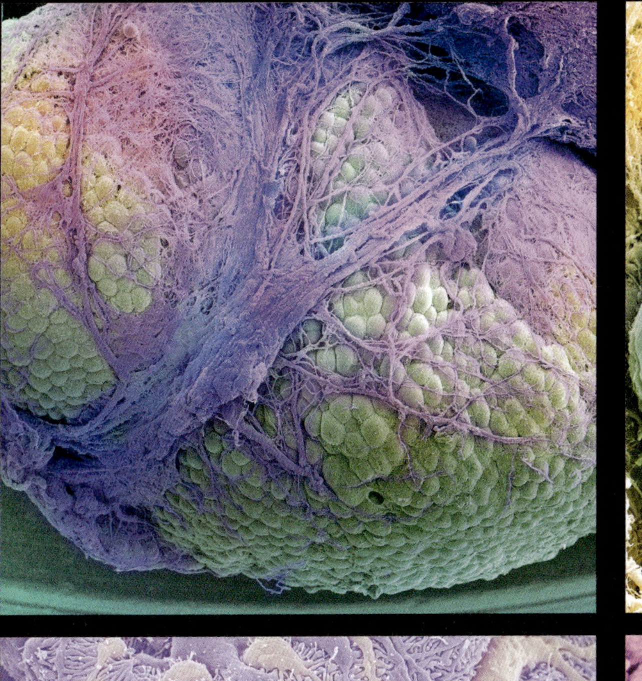

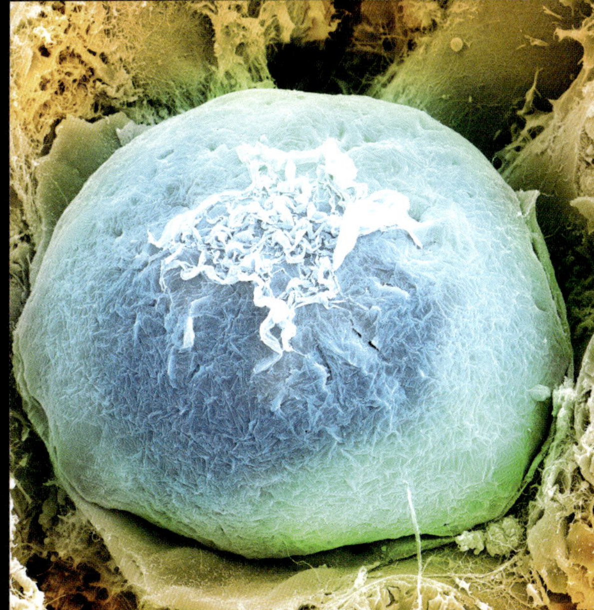

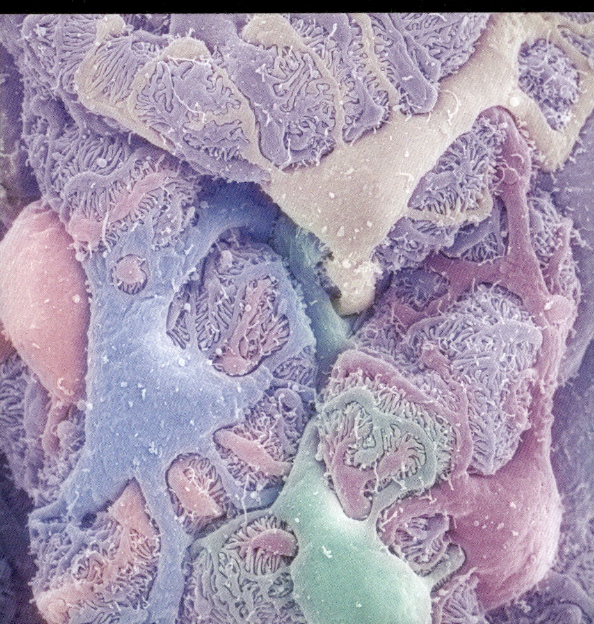

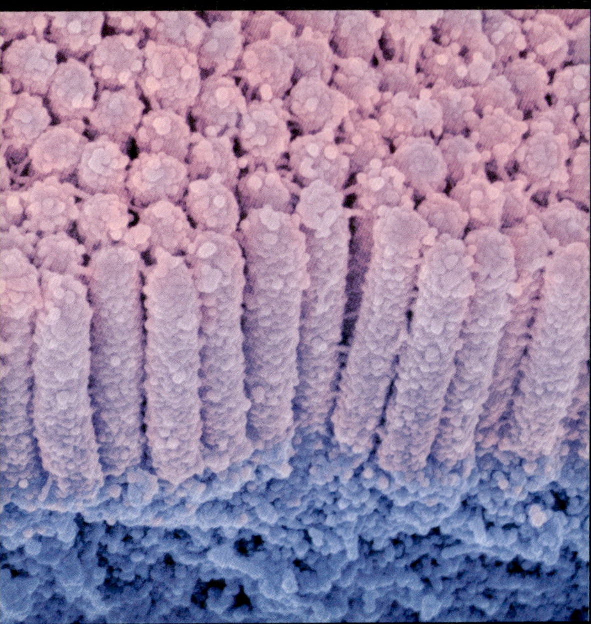

1	2
3	4

5	6
7	8

1. 腎臓の「近位尿細管（きんい にょうさいかん）」断面
2. 腎臓の「近位尿細管（きんい にょうさいかん）」微絨毛
3. 腎臓の「糸球体（しきゅうたい）」
4. 中年男性の皮下脂肪
5. 皮下脂肪のかたまり
6. 腎臓の「ボーマン嚢（のう）」
7. 腎臓の「足細胞」
8. 小腸の「微絨毛（びじゅうもう）」

（1.~3.・7.・8. 甲賀大輔博士・旭川医科大学／日立ハイテクノロジーズ／ NHK）
（4.・5. 甲賀大輔博士・旭川医科大学）

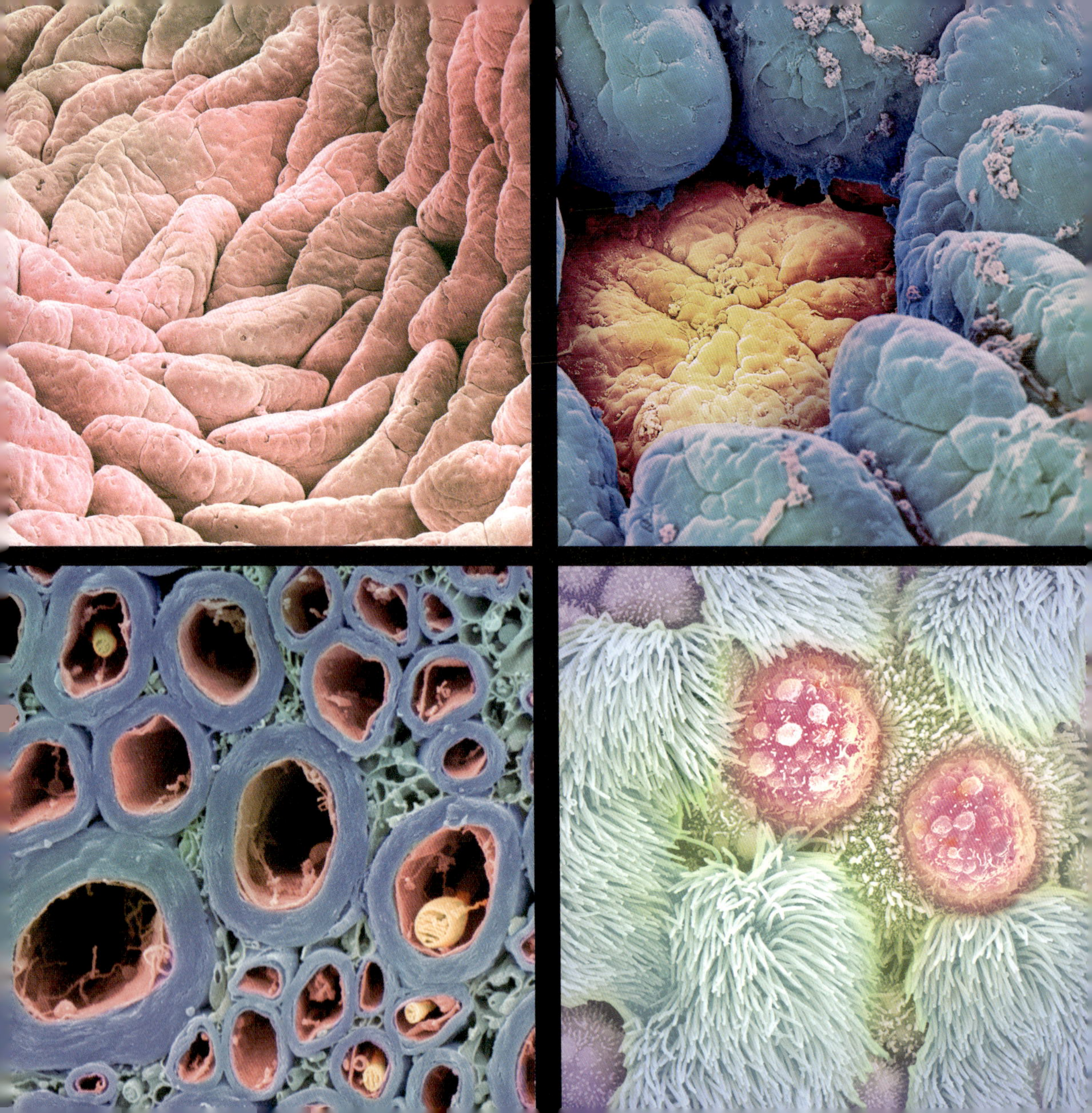

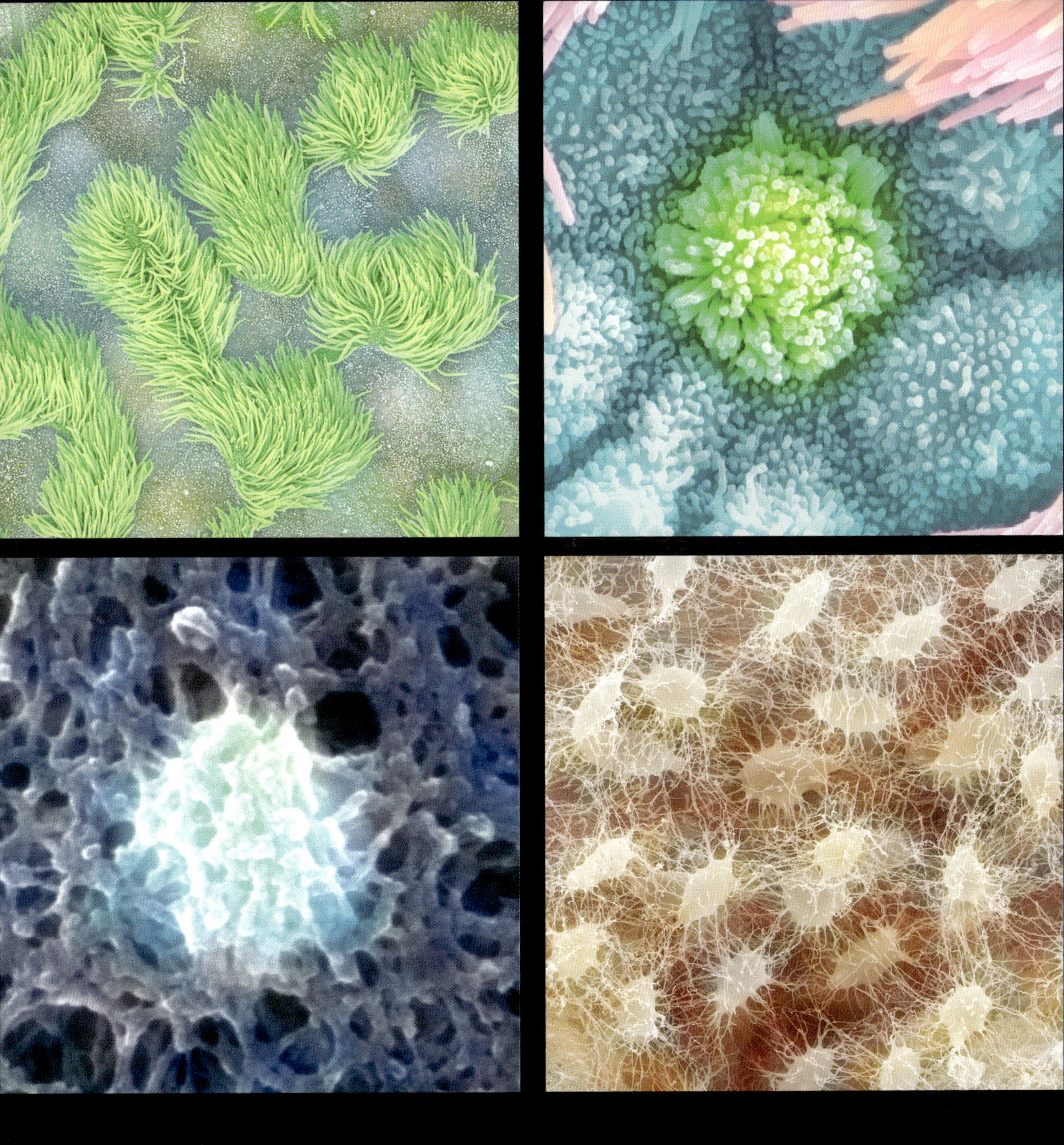

1	2
3	4

5	6
7	8

1. 小腸の「絨毛（じゅうもう）」
2. 小腸の「パイエル板」
3. 脊髄を走る神経の束
4. 気管支を守る「クラブ細胞（クララ細胞）」
5. 気管支を覆う「線毛（せんもう）細胞」
6. 気管支の「刷子（さっし）細胞」
7. がん細胞から放出されるエクソソーム
8. 骨の中に埋まっている「骨（こつ）細胞」

（1.~3. 甲賀大輔博士・旭川医科大学／日立ハイテクノロジーズ／ NHK）
（4. ～ 6.・8. 甲賀大輔博士・旭川医科大学）
（7. 国立がん研究センター研究所 落谷孝広博士）

第6集 あとがき

「生命誕生」は、1989年に放送されたNHKスペシャル「人体」の最初のシリーズでも取り上げられたテーマです。約30年を経た新しい「生命誕生」制作のための取材は、膨大な研究成果の読み込みからスタートしました。

わかってきたのは、母と子の「会話」（メッセージ物質のやりとり）の信じられないほどの活発さ。その「会話」の舞台である胎盤は、赤ちゃんの身体の一部であり、母親の子宮と接しているわけですが、その接し方はとても複雑。赤ちゃんと母親の細胞は入り乱れていて、これまでの研究ではわからないことが多かったのです。しかし、最新の「遺伝子解析」と「電子顕微鏡画像」によって、母子の「会話」のありようが明らかになり始めています。これまで赤ちゃん自身が自ら成長しようとすることは知られていました。ところが、それだけでなく、母親が赤ちゃんへ働きかけ、またその逆に赤ちゃんが母親へ働きかけてもいたのです。このダイナミックなやりとりを再現した精細なCGを作成することができたのは、今回の「生命誕生」の大きな成果となりました。

ある日の出来事が忘れられません。私たちは、iPS細胞からできた心臓の細胞の塊を撮影しようとしていました。すると、「心臓の細胞の塊からのメッセージで、すぐ近くにあった別の細胞が肝臓の細胞の塊になる」さまを偶然、カメラがとらえたのです。先生と一緒に驚きました。胎内と同じような「細胞同士が会話をする環境」を整えることができれば、細胞たちはひとりでに臓器をつくりあげていくことを実感した瞬間でした。そして、このことは今、再生医療の最先端で活用されはじめています。

母親の胎内で、たった1つの受精卵が分裂を繰り返し、細胞同士で会話をし、複雑な「人体」が形づくられていく神秘。それは元を正せば誰もが、命のはじまりにやっていたことです。人体って、やっぱりすごい。私たちは生きてこの世に誕生してきただけでも、本当に奇跡的なことをしているんだと思います。

NHKエデュケーショナル
シニアプロデューサー　矢島ゆき子

「生命誕生を全く新しい視点で、伝えたい。」これは、今回の「人体」シリーズ全体の大きな目標の１つでした。

人が生まれてくる奇跡――「生命誕生」を扱ったテレビ番組には、数々の名作があります。ドキュメンタリーからドラマまで、命のはじまりの物語はありとあらゆる角度から紡がれてきました。そこにもう一度、新たな視点で迫ってみたいと考えました。

今回の「人体」シリーズのコンセプトは、臓器や細胞たちの“会話”。第１集「腎臓」からはじまり、「脂肪・筋肉」、「骨」、「腸」、「脳」と、さまざまな臓器の細胞たちが語り合う姿を見ていただきました。そして、その集大成として「生命誕生」を位置づけました。本書を読んでいただければ分かる通り、生命誕生の過程こそ、細胞たちの会話が最も盛んに行われ、かつ、重要な役割を果たす舞台だからです。取材から浮かび上がってきたのは、小さな受精卵の中に秘められた驚きの力。人体をひとりでに生み出していく精巧な仕組みと、生きようとする強い意志でした。そして、その受精卵を支え育む母体の献身は、密かに、確実に続けられています。これは、まぎれもない事実であり、この世界に生きる全ての人が共有する、はじまりの物語です。

ちょうど「人体」の取材を始めた頃に生まれた息子が、まもなく３歳になろうとしています。一人前におしゃべりをはじめ、抱き上げればずっしりと重くなりました。日々、人体が完成されていく様子に、ただただ驚嘆するばかりです。人間は、科学の力で「人体」の一部を作り出せるようになりましたが、まだ「人体」を丸ごと生み出すことは到底できません。

しかし、はるか昔から、人間が人間を産み、育てているからこそ、私たちが存在しています。どんなに高名な科学者にもできないことを、母たちは成し遂げます。奇跡とも思える誕生のドラマが延々と連なり、生命が繋がれてきました。そのことに思いをはせる時、自らに与えられた“命”の重みを感じると共に、“母”への感謝と畏敬の念が、こみ上げてきます。

NHK大型企画開発センター
ディレクター　丸山優二

第7集
あとがき

どうすればこの命を全うできるのか？――

今回の「NHK スペシャル 人体～神秘の巨大ネットワーク～」は俳優の池松壮亮さんによる、この語り出しからスタートする。このフレーズは視聴者の方々に番組の方向性を宣言する「口上」のようなものだが、この「口上」と番組の内容が最もリンクしていたのは最終回である第7集だったと思う。

「いつまでも健康で、自分の命を全うしたい」という願望は、年を重ねれば誰もがきっと抱いたことがあるのではないだろうか。そして、そう思うのは皮肉にも自分の健康が脅かされたときだったりする。人間、生きていれば大なり小なり一度は病気になるものだが、そこで初めて命の大切さや体の脆さを痛感するという経験があるだろう。

第7集では、がん・心臓病という日本人の二大疾病を大きく取り上げたが、世の中にはいまだ治療法の確立していない、あまたの病気が存在する。科学が高度に発達した21世紀でさえ、残念ながら現代の医療では太刀打ちできない病気がある。個人的な話で恐縮だが、私の大切な友人のなかにもこうした病気と闘う人たちがいる。近くにいてもどうすることもできず、病気の進行をただ許し続けることほど、やるせなく、辛いことはない。医学の限界を思い知らされることもあった。そんな経験もあり、今回の番組はがんや心臓病はもちろん、さまざまな病気と闘う方々にとって少しでも何かプラスになる内容にしたいと思いながら、取材を始めた。

しかし、まもなくして、ある現実に直面した。それは、私たち人類が英知を結集してもなお、人体には謎が多くいまだ分からないことのほうが圧倒的に多いという事実である。

今回、私たちは各分野で世界的な権威ともいえる科学者たちに「人類は人体のメカニズムをどれくらい理解しているか?」という質問を投げかけた。すると、きまって「人体は謎ばかりです」と答え、いかにその研究分野が謎に包まれているかを、競うように熱弁してくれた。

特に印象的だったのが、本書にも登場するロサンゼルスのシーダーズ・サイナイ病院のエデュアルド・マラバン博士の言葉だ。どんな質問にもわかりやすく、そして的確に答えてくれていたが、人体の謎の質問に及ぶと、熟考の末、やがてこう語り始めた。

「私たち科学者は、タマネギの皮をむくように人体のメカニズムを追求し続けていますが、芯はまだ先です。研究の道に入って沢山の事を学んだ今、人体と生命は、以前よりいっそう謎めいた存在になっています。私たちは沢山の事を知っているようでいて、実はほとんど知らないということを、何度も何度も痛感させられるのです」

科学の最前線で人体のメカニズムを日々研究する方々でさえ、知れば知るほど分からなくなる存在、それが人体なのだと知ったとき、驚くとともに、少しだけ納得したのを覚えている。それは、人体について謎が多いからこそ、「成長を喜び、病気に悩み、死を悲しむ」という人生の機微が生まれるということである。

期せずして、そんな私の気づきを代弁してくれたのが、番組の MC を務めたタモリさんと山中伸弥さんがスタジオ収録で交わした、このやりとりだった。

タモリ：人間、産まれて生きてるだけで、ものすごいことを既に成し遂げてるんですよね。

山　中：そうですね。産まれてくるだけですごいことで。

タモリ：生きてくだけですごいことを体の中でやってるということを考えると、いろんなことに対してもうちょっとゆとりが出てくる。

山　中：そうですね。感謝しないとだめですね。

今この瞬間も忠実に役割を果たし健康を保とうとする人体の存在を、現代に生きる私たちは時に忘れ、ないがしろにしがちかもしれない。最先端の科学でもいまだ再現できない、神秘のネットワークが私たちの体の中に組み込まれていると気づくだけで、日々の暮らしの向き合い方や人生観さえ少し変わるのではないだろうか。そんな小さなエールにも似たメッセージを、番組を通じて届けたいと思った。

そして、番組制作を通じて気づかされたことがもうひとつある。それは謎が多いからこそ人体の真理を追究しようという、あくなき探究心が生まれることである。私がこの番組で出会った科学者たちはみな、溢れる情熱と並々ならぬ努力で人体の真理に迫ろうと、日夜、地道な研究を続けている。その賜物が、今回紹介したがん増殖のメカニズムや心臓病の治療戦略といえる。人体という未知の世界の中で、まだ人類が解明できたのはごく小さな点に過ぎないかもしれない。しかし、彼らのたゆまぬ挑戦が今後、小さな点を結んで線をつくり、やがて面となって人体の謎をまたひとつ解明していくだろう。その先にある、より健康で豊かな未来を想像し、今からワクワクしている。

NHK 大型企画開発センター
ディレクター　宮脇壮行

放送番組 CREDITS

NHKスペシャル　人体　神秘の巨大ネットワーク

司会――タモリ　山中 伸弥
音楽――川井 憲次
語り――池松 壮亮　久保田 祐佳
題字――西山 鳳陽
声の出演――８１プロデュース
国際共同制作――S4C（イギリス）　Curiosity Stream（アメリカ）
Al Arabiya channel（アラブ首長国連邦）
制作――ＮＨＫ

第６集 " 生命誕生 " 見えた！ 母と子 ミクロの会話（2018 年 3 月 18 日放送）

スタジオゲスト … 木村 佳乃
パトリック ハーラン

取材協力 ……… CHR de la Citadelle
Cincinati Children's Hospital Medical Center
University of Oxford
慶應義塾大学病院
埼玉医科大学総合医療センター
日本蛋白質構造データバンク
ミオ・ファティリティ・クリニック
GE ヘルスケア・ジャパン
カールツァイスマイクロスコピー
キヤノン
ティアック
横河電機

Aaron Zorn　Anthony Carter　Azim Surani
Fréderic Chantraine　Gist Croft　Graham Burton
Magdalena-Zernicka Goetz　Michael Helmrath
Mihaela Pavlicev　Michael Mcmaster　Shankar Srinvas

海野 信也　上野 直人　大口 昭英
栗原 裕基　齋藤 滋　斎藤 通紀
左合 治彦　佐々木 裕之　坂口 志文
清水 達也　白石 公　高橋 淑子
高井 泰　太口 敦博　竹内 純
田中 守　谷口 英樹　土屋 恭一郎
西中村 隆一　秦 利之　馬場 一憲
濱田 博司　早川 智　林 克彦
福田 惠一　藤森 俊彦　森本 充
宮腰 尚久　三浦 岳　八代 健太

映像提供 ……… Aflo
Getty Images
National Institutes of Health
PPS 通信社
Shutterstock
Springer Nature
Richard Tyser
甲賀大輔
山本恒之

（スタジオパート）
技術 …………… 五十嵐 正文
照明……………… 加藤 稔雄
美術 …………… 川名 隆
ＣＧ制作………… 岡本 舞子
ディレクター …… 松村　亮一

撮影 …………… 小口 久代
照明……………… 李 成秀
映像技術 ……… 鈴木 歩
映像デザイン…… 倉田 裕史
ＶＦＸ …………… 高畠 和哉
ＣＧ制作………… 早崎 竜生
音声……………… 小畑 ひかる
音響効果 ……… 米田 達也

コーディネーター　小西 彩絵子
リサーチャー …… 早崎 宏治
取材……………… 坂元 志歩
編集 …………… 梅本 京平

ディレクター …… 丸山 優二
矢島 ゆき子

制作統括 ……… 浅井 健博
阿久津 哲雄

制作協力 ……… NHK エデュケーショナル

第７集 " 健康長寿 " 究極の挑戦（2018 年 3 月 25 日放送）

スタジオゲスト … 樹木 希林
石原 さとみ

取材協力 ……… NASA
Preferred Networks
カレッタ汐留
クラランス
がんを知って歩む会
埼玉医科大学総合医療センター
日本蛋白質構造データバンク
ミオ・ファティリティ・クリニック

Andrea Masotti　Jan Lotvall
Michiel Pegtel　Ramesh Gupta

今西 宣晶　榎本 秀樹
大田 信行　加藤 健
加藤 陽子　小坂 展慶
下村 昭彦　田原 栄俊
土屋 恭一郎　西村 智
野中 茂紀　馬場 一憲
藤森 俊彦　松崎 潤太郎
宮戸 健二　八代 健太
吉岡 祐亮　吉本 世一

映像提供 ……… Getty Images
Shutterstock
京都大学
キヤノン
横河電機

（スタジオパート）
撮影 …………… 竹内 秀一
技術 …………… 五十嵐 正文
照明……………… 加藤 稔雄
美術 …………… 川名 隆
CG 制作 ………… 小田島 佑樹
ディレクター …… 松村 亮一

撮影 …………… 今井 輝
照明……………… 甲斐 隆幸
映像技術 ……… 松島 史明
映像デザイン…… 橋本 麻江
ＶＦＸ …………… 高畠 和哉
ＣＧ制作………… 白井 麻理江
音声……………… 緒形 慎一郎
音響効果 ……… 米田 達也

コーディネーター　相川 はづき
リサーチャー …… 上出 麻由
取材……………… 坂元 志歩
編集 …………… 野島 邦光

ディレクター …… 宮脇 壮行

制作統括 ……… 堤田 健一郎
浅井 健博

■ Special Thanks（第 6 集、第 7 集）

秋元 純一
秋山 一憲
池津 庸哉
岩崎 敦
岡本 舞子
興村 暁人
小田島 佑樹
越智 光進
落合 淳
北村 圭司郎
久保田 邦仁
小林 洵也
小松 義弘
小山 健一
今野 由美子
佐川 佳世
佐々木 誠司
佐藤 芙美奈
佐原 真
澤田 友明
篠田 恵一
白井 麻理江
珠玖 洋
鈴木 結花子
瀬尾 尚宏
平 興史
高木 操
田所 日菜子
田中 一郎
田中 夏仁
玉野 希
富澤 央義
中澤 哲明
長野 大樹
成田 修一
西川 彰一
沼倉 啓吾
根岸 りえ子
根来 佳代
野口 智美
服部 竜馬
番井 みさ子
東島 由幸
日向 彩子
平井 豊和
平川 敦士
藤中 修一
松崎 マリナ
溝口 尚美
村川 明里紗
森永 秀明
山形 次美
山本 綾子
湯山 耕平
米田 健
和田濱 裕之

書籍・主要参考文献

【書籍】
『みえる生命誕生 受胎・妊娠・出産』 南江堂
『病気がみえる vol.9 婦人科・乳腺外科』 メディックメディア
『病気がみえる vol.10 産科』 メディックメディア
『目でみる妊娠と出産』 文光堂
『ムーア人体発生学 原著第 8 版』 医歯薬出版
『ニュートン別冊 最新 iPS 細胞』 ニュートンプレス
『iPS 細胞の世界―未来を拓く最先端生命科学―』 B&T ブックス
『山中伸弥先生に、人生と iPS 細胞について聞いてみた』 講談社
『パラダイムシフトをもたらすエクソソーム機能研究最前線
　―シグナル伝達からがん、免疫、神経疾患との関わり、創薬利用まで』 エヌティーエス
『miRNA 研究からがん診断まで応用∞！エクソソーム解析マスターレッスン』 羊土社
『実験医学 2016, Vol.34 No.9』 羊土社
『ぜんぶわかる 人体解剖図』 成美堂出版
『これでわかる！人体解剖パーフェクト事典』 ナツメ社
『からだの地図帳』 講談社
『人体の構造と機能』 医歯薬出版
『史上最強図解 これならわかる！生理学』 ナツメ社

【Web サイト】
難病情報センター　http://www.nanbyou.or.jp/
厚生労働省　http://www.mhlw.go.jp/
国立がん研究センターがん情報サービス　https://ganjoho.jp/

書籍・編集協力者一覧

【編集協力】
熊野　暁
塩谷 雄飛
中嶋 伸二
渡辺 修二
多菊 香弥乃
相川 眞美
飯田　舞
高瀬 康彦
（以上、ポリセント株式会社 http://policent.com/）

越海編集デザイン

井石　綾
兵藤　香
（以上、NHK エンタープライズ）

【データ提供（メッセージ物質）】
日本蛋白質構造データバンク

【図版作成】
さくら工芸社

【執筆協力】
鹿嶋 由美子
長竹 淑子
千田 敏之

西村 尚子

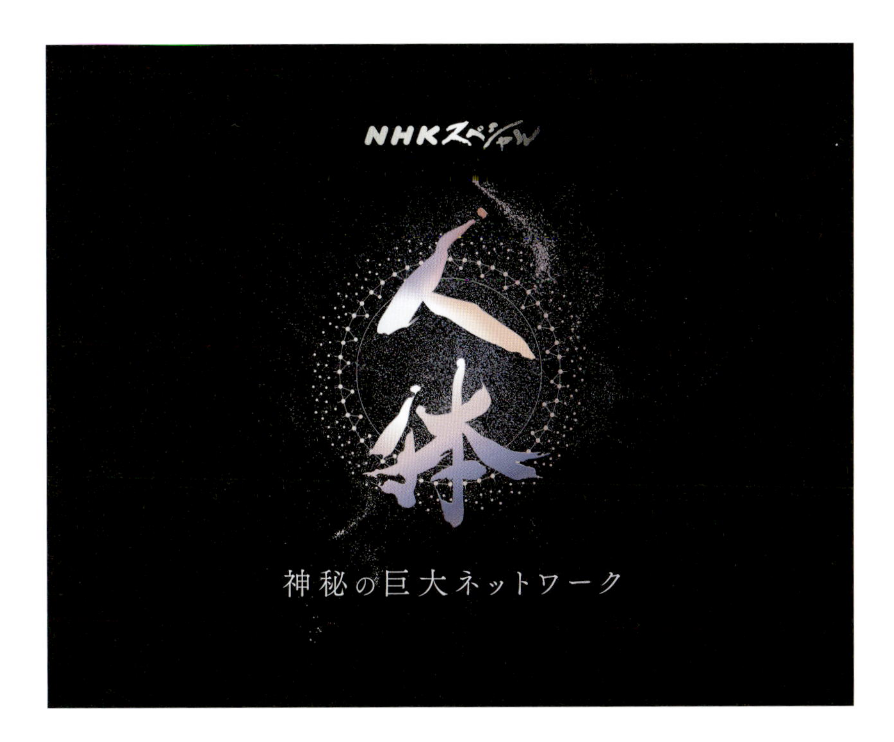

本書は、2017年9月30日より放送開始のNHKスペシャル「人体〜神秘の巨大ネットワーク〜」より、下記の2つの番組の内容を書籍化したものです。

【第6集】"生命誕生"見えた! 母と子 ミクロの会話（2018年3月18日放送）
【第7集】（最終回）"健康長寿"究極の挑戦（2018年3月25日放送）

- 書籍化にあたり、最新情報などを取り入れるとともに、写真、図版、イラストを新たに追加したところもあります。
- 文中に出てくる、研究者等の肩書につきましては、番組放送当時のままとしてあります。
- また、顕微鏡画像の中には、人体の仕組みを知るために撮影された動物の体内画像も含まれています。
- 本書は、解説ページと写真ページとで構成していますが、それぞれのページに同じ画像を掲載しているところもあります。

NHK スペシャル「人体～神秘の巨大ネットワーク～」4

2018 年 8 月 8 日　第 1 刷発行

編者………………… NHK スペシャル「人体」取材班
発行者…………… 千石雅仁
発行所…………… 東京書籍株式会社
東京都北区堀船 2-17-1　〒 114-8524
03-5390-7531（営業）／ 03-5390-7455（編集）
出版情報 =https://www.tokyo-shoseki.co.jp
印刷・製本……… 図書印刷株式会社

ブックデザイン … 金子裕（東京書籍 AD）
DTP………………… 越海辰夫
編集協力………… ポリセント株式会社
編集………………… 植草武士
金井亜由美
小池彩恵子（以上、東京書籍）

ISBN978-4-487-81098-7 C0047

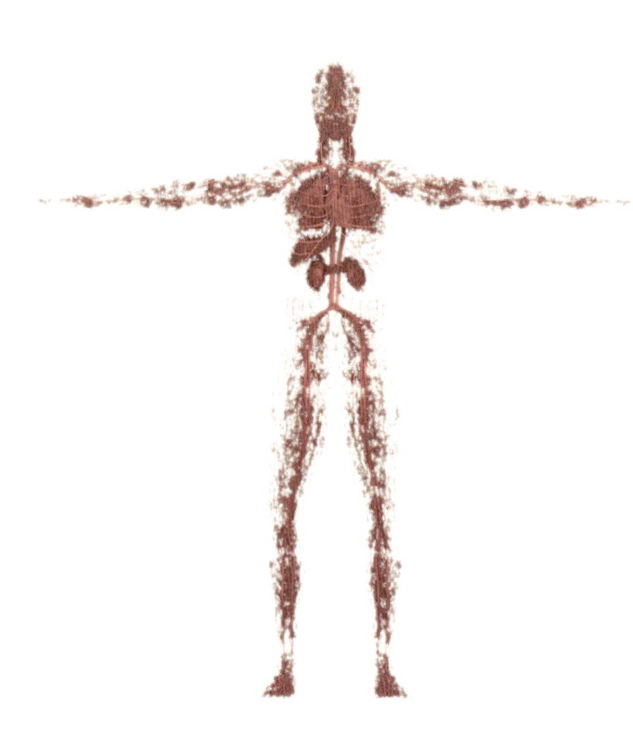

書籍版 NHKスペシャル 人体 ～神秘の巨大ネットワーク～ 全4巻

【編者】NHKスペシャル「人体」 取材班
【判型】B５判変型（247mm×182mm）
【発行】東京書籍株式会社

◉巻構成

第1巻

【プロローグ】
神秘の巨大ネットワーク

【第１集】
“腎臓”が寿命を決める

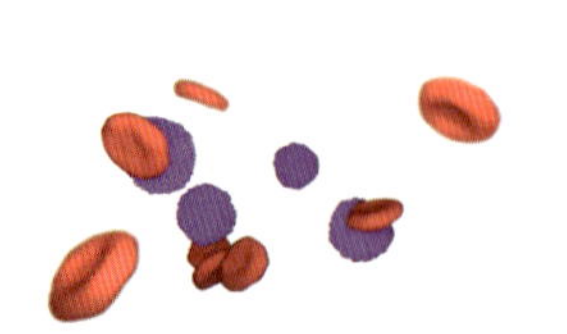

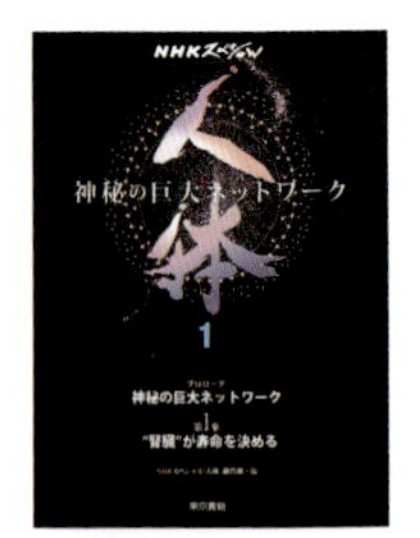

ISBN978-4-487-81095-6 C0047

第2巻

【第２集】
驚きのパワー！“脂肪と筋肉”が命を守る

【第３集】
“骨”が出す！最高の若返り物質

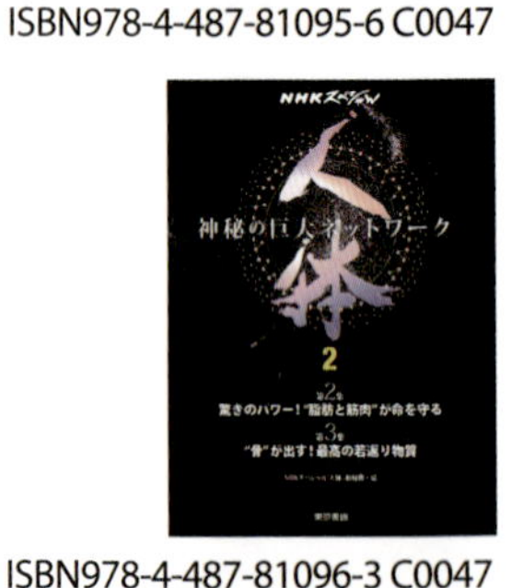

ISBN978-4-487-81096-3 C0047

第3巻

【第４集】
万病撃退！“腸”が免疫の鍵だった

【第５集】
“脳”すごいぞ！ひらめきと記憶の正体

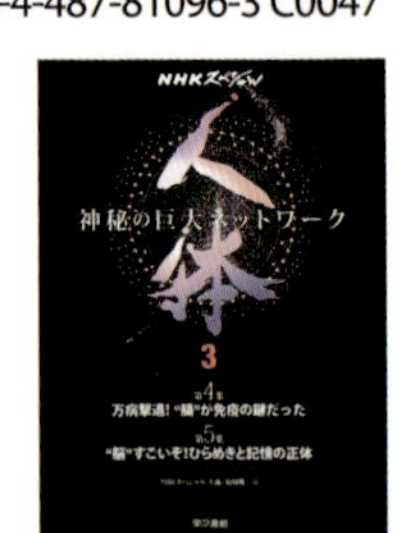

ISBN978-4-487-81097-0 C0047

第4巻

【第６集】
“生命誕生”見えた！母と子 ミクロの会話

【第７集】（最終回）
“健康長寿”究極の挑戦

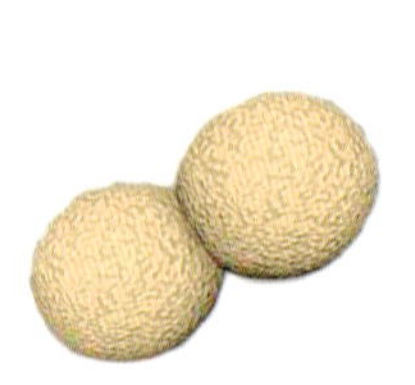

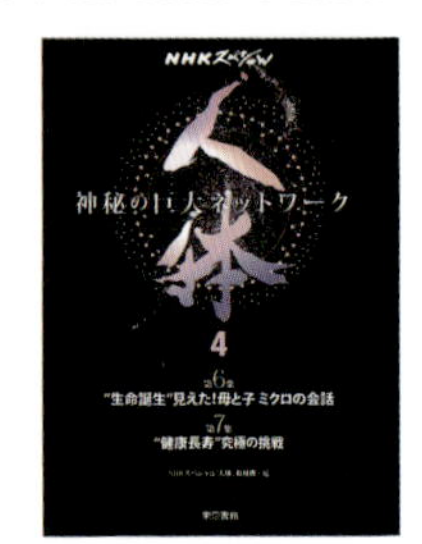

ISBN978-4-487-81098-7 C0047

※詳しい内容につきましては、東京書籍・出版営業部までお問い合わせください。
電話 03-5390-7531　FAX 03-5390-7538